医院绩效管理的创新实践

（第一集）

主　编　王兴琳　黄奕祥
副主编　林英　彭望清　冯常森　姚淑芳

U0286482

清华大学出版社
北　京

本书封面贴有清华大学出版社防伪标签，无标签者不得销售。
版权所有，侵权必究。举报：010-62782989，beiqinquan@tup.tsinghua.edu.cn。

图书在版编目（CIP）数据

医院绩效管理的创新实践. 第一集 / 王兴琳，黄奕祥主编. — 北京：清华大学出版社，2023.4（2025.5 重印）
ISBN 978-7-302-63413-3

Ⅰ. ①医… Ⅱ. ①王… ②黄… Ⅲ. ①医院－人事管理－案例 Ⅳ. ①R197.322

中国国家版本馆CIP数据核字（2023）第066551号

责任编辑：孙 宇
封面设计：钟 达
责任校对：李建庄
责任印制：丛怀宇

出版发行：清华大学出版社
网 址：https://www.tup.com.cn, https://www.wqxuetang.com
地 址：北京清华大学学研大厦A座 邮 编：100084
社 总 机：010-83470000 邮 购：010-62786544
投稿与读者服务：010-62776969，c-service@tup.tsinghua.edu.cn
质量反馈：010-62772015，zhiliang@tup.tsinghua.edu.cn
印 装 者：三河市龙大印装有限公司
经 销：全国新华书店
开 本：185mm×260mm 印 张：19 字 数：403 千字
版 次：2023 年 4 月第 1 版 印 次：2025 年 5 月第 4 次印刷
定 价：98.00 元

产品编号：100439-01

编委会

顾问（按姓氏拼音排序）：

陈星伟　广东省卫生经济学会会长
周海波　广州医科大学第六临床学院院长
谭学瑞　汕头大学医学院院长
刘军卫　珠海市卫生健康局党委副书记、局机关党委书记
陆骊工　珠海市人民医院院长
闭思成　暨南大学附属第一医院党委书记
陈永松　汕头大学医学院第一附属医院院长
徐名颂　广州医科大学附属第二医院副书记

主编

王兴琳　广东省卫生经济学会绩效管理与评估分会会长
黄奕祥　中山大学公共卫生学院卫生管理学系教授、系主任

副主编

林　英　广州医科大学附属肿瘤医院党委书记
彭望清　中山大学肿瘤防治中心副院长
冯常森　南方医科大学珠江医院副院长
姚淑芳　广东省卫生经济学会绩效管理与评估分会副会长兼秘书长

编委（按姓氏拼音排序）：

蔡　华　广州艾力彼医院管理中心副主任
陈　亮　遂宁市中心医院党委书记
陈启康　广东医科大学顺德妇女儿童医院党委书记
陈培钿　广州艾力彼医院管理研究中心HIC认证官
耿庆山　深圳市人民医院院长
郭文海　广州中医药大学第一附属医院党委副书记
黄柏强　广州市番禺区中心医院副院长
康德智　福建医科大学附属第一医院院长
李　俊　广东省中医院副院长
李力强　肇庆市第一人民医院院长

李秋艳　中国中医科学院西苑医院党委副书记
连鸿凯　郑州大学附属郑州中心医院院长
罗　芸　广州艾力彼医院管理中心项目总监
庞立静　佛山市妇幼保健院副院长
拓　文　宝鸡市中心医院院长
王笑频　中国中医科学院广安门医院党委书记
王行环　武汉大学中南医院院长
王占祥　厦门大学附属第一医院院长
吴子健　广州医科大学附属肿瘤医院临床研究管理中心副主任
余广彪　中山大学肿瘤防治中心综合督办科副科长
张　尉　福建医科大学附属协和医院副院长
周云风　广州市中西医结合医院总会计师
朱元方　深圳市宝安区妇幼保健院党委书记、院长

案例编写者及所涉医院（按本书案例出现顺序排序）：

· 庄良金、张麟麟、黄婧颖　厦门大学附属第一医院
· 张丽华、任　巍、雷琪慧、张瑞迪、吴镝娅、蔡　林　武汉大学中南医院
· 王　毅、贾永强、周　珺、冯　娟、梁茜茜、吴　燕、李文龙、姚　楠、王　斌、李　旸、李　虹　宝鸡市中心医院
· 杨荣源、王伟荣、张伟旋　广东省中医院
· 杜　颖、夏　理、刘小华　肇庆市第一人民医院
· 程　波、赖贞华、林元相、万　超、蔡乐眉、余彦婕　福建医科大学附属第一医院
· 薛　梅、陈寒冰、阮　浩、吴贵雯　广东佛山市妇幼保健院
· 展　翔、王丽君、吕研青、乔　蕾、张闪闪　郑州大学附属郑州中心医院
· 熊　磊、赵丽华、杨维欣、夏　婷、胡　枫　福建医科大学附属协和医院
· 郭　敬、白　杨、陈丽丽、陈　扬　中国中医科学院广安门医院
· 顾宇峰、胡　杰　遂宁市中心医院
· 周云风　广州市中西医结合医院
· 张　伟、谢守霞、常　翠、杨宏图　深圳市人民医院
· 王美英、林　川、张小燕　福建医科大学附属第一医院
· 廖聪玲、张晓健　深圳市宝安区妇幼保健院
· 彭望清、余广彪　中山大学肿瘤防治中心
· 陈筑红、张　璐　中国中医科学院西苑医院
· 罗伟香、彭粤铭、吕　霞、文　艺、肖菊兰　深圳市人民医院

案例医院（排名不分先后，按本书案例出现顺序排序）：

厦门大学附属第一医院

武汉大学中南医院
宝鸡市中心医院
广东省中医院
肇庆市第一人民医院
福建医科大学附属第一医院
佛山市妇幼保健院
郑州大学附属郑州中心医院
福建医科大学附属协和医院
中国中医科学院广安门医院
遂宁市中心医院
广州市中西医结合医院
深圳市人民医院
深圳市宝安区妇幼保健院
中山大学肿瘤防治中心
中国中医科学院西苑医院

序　一

为进一步深化公立医院改革，推进现代医院管理制度建设，2019年1月国务院办公厅出台了《关于加强三级公立医院绩效考核工作的意见》（国办发〔2019〕4号）。由此正式开启了我国三级医院用数据进行量化评价管理的工作。经过三年的公立医院绩效考核（简称“国考”）指挥棒的引导，公立医院结合自身的功能定位，确立了高质量发展的目标和任务，形成了中国公立医院高质量发展的强大动力，实现了“三个转变、三个提高”的转型和变革。

公立医院的“国考”关系医院战略发展方向的调整、社会责任的承担、学科专科能力的建设、政府政策与财政支持的获取、医院核心竞争力和社会声誉的提升等众多方面，它深深影响着医院战略能力和管理能力，时时牵动着医院决策者和管理者的神经。“国考”要求医院管理者不断思考：如何迎接和准备考核，如何利用和实施考核，如何评价和升级考核等。因此，本书立足助力国考，以期突出理论引领和管理实践启迪，从医院发展的新方向和新趋势，及绩效提升的重点和难点出发。梳理出六大关键词组“数据革命、管理革命、工具革命、信息革命、流程革命、服务革命”作为篇名点题，起开宗明义之锐气；并以管理变革的视角，每篇引入三个典型案例。全书收录了16家医院的18个实战案例，旨在使读者跟随案例医院在挖痛点和抓问题中，找到共鸣；在解决思路和方法路径中，寻求措施；在管理效果和价值中，得以借鉴。

本书由广东省卫生经济学会绩效管理与评估分会发起并组织编写，所有入选的案例均为“2022年首届绩效案例大赛”中通过初赛、复赛和决赛三轮大赛脱颖而出的优秀案例。这些案例分布于全国多个省市，涵盖不同层级医院，其中有顶级医院、省级医院、地级城市医院、中医医院和专科医院。每篇理论深化和案例实战都紧扣关键词，每个案例实战都有专家把关和点评。参编人员有长期从事管理理论研究的学者、实战管理专家、医院书记/院长和绩效实操的执行者。本书既具备理论深化的高度和引领性，又兼有鲜活案例的地气和实用性，理论和实践兼收并蓄于一体。

公元前500年，古希腊学者发现了神秘而美丽的黄金分割比例。“黄金分割点”成了艺术家、数学家及人们对“美”的共识。那么，本书的“黄金分割点”何在呢？我们希望用理论和工具搭建全书的黄金分割比例，从多方视角审视和剖析案例，注入医院日常管理中的实践，力图让读者爱读、易学、善用，使不同类别的医院，都能找到可借鉴学习的标杆和方法，成就一本可读之书。

王兴琳

2022年12月31日

序　二

为贯彻落实《国务院办公厅关于加强三级公立医院绩效考核工作的意见》（国办发〔2019〕4号）的精神，坚持“人民至上、生命至上”的执政理念，坚持问题导向，持续把“以人民为中心的发展思想”落实到卫生健康服务的一个个场景，是公立医院的使命。然而，这个魅力愿景的实现，背后总凝结沉淀着一支医疗服务的创新智慧团队。这支团队所拥有的生命力，显然离不开持续创新发展的绩效考核。人力资源是发展的第一资源，是医院获得并保持竞争优势的重要来源和途径，是医院战略目标得以实现的重要保障。在医院人力资源管理与开发中，绩效管理处于核心地位，建立科学的绩效管理体系已经成为医院培育核心竞争能力、获取持续竞争优势的必然选择。在公立医疗机构中，绩效管理是连接医院战略与医护人员之间的纽带，更是激励医护人员最重要和最有效的管理方式之一，也体现了医院与医护人员之间的一种利益交换与共享关系，并通过全员参与医院运营管理的全过程来发现人才、使用人才、充分挖掘人才的潜能，从而实现医院与员工发展的“双赢”。

现出版的《医院绩效的创新实践（第一集）》所推送的案例，均为“2022年首届医院绩效案例大赛”中的优秀案例，这些案例充分体现了促进公立医院综合改革政策落地见效的生动实践。这些案例既综合考虑了医院在医疗安全、医疗质量、医疗效率、成本控制、学科建设等方面的指标，也强调了员工个人绩效的提升与医院发展战略相一致，促进个人及组织绩效水平的双重提升，促进收入分配更科学、更公平，进而实现效率提高和质量提升的战略价值。

书中更多的案例强化以绩效考核为导向，并形成一套激励性的医疗机构绩效考核体系，可复制、可推广、可操作性强，非常值得各地借鉴。我们坚信，通过绩效考核“指挥棒”的积极作用，必定推动公立医院在发展方式上由规模扩张型转向质量效益型，在管理模式上由粗放的行政化管理转向全方位的绩效管理。推动公立医院落实公益性，实现预算与绩效管理一体化，持续提高医疗服务能力和运行效率。

诚挚感谢所有医院绩效管理创新实践的医务工作者！

周海波

2023年2月20日

前　言

2022年7月，广东省卫生经济学会绩效与管理评估分会（以下简称绩效分会）在鹭岛厦门举行了“2022年首届医院绩效案例大赛”，来自全国16个省80余家三级公立医院上百个案例参赛。通过赛前线上评选、专家评选和参赛医院现场展示三轮竞选，遵循实用性、先进性、创新性、可推广性的原则，18个具有代表性的优秀案例脱颖而出。这些优秀案例涵盖面广，包括国家委属委管医院、省级医院、地市级医院、县区级医院，以及各级中医医院和专科医院，类型多元，具有代表性和标杆性。三年疫情，医院面临着前所未有的挑战。如何科学地利用资源，提高公立医院绩效，满足日益增多的患者的多元需求？如何提升公立医院管理水平，让医疗服务更具有科学性与更富有人文性？如何“深入贯彻落实新发展观念，坚持以人民健康为中心”“推动公立医院高质量发展”，创造符合中国国情的医院管理模式？本次大赛推选出优秀的鲜活案例，正好为医院管理者提供了不可多得、可学可鉴的绩效范例。

绩效（Performance）一词，起源于20世纪五十年代。美国管理专家彼得·德鲁克，他在目标管理理论中谈及管理的有效性，特别强调了绩效管理。该理论最早应用于企业管理，随后在非营利性组织和其他组织均受到欢迎。它为管理者提高管理水平，提高管理有效性提供了理论指导。在国内引入医院绩效（Hospital Performance）的时间不长，虽然有关企业绩效的译本及研究书籍颇多，但有关医院绩效的书籍却良莠不齐。众所周知，由于卫生国情差异和卫生行业的特殊性，很难在医院管理中照搬国内外企业管理的绩效理论；加上绩效管理不同于经验管理，它要通过闭环管理获得反馈，才可以验证其效果如何，这是对管理者观念和方法上的挑战；医院是专业化程度非常高的地方，医院高管的成长多是专业路线，而绩效管理属于科学与艺术范畴，他们的医疗业务水平可能会大于管理水平；在不重视实证性研究的情况下，结合本土绩效管理真正有价值的案例少之又少。

本书由广东省卫生经济学会的绩效分会组织撰写，有幸在清华大学出版社正式出版，本书内容顺应了国家对医院高质量发展和绩效“国考”的要求，为医院应对未来医疗服务的新要求，提供了符合中国国情的医院绩效管理理论，以及在科学理论的指导下具有实操性的案例；从而让医院管理者避免经验主义的低效能，提供了参考借鉴学习的理论和案例。本书出版适时补缺，恰当其时。在此，感谢绩效分会的多位副会长，作为医管学者和医院管理者的他们，对编写此书给予了积极反馈和大力支持。第一次编委会上大家一拍即合，说干就干，当即敲定本书的写作方向：以理论研究为指导，以优秀案例为特色的系列案例集。试想，随着以后每届优秀案例的累积，医院案例滴水成河，聚沙成塔，将形成具有中国医院创新实践特色案例的系列集。中国的医院数量是个庞大的数字，仅公立医院就有上万家。面对每年一次公立医院的绩效“国考”，医院不仅有考核的压力，也有现实发展的挑战，绩效考核牵一发而动全身，已经成为医院、科室和个人硬件评价的驱动力。加上不同地区经济、文化、医疗水平和不同层级医院差异极大，医院的绩效管理十分复杂。希望透过理论指导和案例借鉴，能起到“窥一斑而知豹，落一叶而知秋”的作用。

立定了方向，怎样编写好本书？这就成了写作的焦点和难点。编委会确立了两个避免、三个要点。两个避免：一是避免理论与案例两张皮，各不相干、相互脱节；二是避免案例写成流水账和经验分享。三个要点：一要读者爱读：书中有干货，即为有理论研究和管理内涵；二要管理者易学：书中有例证，即为有可参照学习的标杆案例；三要实践者善用：书中有方法，即为有管理的工具和措施。编委会经多次反复磋商后，写作思路达成共识。首先，以医院发展前瞻和绩效核心为框架及脉络主线；其次，以六大关键词组“数据革命、管理革命、工具革命、流程革命、信息革命、服务革命”为谋篇布局的焦点；最后，每篇围绕一个关键词组，用“理论深化”作为开篇，来构建逻辑体系和理论高度；围绕关键词组，以2～4个不同类型医院的鲜活“案例”，对理论接地气地进行诠释；每个案例用“点评”收尾，让理论和实践兼收并蓄构成一体，起到点睛之效。本书还力图对案例多视角审视和剖析，注入医院日常管理实践，使不同类别的医院，都能找到可借鉴学习的标杆和方法，希望成就一本可读易学能用之书。

本书收录的18个案例，分别来自7个省市自治区11个城市，这些案例围绕着六大关键词组展开。我们希望医院可从案例借鉴中反躬自省，在借鉴中知短长；在绩效改善和提升时，能做到“择乎优劣、察其缓急，以为先后”。在“借他山之石，补己身之缺”时找到医院绩效提升的最佳路径。正如彼得·德鲁克的名言所说“Do right things, Do things right”（做正确的事，正确地做事），可见做事情想易成难啊。想做对的事只需一个念头，但想成事则需要准备、计划、组织、执行等一系列行为的配合，方能将事情做好做对。鉴于本集收录的案例有限，在质量把控、数量选择和类型类别上都存在局限。此外，因工余写作时间局促，加之心余力绌，可能达不到所定的目标。我们愿意不断打磨，不断改进，在未来的医院绩效管理案例系列中，不断进行理论研究的更新，并收录更多的典型案例。期待能编出更好的案例系列，为医院绩效管理的中国创新实践效力。

编委会

2023年1月28日

目 录

第一篇 数据革命，开启医院量化绩效考核

第二篇 管理革命，战略引领目标实现

第三篇 工具革命，医院绩效管理提速

第四篇　信息革命，医院绩效管理助推器

第五篇　流程革命，医院绩效实践精细化

第六篇 服务革命，医院就医体验改善

第一篇

数据革命，开启医院量化绩效考核

第一章 理论深化：数据化开启医院管理新纪元

用“数据说话”，已成为认知世界的一种方法。数据革命，无疑带动了医院管理的深度变革。2019年三级公立医院绩效考核，开启了中国医院用数据进行量化评价管理的新纪元。彻底改变了以往专家现场进行评价的传统模式，特别是在疫情期间，其作用和优点是毋庸置疑的。这种“非现场可量化”的评价，一是数据说话，客观公正；二是直接信息系统抓取不可改动的数据，可信真实；三是通过数据纵向追溯，系统全面；四是利用机器的计算评估，多快好省。因此，数据被认为是一种如能源般的资源，无可估量其蕴含的价值。

第一节　数据时代的界定及发展历程

一、数据化的定义

至今为止，学术界对数据没有统一定义。广义而言，数据（data）是指对客观事件进行记录并可以鉴别的符号。数据可以是连续的值，如声音、图像，称为模拟数据；也可以是离散的，如符号、文字，称为数字数据。它不仅指狭义上的数字，还可以是具有一定意义的文字、字母、数字符号的组合、图形、图像、视频、音频等，也是客观事物的属性、数量、位置及其相互关系的抽象表示。例如，“0、1、2…”“阴、雨、下降、气温”“学生的档案记录、货物的运输情况”等都是数据。数据经历了数据产生、科学数据、大数据诞生共三个阶段，以及两次数据革命。

（一）数据产生阶段

数的概念始于原始人的采集、狩猎等生产活动。数字在成为最终通用的计数方式之前经历了匹配法。如结绳记事，到文字发明后的“文以载道”，再到近现代科学的“数据建模”，一直伴随着人类社会的发展变迁，承载了人类基于数据和信息认识世界的努力和取得的巨大进步。13世纪以前，流行于欧洲各国的罗马数字，由印度人创造，后传到阿拉伯和欧洲的符号数字，即阿拉伯数字以十进制的计数法。因简便、易懂等特点，成为世界通用数字。英语中的“Data”出现于13世纪，源于拉丁语。数据的概念是在量的基础上扩展建立起来的，量成为数据的基本单位。

当今，数据形式已经扩展到除量之外，数以及可以转化成数字的图形、表格、文字都成为数据的组成部分。数据不限于仅表达事物特定属性，更成为推演事物运动、变化规律的依据和基础，其主要包含的内容如下：

1．数据是对客观事物表示的符号：未经加工的原始素材，如图形、数字、字母等；

2．数据是对事物观察的记录：如事件、对象、概念描述等；

3．数据是对客观对象的表示：如信息表达，数据的内涵意义，内容和解释等；

4．数据是对格式的表达：与计算机系统数据语言有关等。

（二）科学数据阶段

科学数据的形成正是近代科学诞生之时。数据在科学研究中的地位得以确立，实现数据与科学研究的融合，促进了科学革命的发生。科学数据是使定量研究成为自然科学的基本研究范式。毕达哥拉斯学派提出，“万物源于数”，创立了以数作为研究对象之一的数学科学，为近代科学以数据为基础的数理研究方法奠定了基础。弗朗西斯·培根的“实验观察—分析—归纳”和笛卡儿的“数理演绎的科学方法”都将数据使用提高到了科学方法论的地位。收集数据成为归纳、演绎和验证科学理论的依据。科学数据是用于科学研究的一种普通语言，具有简洁、精确、易交流的特征；同时还具有共享性、精确性和周期性的特点，以上特质构成了科学数据的价值。根据“万物源于数”的理论，数据无处不在。如观测数据、实验数据、理论数据、统计数据、模拟数据等，另图、表、文字的数学化随科学技术发展而相继诞生。近代科学形成的一套完整研究范式，其中数理方法，和以实证研究为目的的试验方法，数据贯穿于科学研究的始终。科学数据可分为原始数据、衍生数据、知识数据。

1．原始数据：指直接或借助仪器设备获得，未经加工的数据，分为观察数据和测量数据。观察数据是对观察对象未经人工预设和干预的；测量数据则是研究者根据需要，对研究对象的环境条件进行人工干预，分离出来某一具体特征，可直接或用仪器设备获取的数据。总而言之，原始数据对于科学校验和比较追踪极具价值。

2．衍生数据：是在已有理论和各类数据的基础上形成的。可分为观测衍生数据、理论衍生数据、模拟数据、密集型数据等。这些数据都是对原始数据进行加工处理后得来的，用于研究理论的深度和价值关联作用显著。

3．知识数据：是在一个理论体系形成后，经过验证的供科学共同体继续研究的基础性数据，其种类具有多样性的特征。例如圆周率“π”、真空光速“c”、普朗克常数“h”等。这些数据常数有深刻的认识论意义，它们的发现推动了社会的进步和科学的发展，更成为各科学研究的基础。

（三）大数据阶段

“大数据（Big Data）”作为一种概念和思潮由计算领域发端，之后逐渐延伸到科学和商业领域。“大数据”这一概念最早公开出现于1998年，美国高性能计算公司SGI的首席科学家约翰·马西（John Mashey）在一个国际会议报告中指出：随着数据量的快速增长，必将出现数据难理解、难获取、难处理和难组织等四个难题，并用

“大数据”来描述这一挑战，在计算领域引发思考。2007年，数据库领域的先驱人物吉姆·格雷（Jim Gray）指出大数据将成为人类触摸、理解和逼近现实复杂系统的有效途径，并认为在实验观测、理论推导和计算仿真等三种科学研究范式后，将迎来第四范式——“数据探索”，后来被总结为“数据密集型科学发现”，开启了从科研视角审视大数据的热潮。2012年，牛津大学教授维克托·迈尔-舍恩伯格（Viktor Mayer-Schnberger）在其畅销著作《大数据时代》（*Big Data: A Revolution That Will Transform How We Live, Work, and Think*）中指出，数据分析将从“随机采样”“精确求解”和“强调因果”的传统模式演变为大数据时代的“全体数据”“近似求解”和“只看关联不问因果”的新模式，从而引发商业应用领域对大数据方法的广泛思考与探讨。大数据的意义在于“分析和使用”的数据海量的增加，通过大数据的交换、整合、挖掘和分析，可以发现新的知识，创造新的价值，带来“大知识”“大科技”“大利润”和“大发展”。

（四）第一次数据革命

第一次数据革命，又称为科学的数学化。按照图灵奖获得者吉姆·格雷的观点，科学经历了几千年的演变，形成了四个关键性的科学范式。实验范式、理论范式、计算范式、数据挖掘（eScience范式）。

1. 第一范式【实验科学范式】 人类最早的科学研究方法，主要以记录和描述自然现象为特征，开启了现代科学研究的最初之门。

2. 第二范式【理论科学范式】 科学研究因受实验条件的限制，难以完成对自然更精确的理解，继而出现了理论研究分支，采取建立实验模型，去除复杂的干扰，留下关键因素，进行演算归纳的研究范式。以理论研究为主，用复杂的计算进行对理论的验证，如牛顿三大定律、麦克斯韦电磁学理论等。

3. 第三范式【计算科学范式】 针对科学研究的深入，仅用理论范式研究建立的模型难以解决更复杂问题。随着计算机的出现及应用，20世纪中叶，利用计算机对科学实验进行模拟仿真的模式迅速普及。这种利用计算机仿真取代实验，逐渐成为科研的常规方法，如模拟航空、交通、天气预报、管理科学等。

4. 第四范式【e科学范式（数据挖掘）】 随着大数据的爆炸性增长，数据蕴含着大量的信息知识。计算机模仿仿真，不能满足其分析得出的理论结果。数据密集范式也就是数据挖掘脱颖而出，许多研究完全可由计算机来完成。有研究者称第三范式是“人脑＋电脑”，人脑是主角；第四范式是“电脑＋人脑”，电脑是主角，也可称为第二次数据革命的主要研究范式。

（五）第二次数据革命

第二次数据革命是指21世纪大数据产生，不仅改变着科学研究的范式，更是实现了社会科学研究的定量化。大数据的产生和运用，将大大促进经济、社会、军事、医疗等所有社会领域产生的巨大变革。计算机和互联网将从不同路径收集来的密集型数据经过软件处理，研究者只需要在后台利用数据管理和统计进行处理、分析来获取知识。以此，大大推动和完善了第四科学范式的进步。大数据不仅为自然科学打开了新的研究疆界，更为人文学科和管理类的研究，带来了革命性的变化。它使人文学科与自然科学一样进入“实证科学”领域，使其“定量研究”成为可能。

大数据对于管理理念和运作方式产生着巨大的影响，在“数据驱动的社会管理”和“决策支持系统”的现实管理实践中，产生一种新型的管理模式，无论是政府还是各种社会组织，均可根据数据分析结果制定政策和法规，将社会管理的端口前移，从传统的事后处罚转向以数据管理为依据的事前预防。由此可见，大数据在医疗健康、防疫管控、国土安全、智慧城市、社会治安等方方面面将发挥巨大的作用。例如，最早引起关注的流感预测就是大数据最经典的案例。2009年，H1N1流感爆发之前，谷歌公司的工程师在《自然》杂志上发表了一篇论文，成功预测了H1N1流感在美国全国范围的传播，甚至精确到具体的州和地区。其预测的结果不仅准确，甚至比CDC预测早7～14天。此举震惊了美国公共卫生官员和计算机科学界的专家们，因为预测为流感的爆发提供一个“早期预警系统”，使大数据在医疗界的预测和应用名声大噪。随着大数据的广泛运用，它在推动社会变革的同时，也出现了遍及科学研究、社会管理、医疗健康和等众多领域的个人隐私、数据的客观准确性、大数据滥用等问题，让人对大数据的运用、发展和管理等方面引发担忧，这些都让世界各国在大数据的规范管理上，加快了立法的步伐。但毋庸置疑的是，随着互联网和计算机技术的快速迭代，在区块链、AI和元宇宙等新技术爆发性发展的洪流中，大数据在社会管理及科学研究中的价值将无可估量。

二、数据量化与管理研究

20世纪初管理成为一门科学以来，从科学管理之父美国人泰勒（F. W. Taylor）用量化的方法提高工厂工人生产的效率，到“管理学之父”德鲁克提出的目标管理，乃至组织及个人考核的绩效（Performance），无疑均是管理界用数据开启的“实证研究”和“量化评价”。

（一）实证研究（Empirical Research）是指研究者为提出的理论假设或检验理论假设，用数据分析技术，分析和确定各因子间相互作用方式和数量关系的研究方法，适用于管理学的研究。主要研究步骤如下：

步骤一：提出研究问题；

步骤二：进行研究问题的文献回顾；

步骤三：建立理论模型（对变量之间进行因果的相关性分析）；

步骤四：收集数据（建立变量量表、数据定义和收集，确定统计口径）；

步骤五：计量方法（自变量和因变量的因果关系，对理论的支持证实或证伪）；

步骤六：回归结果与结论。

（二）量化评价（Quantitative evaluation）是指将评价内容转化为可量化的数据，

经过测量这些相关数据，并以量化统计的方法来分析结果，最终达到评价目的的一种方法。主要步骤如下：

步骤一：确定评价目的、意义和对象、方法；

步骤二：将评价的内容转化为可量化的数据（评价指标体系的建立）；

步骤三：信度和效度的测量（信度指在同样条件下重复测量，结果具一致性的程度；效度指评价方法的有效性）；

步骤四：对评价指标的统计分析（可以用频数、中位数、百分数等；方差分析、假设检验、因素分析、相关分析、回归分析等）；

步骤五：数据结果与分析结论。

三、量化评价与西方医疗管理

管理学和绩效评价均起源于企业管理。国外的绩效评价工作起源于19世纪40年代，已有将近两百年的历史，并在不断成熟中。世界各个国家包括美国、希腊、加拿大、澳大利亚、英国等国家和地区，相继建立了各国家不同层级的绩效考核系统。

（一）量化评价与美国医疗系统管理

1. 量化评价与美国医院管理：在美国的医疗机构中，比较有代表性的是梅奥诊所。梅奥诊所运用绩效管理理论，以患者需求为中心建立了系统的绩效指标系统（量化评价方法），采用360度绩效考核制度。其绩效管理体系分为5层，从战略绩效到医院绩效，再到三盾绩效，即临床实践绩效、科学研究绩效、医学教育绩效，再到各项医疗服务的绩效，最后是员工绩效。

2. 量化评价与美国医疗机构评审：20世纪初，内斯特·艾默里·科德曼（Ernest. Amory. Codma）最先提出了评审鉴定卫生保健领域成果的思想，并由美国外科学会富兰克林·马丁（Franklin Martin）和约翰·G. 鲍曼（John. G. Bowman）执笔完成“5项医院评审标准”。美国医疗机构评审是一个庞大的系统，其中重点是评估管理要素，而不是评估技术和医疗机构的设备构成。

3. 量化评价与国际医疗质量体系，IQIP（International Quality Indicator Project）。始于1985年，由美国马里兰医院协会（7个医院组成）提出，用于医院内部衡量其临床服务质量，以便于进行医院评级定位，一直以来作为美国医院质量管理的指标体系。IQIP体系采用科学的检测方法及国际广泛应用的指标来评价医疗机构医疗服务的效率，医疗机构可将其作为自身质量评价与改进的工具，同时又可以与国际上其他医疗机构进行横向对比。IQIP于1991年逐步扩大到国际范围，其中2 000多家使用者在本土，500多家应用单位分布在北美其他地区、欧洲、澳大利亚及亚洲。

（二）量化评价与其他发达国家医疗体系管理

1. 量化评价与医院质量改进的绩效评价工具（The Performance Assessment Tool

For Quality Improvement In Hospitals，PATH）：2003年世界卫生组织（WHO）设计的一种医院绩效评价体系，用以支持医院质量改进策略的制定与实施，旨在促进WHO欧洲成员国医院的自我绩效评价，医疗质量结果问责和质量改进。PATH模型以质量和安全为根本出发点，通过两横四纵，共6个维度设计医院绩效考评体系，横向维度：安全性、以患者为中心；纵向维度：临床效果、效率、以员工为导向、响应治理。2个横向维度贯穿交叉于4个纵向维度之中，有助医院质量改进的以评促建。

2．量化评价与英国星级医院评审：20世纪80年代，在英国地方和区域，根据卫生部的相关规定对医疗服务机构进行管理，英国对国家卫生服务实施直线管理。为了提高医疗卫生机构的工作效率，英国国家卫生部在卫生单位开展了星级医院评审工作，制定了21项指标。按照达到、未达到和显著未达到，对医疗机构进行打分。这一评估系统的主要价值在于对医疗机构的服务水平进行评估。

3．量化评价与日本医院质量评审：在20世纪80年代中期，日本医学会和卫生部已开始了对医院科研质量评估的研究，开始讨论医疗质量评价，并引进了医院的自我评估体系。其主要目的是“对医疗机构的功能进行学术的、中立的评审”。

四、量化评价与中国医疗管理

从20世纪80年代至今，学习西方的管理经验，虽发端于企业，但很快深入到政府、医院、学校等各组织中。但是能够真正应用于医院的绩效指标体系，并且对医院进行综合评价的并不多。因此想要从医院数据中获得的实际价值，医院管理者需要更加准确、快速、深入地把握信息，循证决策。在当前医院智慧化转型发展的大势驱动下，医院如何将海量数据转化为可循证决策的“大数据”动力，推进“e科学范式（数据挖掘）”的研究，使医院实现精细化发展，是一个需要持续讨论研究的问题。

如表1-1-1所示，2019年是一个量化评价的起点。在公立医院绩效考核、信息化建设和新三级医院评审标准中，可以清楚地发现，中国在公立医院高质量发展的政策推力下，医院信息化水平得到快速提升，并不断向医院智慧化方向发展和转型。在此基础上，医院电子病历应用水平（EMR）得到迅速提升，为国考的数据直接采集提供了充分条件，奠定了数据直接抓取的良好基础，避免了人工填报的不足。专家现场评价模式，逐渐向定量评价转型。特别是国考启动以来，在三年疫情中得到印证和完善。医院定量评价为主流的趋势已逐渐形成。

表1-1-1　国家级医院量化评价的相关文件

文件名称	发文时间	发表单位	量化评价的成分
《国务院办公厅关于加强三级公立医院绩效考核工作的意见》，国办发〔2019〕4号	2019年1月16日	国务院办公厅	其中定量50个，定性5个；定量部分占90%

续表

文件名称	发文时间	发表单位	量化评价的成分
《关于加强二级公立医院绩效考核工作的通知》，国卫办医发〔2019〕23号	2019年12月9日	国家卫生健康委办公厅国家中医药管理局办公室	有28项三级指标，且均为定量指标，定量占100%
《国务院办公厅关于加强三级公立中医医院绩效考核工作的意见》（国办发〔2019〕4号）	2019年4月17日	国家卫生健康委办公厅国家中医药管理局办公室	定量61个，定性5个，定量占91%
《国家中医药管理局办公室关于印发二级公立中医医院绩效考核指标的通知》（国中医药办医政函〔2020〕144号）	2019年11月28日	国家中医药管理局	三级指标34个均为定量指标，占100%
《关于印发全国基层医疗卫生机构信息化建设标准与规范（试行）的通知》	2019年4月12日	国家卫生健康委国家中医药管理局	《建设标准与规范》分为服务业务、管理业务、平台服务、信息安全等4部分58类共212项建设内容和建设要求
国家卫生健康委《关于印发三级医院评审标准（2020年版）的通知》	2020年12月21日	国家卫生健康委	本标准共3个部分101节，设置448条标准和监测指标，其中定量部分占90%

综上所述，从国外和国内的量化评价发展趋势可见，医院评价越来越重视用客观独立的“数据说话”。

第二节　量 化 国 考

一、量化国考源起

量化国考即公立医院绩效考核。2019年1月30日，国务院办公厅印发《关于加强三级公立医院绩效考核工作的意见》，为加大各地推进三级公立医院绩效考核工作力度，建立绩效考核标准，用信息化为支撑，统一考核指标和方法，引导公立医院实现“三个转变，三个提高”。如何用“一把尺子”对2 508家*三级和3 472家**二级公立医院进行评价？在信息化和大数据时代，最高效便捷的评价工具和方法，无疑就是“量化国考”了。

---

*2022年7月6日，国家卫生健康委办公厅发布关于2020年度全国三级公立医院绩效考核国家监测分析情况的通报。

**2022年7月6日，国卫办医函〔2022〕211号，全国共3 472家二级公立医院参加了2020年度绩效考核。

1. 三级公立医院绩效考核指标体系（以下简称“三级国考”）

三级国考指标以定量指标为主，55个指标中有50个为定量指标，5个为定性指标（表1-2-1）。

表1-2-1 三级国考指标体系

一级指标	二级指标	三级指标
医疗质量	4个二级指标	24个三级指标，其中定量指标22个，定性指标2个，10个国家监测指标
运营效率	4个二级指标	19个三级指标，其中定量指标17个，定性指标2个，9个国家监测指标
持续发展	4个二级指标	9个三级指标，其中定量指标8个，定性指标1个，国家监测指标4个
满意度	2个二级指标	3个三级指标，均为定量指标和国家监测指标

2. 二级公立医院绩效考核指标体系（以下简称“二级国考”）

二级国考指标体系包含一级指标4个、二级指标10个、三级指标28个，其中国家监测指标21个，全部为定量指标。与三级国考相比，二级国考舍去了定性指标，并在二级指标中减少了资源效率、经济管理、人才培养和信用建设4个方面，三级指标由56个缩减为28个（表1-2-2）。

表1-2-2 二级国考指标体系

一级指标	二级指标	三级指标
医疗质量	13个二级指标	13个三级指标，其中定量指标13个，8个国家监测指标
运营效率	2个二级指标	9个三级指标，其中定量指标9个，8个国家监测指标
持续发展	2个二级指标	4个三级指标，其中定量指标4个，国家监测指标3个
满意度	2个二级指标	2个三级指标，均为定量指标和国家监测指标

二、三级国考主要成果（2018—2020年）

从表1-2-3的数据所见，连续5年医疗质量的主要指标呈现良性变化的趋势。此外，出院患者的手术占比、微创手术占比及四级手术占比都显著提升，说明三级公立医院的发展，符合其功能定位的要求。在运营效率方面，门诊和住院的均次费用都有不同程度的增加，但是医疗盈余率不增反降，而人员经费占比平均数和人员经费占比中位数增加，2020年尤为明显。数据中提示：均次费用和人员成本的增加，但是盈余率下降，可以推知的是新冠病毒肺炎（Covid-19）疫情下，客观上患者为避免感染新冠病毒，非必要不就医的心理和行为，导致医院开源不足；但医院在防控上需要加大支出，节流不成所致。

表 1-2-3　2016—2020 年三级国考成果情况

一级指标	三级指标	2016年	2017年	2018年	2019年	2020年
医疗质量	出院患者手术占比/%	25.88	26.34	27.4	28.39	30.49
	出院手术患者微创手术比例/%	13.52	14.49	15.9	16.73	18.35
	出院患者四级手术比例/%	14.97	15.5	16.39	17.24	18.76
	室间质评项目参加率中位数/%	71.6	72.5	75.0	73.9	89.4
	室间质评项目合格率中位数/%	95.8	96.0	95.8	96.5	96.4
	门诊患者基本药物处方比/%		49.53	52.25	52.74	54.5
	住院患者基本药物使用率/%		94.44	95.38	94.86	95.63
	辅助用药收入占比/%		9.62	7.55	4.42	1.72
运营效率	门诊次均药品费用/元		124.33	124.91	132.38	138.79
	门诊次均费用/元		305.72	322.75	343.03	374.76
	住院次均药品费用/元		3 809.36	3 575.01	3 690.59	3 763.29
	住院次均费用/元		12 632.45	13 124.32	13 816.52	14 616.50
	医疗盈余率/%		2.87	3.00	3.00	−0.60
	人员支出占业务支出比平均数/%		23.77	26.13	27.58	27.15
	人员支出占业务支出比中位数		24.12	27.39	28.67	28.44
	人员经费占比平均数/%		32.56	34.41	35.45	35.94
	人员经费占比中位数		34.65	36.35	37.42	37.84
	万元收入能耗支出/元	121.3	114.77	108.51	95.71	90.06

三、二级国考主要成果（2019—2020年）

二级公立医院在救治能力和临床诊疗过程中的管理水平正在逐年提升。如表 1-2-4 所示，2017—2020年期间，体现医疗质量的指标，如出院患者手术占比、微创手术占比和三级手术占比显著增加。但是，抗菌药物DDDs变化小，药品耗材占比超过三级医院。虽重点监控药品收入占比明显下降，但是在药品和耗材的占比中不降反升。说明二级医院诊疗核心价值的转型不足，与三级医院比较持续发展后劲不足。在运营效率和内部管理方面，人员经费占比受疫情影响有增加，但是万元收入能耗支出下降约10%，总体呈良性。在满意度方面，患者和员工满意度均处于稳定状态。

表 1-2-4　2017—2020 年二级公立医院出院患者手术开展情况

一级指标	三级指标	2017年	2018年	2019年	2020年
医疗质量	出院患者手术占比/%	17.08	17.45	18.14	19.77
	出院手术患者微创手术比例/%	9.03	10.77	12.07	13.47
	出院手术患者三级手术比例/%	27.5	30.69	33.46	35.96
	抗菌药物使用强度（DDDs）			33.39	37.82

续表

一级指标	三级指标	2017年	2018年	2019年	2020年
医疗质量	基本药物采购金额占比/%			41.49	42.96
	重点监控药品收入占比/%			5.63	2.08
	重点监控高值医用耗材占比/%			32.59	33.80
运营效益	人员经费占比/%			38.45	39.53
	万元收入能耗支出/元			125.31	113.03
持续发展	医护比				1∶1.56
满意度	门诊患者满意度/%			84.43	85.23
	住院患者满意度/%			89.32	89.87
	医护人员满意度/%			76.48	76.13

四、国考点题

量化评价同一把尺子：国家用同一个指标体系，同一个数据平台，同一种数据量化的方法对全国2 000余家三级医院、3 000余家二级医院进行综合评价。根据不同类别医院的功能定位、诊疗对象、专科特点分别进行排名，让不同类别的医院在考核中了解自身在同行中的位置和排名，找出差距。

量化评价同一个方向：公立医院绩效考核，把方向性、全局性、规律性的改革举措和推动医院发展的关键要素，凝练成具体指标，为引导医院发展提供了“航标”。

量化评价同一个标杆：国家卫生健康委将推行疾病分类编码、手术操作编码、医学名词术语集和病案首页全国“四统一”，各地用国家卫生健康委满意度调查平台，将调查结果纳入国考。国家制定统一标准、关键指标、体系架构和实现路径，以点带面，抓住重点，逐级考核，形成医院管理提升的动力机制，建立了以评促建的行业标杆。

第三节　艾力彼量化评价与医院管理

一、数字说话、时间说话

广州艾力彼医院管理中心（下简称“艾力彼”）是一家以大数据为基础的独立第三方医院评价机构。在医院竞争力排名的基础上，形成了艾力彼在国内最早用量化评价医院的第三方。通过数据库，建立了艾力彼独立的《医院综合和专科能力评价体系》《星级医院评价体系》《智慧医院HIC（Hospital Information Competitiveness）评价体系》等。艾力彼的中国医院竞争力排行榜（简称“艾力彼榜”），现已成为国内三大最具影响力的排行榜之一（图1-3-1）。

评价机构	对象	开始时间/年	排名方法	优点	不足
广州艾力彼医院管理研究中心（艾力彼版）	《中国医院竞争力排名》不同层级医院5 000家（27个排行榜）	2010	资源配置、医院运营、医院运行、学术影响力、品牌诚信（数据）	独立客观，建立标杆，利于分级诊疗	数据的偏差
复旦大学医院管理研究所（复旦版）	《中国医院排行榜》最佳医院100强，42个专科（每个专科前10）	2010	“专家声誉评估法”权重占80%，科研论文、科研成果产出占20%	同行评审专家声誉法	专家的主观性 患者虹吸现象
中国医学科学院医学信息研究所（STEM版）	《中国医院科技量值排名》医院100强 31个专科（各20强）	2014	科技投入、科技产出学术影响（数据）	独立客观，利于对科技影响力的评价	局限于科研（是艾力彼版和复旦版的其中一个维度）

图1-3-1　国内主要第三方医院排行榜对照表

艾力彼秉持数据说话、时间说话的原则，建立了国内5 000多家不同层级的医院数据库，通过艾力彼的年度排名研究，为医院管理者提供有价值的决策参考。艾力彼的《星级医院评价》标准于2019年、2021年分别两次获得ISQua国际医疗质量协会的国际认可证书，是中国大陆首个获得国际医疗质量协会国际证书的本土化医院评价标准。这是中国第三方医院量化评价的里程碑，标志着中国在医院评审评价领域与国际标准接轨。

从2010年起，艾力彼用量化评价的方法，首次推出中国县级医院竞争力100强，由此成为中国最早用数据进行医院量化评价的第三方机构。在不断探索的基础上，此后陆续推出了分层分类医院和专科的排行榜。截止到2022年底，共推出春季榜12个和秋季榜22个（表1-3-1，表1-3-2）。

二、艾力彼量化评价指标体系

量化评价是“数量化评价方法”的简称，是指对被评价对象从数量方面进行描述、分析，采用数学的方法取得数量化结果的评价方法。

工作原则：“数据说话、时间说话”是艾力彼量化评价的基本准则。原则如下：

科学性：指数据能代表被测量的对象，能表达设计的效果，即为数据的效度。

准确性：指数据真实准确可靠，即为数据的信度。

连续性：指在时间变化轴上，均可连续获取的数据，可供纵向分析。

可获性：指可收集到的数据，如有价值无法收集的数据除外。

工作方法：首先进行数据采集，然后对数据进行清洗、核实，分析，最后采用数学模型对医院和专科进行综合量化评价（图1-3-2～图1-3-4）。

表1-3-1　中国医院竞争力春季排行榜

分层分类版块			综合医院专科版块		
1	顶级医院100强	2014	8	顶级专科排行榜	新榜单
2	省单医院100强	2013	9	省单专科排行榜	2020
3	地级城市医院500强	2011	10	地级城市医院专科排行榜	2017
4	县级医院500强	2010	11	县级医院专科排行榜	2016
5	中医医院500强	2013	12	中医专科排行榜	2018
6	肿瘤医院80强	2018			
7	妇产儿童医院100强	2019			

表1-3-2　中国医院竞争力秋季排行榜

转化医学版块			智慧医院版块		
1	转化医学最佳医院80强	2014	13	社会办医单体医院HIC 30强	2018
医院专科版块			14	MED医疗仪器设备智慧化·医院满意度排行榜	新榜单
2	省单医院专科排行榜	2013	15	IVD体外诊断设备智慧化·医院满意度排行榜	新榜单
3	地级城市医院专科排行榜	2011	16	HIT智慧技术·医院满意度排行榜	2021
4	县级医院专科排行榜	2010	社会办医版块		
5	中医医院专科排行榜		17	社会办医·单体医院500强	2012
智慧医院版块			18	社会办医·医院集团100强	2016
6	智慧医院HIC 500强	2013	19	上市医服企业50强	2015
7	顶级医院HIC 60强	2018	国际品牌版块		
8	省单医院HIC 60强	2019	20	中国·东盟最佳医院100强	2016
9	地级城市医院HIC 60强	新榜单	21	粤港澳大湾区最佳医院100强	2017
10	县级医院HIC 60强	2020	22	中日韩最佳医院100强	2019
11	中医医院HIC 60强	2017			
12	专科医院HIC 60强	2016			

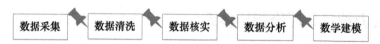

图1-3-2　量化评价的数据整理全流程

三、艾力彼量化项目

（一）《医院国考与专科量化评价》：横向对标同级同类医院的国考数据及专科多维度的横向数据对标，是院长管理医院和专科发展的重要量化依据。

（二）《医院综合及专科量化评价》：对医院的整体状况和临床专科现状进行评价，为院长管理医院和临床专科提供数据抓手和管理工具。

（三）《医院运营与效益分析》：与同级同类医院横向比较，通过专科运营和效益评估，实现科室运营降本增效，挖掘专科运营最佳路径。

（四）《创新转化医学及专科量化评价》：通过多维度的横向数据对标，评估医院和专科转化医学的能力，是医院转化医学发展的“重要标尺”。

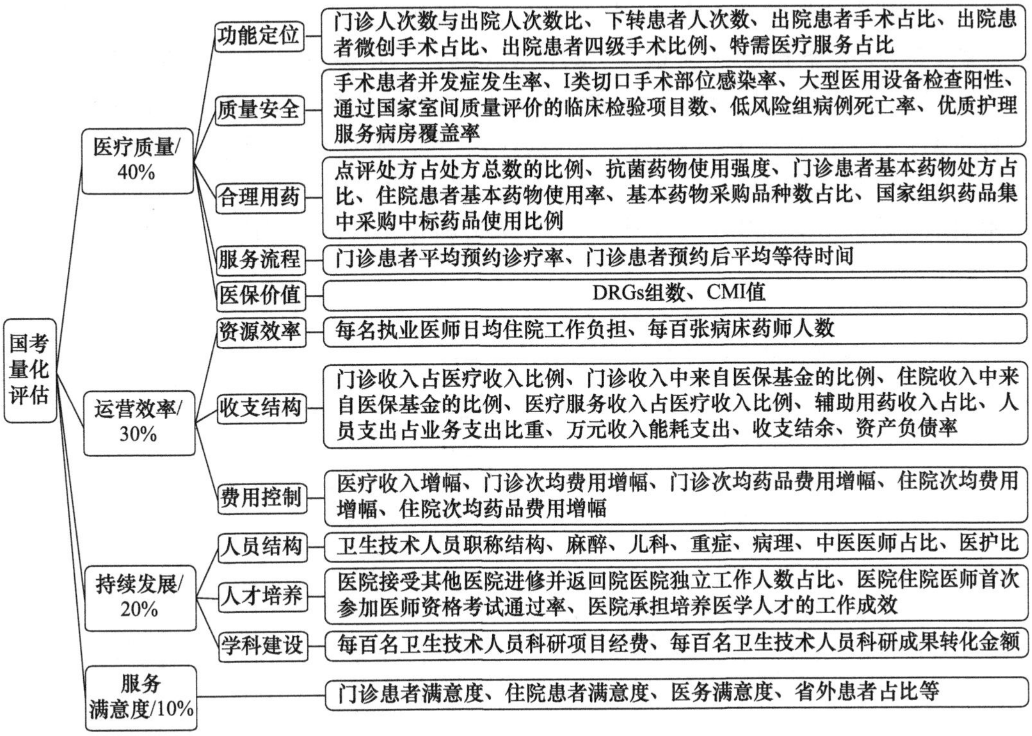

图1-3-3　艾力彼医院绩效评价指标体系

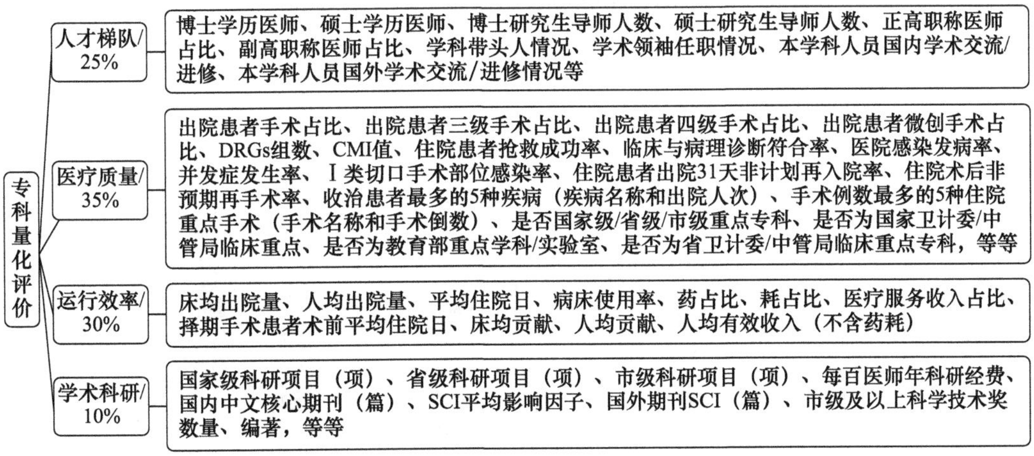

图1-3-4　艾力彼专科量化评价指标体系

四、艾力彼量化案例

（一）量化案例1：医院整体情况横向对标

案例1：医院排名位于省会市属/计划单列市医院榜单（下称“省单医院”）100强

之外，希望借艾力彼量化评价向百强冲刺。对标找到医院的短板，寻求精准发展之路。

图1-3-5中为案例医院填报的（2019—2021）三年数据，对标梯队：省单医院71～90强和91～100强均值两组；对标马赛克：A医院和B医院，省单百强标杆医院。对标可见，案例医院近3年四级手术比例纵向上升。横向比较，2021年四级手术比例（16.3%）与对照组差距显著；从图1-3-6所见，微创手术比例明显低于对照组。结论：手术的难度系数不够，其次与百强医院“内科外科化，外科微创化”的发展方向相比，存在较大差距。

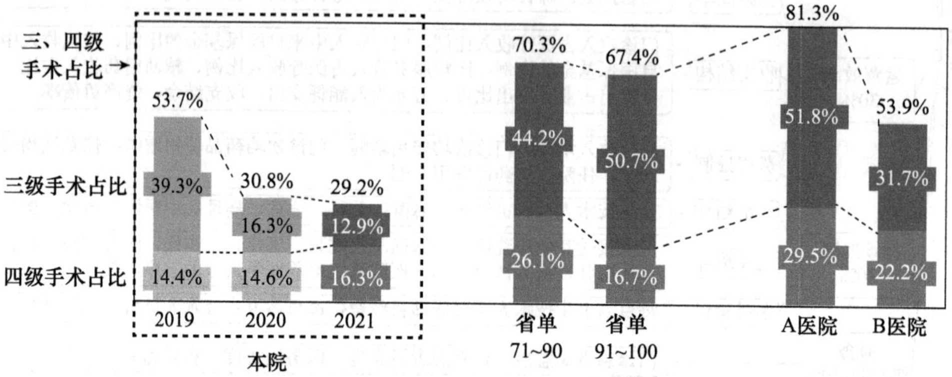

图1-3-5　三、四级手术占比对标情况

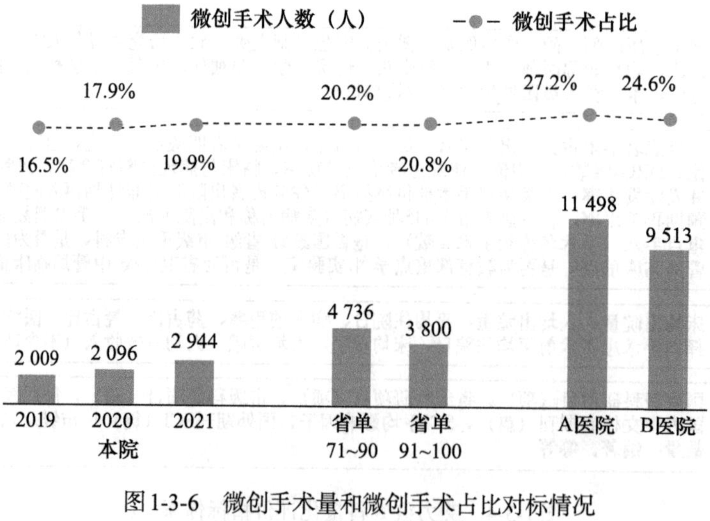

图1-3-6　微创手术量和微创手术占比对标情况

（二）量化案例2：医院临床专科横向对标

案例2，某省单医院骨科，希望冲击省单医院骨科前10强。

表1-3-3为（2019—2021）三年本案例医院骨科填报数据。对标梯队：省单列医院骨科排名11～15名的均值，对标马赛克：A医院顶级医院某标杆医院骨科数据，国家级临床重点专科。本例摘取其中四个维度中的医疗质量维度进行说明。

表1-3-3　骨科业务量对照情况

三级指标	本科室	省单专科11～15强均值	A医院
年门诊量/人次	75 394	94 397	249 450
年出院量/人次	2 261	11 469	10 792
年住院患者手术量/人次	1 663	8 329	9 792
疑难病例数/例	2 090	8 857	9 116
危重病例数/例	75	360	377
三级手术量/人次	923	2 472	1 851
四级手术量/人次	450	3 832	6 440
微创手术量/人次	316	620	831

注：三级手术统计口径无国标，对标结果仅供参考

同时从见表1-3-3可见，案例骨科在出院量、手术量、四级手术量和微创手术量明显少于对照组A医院，这无疑会拖低国考的考核。此外，床位数是省单专科11～15强的1/3，出院量和手术量仅是省单的1/5，四级手术仅为对照组的不到1/10。差距何在立判高下。三级手术占比高，但出院患者四级手术比例低（表1-3-4）。说明手术的难度不够。

表1-3-4　骨科手术占比对照情况

三级指标	本科室	省单专科11～15强均值	A医院
疑难病例占比/%	92.44	77.23	84.47
危重病例占比/%	3.32	3.14	3.49
出院患者手术占比▲/%	73.55	72.62	90.73
三级手术占比/%	55.50	29.67	18.90
出院患者四级手术比例▲/%	27.06	46.01	65.77
出院患者微创手术占比▲/%	19.00	7.44	8.49

注：▲表示三级手术统计口径无国标，对标结果仅供参考

从图1-3-7科室画像可以看出，和对照组比较，人才队伍和运行效率差距不大，运

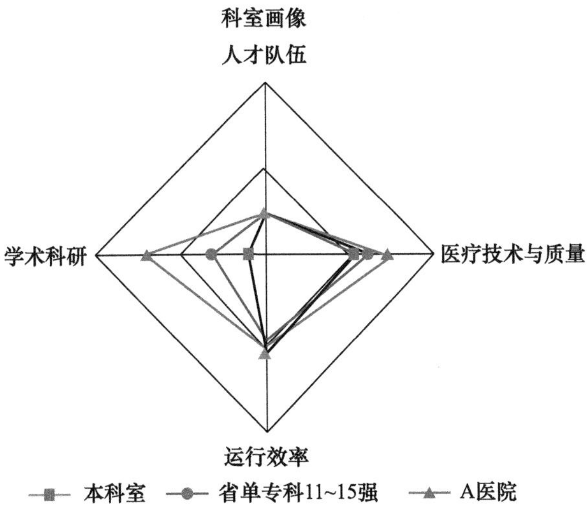

图1-3-7　科室画像

行效率有优势；但是，医疗技术与质量和学术科研差距较大。特别在学术科研上，是本科室的最大短板。

从图1-3-8可见，可从科室医疗技术与质量的单一维度中，通过具体指标对比，找出影响因素及科室的优缺点，用蜘蛛图提高可视性的参考，让人人都可参与科室的变革与管理。

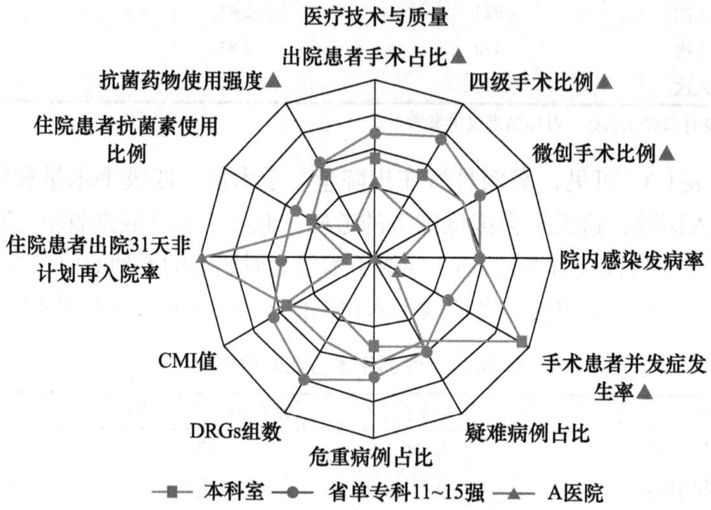

图1-3-8　医疗质量维度小结

价值点评

量化评价是多维度的横向数据对标，院长管理医院和专科的发展战略的重要量化依据。用大数据对标同级、同类标杆医院让医院“知己知彼”。通过对标研究，医院“掌握优劣”，找到医院及专科的优势、劣势。医院“精准定位”：确定医院和专科在行业的位置和方向。用数据说话，驱动决策，在竞争中决胜。

（王兴琳　罗　芸）

第二章
实战案例：运用大数据助力医院绩效考核

第一节　管理痛点梳理

一、医院简介

厦门大学附属第一医院创办于1937年8月，是一所集医疗、教学、科研、预防及康复为一体的闽西南规模最大的三级甲等综合性医院。现有编制床位数2 500张，职工4 469人，各类人才认定数量为全市医疗机构最多。除院本部外，还拥有8家分院、1家互联网医院、2家护理院、6家社区卫生服务中心。

近10年来医院快速提升发展，跻身福建省高水平三级甲等综合性医院第一梯队，是全国首家“双料”通过HIMSS EMRAM住院、门急诊双7级和国际JCI学术医学中心认证的大型综合性医院。该院已连续5年跻身“中国医院竞争力·顶级医院百强榜”，位列第85位。医院在2020年顺利通过中国医院竞争力五星级医院认证，并成为全国首家智慧医院HIC7级的医院，是福建省首家“双通过”国家信息化建设标准的医院，即国家互联互通标准化成熟度等级“五级乙等”和电子病历系统功能应用水平分级评价“六级医院”。

二、案例背景

近年来，医院面临的内外部压力日益增大。有来自医院排名、行业竞争、各级考核以及政府指令性任务要求等外部压力，例如，国家三级公立医院绩效考核、福建省公立医院绩效考核、市属公立医院绩效考核、医改政策、医保考核、DRG付费、院长考核、院长年薪制、千分制考核、医院工资总额考核、控费指标等。也有来自医院内部管理的压力，医院通过SWOT分析，从医院的运营目标、管理目标、质量控制、经济分析、运营决策、流程改进、科研产出、专科建设人员绩效、科室考核方面对医院进行管理，制定科室建设与发展年度目标责任考核具体办法，设立月度综合质量管理绩效考核指标集。

结合医院面临的内部压力及外部压力，分析医院国考趋势，考核工作更加规范化、标准化，考核方式对数据依赖性更强，考核指标越来越多，考核范围更加广泛，这对数据的准确性、延续性要求更高。这时，依托医院强大的信息化资源，运用大数据助力医院绩效考核管理工作的思路应运而生。

该院将国考、市考、科室考核“三考合一”进行通盘考虑，通过信息化手段对绩效管理的过程进行监控、管理、改进来助推医院管理一体化和精细化。

国考和市考的文件精神定期在中层会及临床调研中灌输到每位员工心中，充分发挥国考、市考的指挥棒作用，并与科室建设与发展年度目标责任考核紧密衔接，实行一体化管理，由医院管理者管理转化成医院全员、全程管理。定期组织召开工作例会，会议针对国考、市考、科室建设与发展目标考核进行数据分析，确定医院薄弱环节和战略规划，截至目前，医院战略规划先后成立了提高病案首页质量改进小组、加强医院功能定位管理改进小组、提升医务性收入占比改进工作小组、提质增效保安全工作小组、创建节约型医院工作小组、提升患者满意度工作小组、药品预算管理工作小组、耗材预算管理工作小组，以国考、市考为标准促进精细化管理。

同时医院建立数据中心，建立智能决策分析系统，对全院各科室进行权限管理，对数据不断进行优化，改进科室建设与发展年度目标责任考核方案，细化15类科室考核方案，目标制定由粗放式转变成精细化，包含对工作效率和经济运行效率等关键业绩指标的考核，关键业绩指标包含四大维度，分类别对科室进行考核，纳入RBRVS绩效分配方案中。医院对日常绩效管理实施管理MDT模式，发现、追踪、解决管理中存在的问题，实施精细化管理，达到医院、员工双赢的结局。

三、问题分析

过去的医院管理模式较为粗放，主要以医院管理者管理模式为主。各个科室仅关注科室内部的工作，科室与科室之间的工作推进困难，例如病案首页质量改进工作、医务性收入占比提升、提质增效保安全工作、提升患者满意度工作、药品预算管理工作、耗材预算管理工作等，需要多个科室共同配合。加之国家公立医院绩效考核、厦门市公立医院绩效考核等考核任务对医院的管理工作要求越来越高，因此医院的管理工作必须做到组织高效、分工明确、分析到位、精准落实、持续改进。

医院传统的数据获取方式较为简单，没有任何数据管理的手段，不同部门根据工作需要即可向计算机中心申请，从医院HIS系统中直接提取。没有设立数据管理制度，没有相应的数据管理委员会，没有构建明确的指标体系，没有指定指标责任部门和责任人，对数据没有权限管理，提取数据未经过数据验证，没有规范各项指标定义及取数范围。传统的数据获取方式存在许多漏洞及数据安全隐患，导致数据统一性、延续性、准确性、及时性均无法保证。

随着国考数据统计工作量增大，已有的数据统计系统已经无法满足较高的统计需求，大量数据需要人工统计填报，导致统计效率低，填报工作混乱。医院需要更完善的数据统计系统，考核指标最大程度从信息系统获取，以减小人工填报工作量并且能够保证数据准确。系统除统计功能外，还需具备填报、审核、确认、回退等功能，将手工填报流程电子化，使填报记录有迹可循。

医院的数据统计工作大部分仅停留在完成上级部门数据填报任务的层面，忽略了大数据分析在医院管理中的运用。数据驱动医院运营管理，只有对考核指标进行监管分析，才能及时了解医院实际运营情况，查找管理工作中的不足，并快速发现医院存在的问题，从而为医院的发展计划、政策调整等提供重要参考。

相较于发现医院管理当中存在的问题，解决问题则显得更加艰难。在运用数据分析发现医院管理薄弱项之后，如何制定有针对性的工作提升方案，如何实施方案使方案落地，如何建立有效的考核及激励机制，如何落实整改持续改进，才是医院管理工作的重点和难点。

第二节　管理方法与路径

一、解决思路

运用SWOT、PDCA等管理工具帮助实现医院绩效考核的精细化管理，考核方案制定流程如下（图2-2-1）。

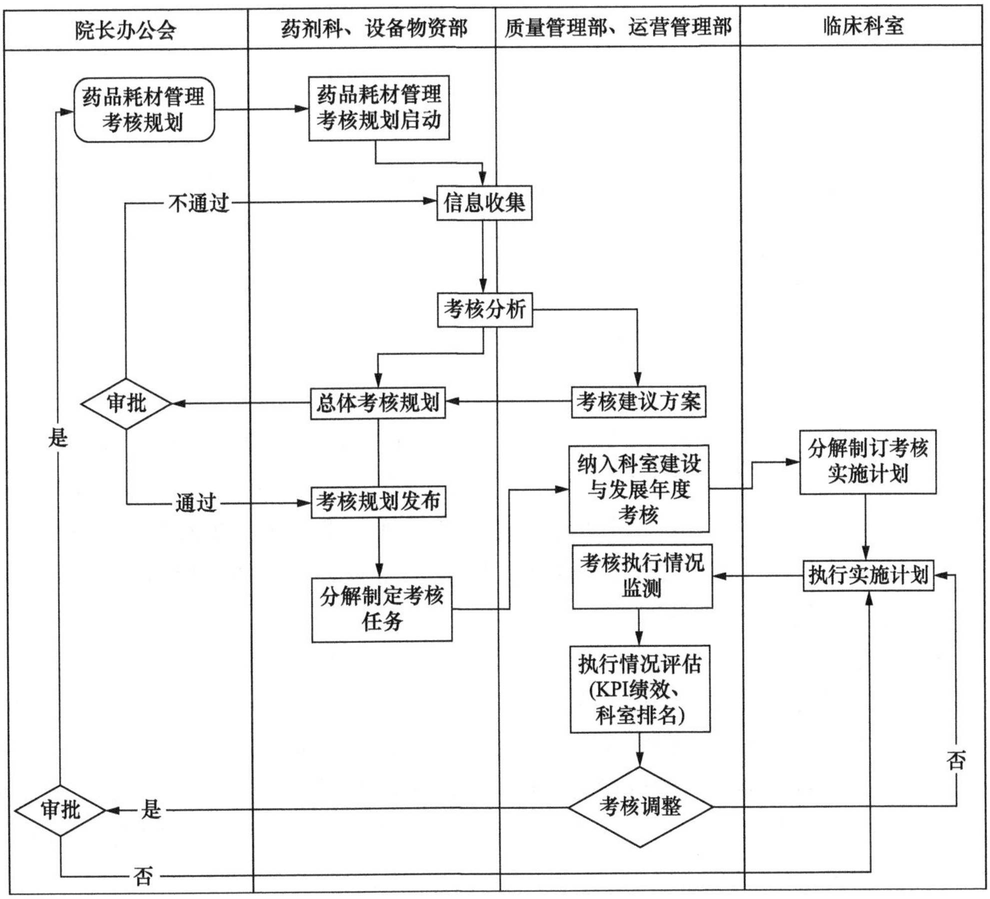

图2-2-1　药品耗材管理考核流程

发现国考指标薄弱项，制定有针对性的提升方案如下（图2-2-2）。

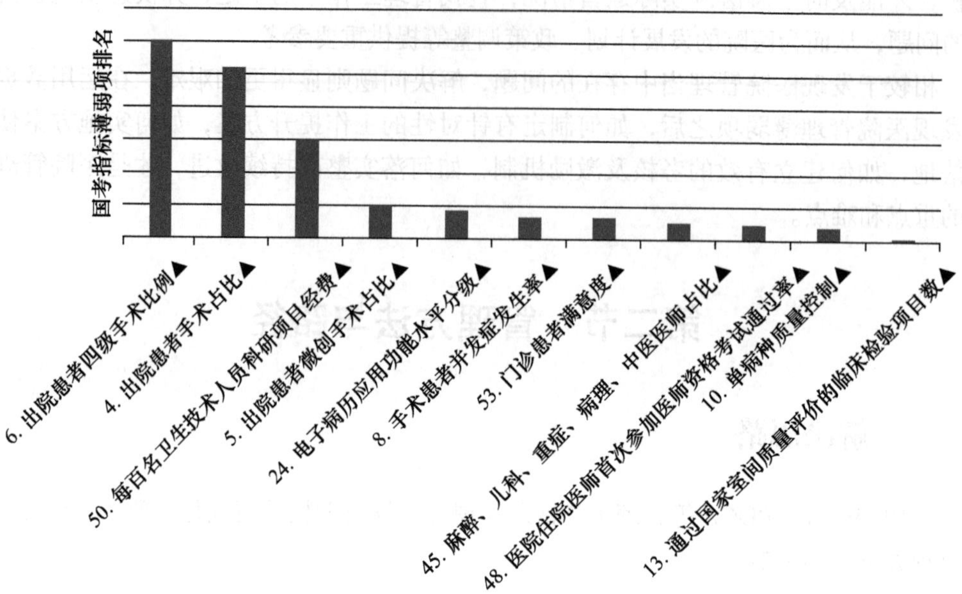

图2-2-2　考核指标薄弱项排名

（一）手术指标提升

根据国考指标薄弱项分析结果可知，医院手术类指标国考成绩扣分较多。医院医务部、质量管理部、护理部、行政人事科、院感部运管办、财务部、麻醉手术科、手术科室等科室共同制定手术指标提升方案（图2-2-3），推进“内科外科化、外科微创化、微创精准化”。

> 二、三级公立医院绩效考核薄弱环节提升方案
> 手术类指标提升战略目标
> 牵头科室：医务部
> 考核要求：出院患者手术占比、出院患者四级手术占比、出院患者微创手术占比、日间手术占择期手术比例、手术患者并发症发生率，I类切口手术部位感染率。
> 推进期限：2021年7月1日至12月31日

图2-2-3　手术类指标提升方案

在分析薄弱项指标并制定考核提升方案后，针对手术类指标，医院落实各项提升举措：完善外科病种结构分析、鼓励内科开展手术操作、加强手术室及病房管理、推动床位统一调配、酌情拓展外科及手术病房、推动日间手术室使用开放、推进日间手术室与日间病房一体化管理。

加强国家、省、市三级公立医院绩效考核与临床相关指标纳入月度、年度、季度考核工作，并与科室绩效及评优评先相挂钩，完善激励机制，提高医务人员工作积极性。落实手术类指标考核与科室绩效分配挂钩，尤其是手术占比、四级手术占比。各手术科室加强科室内部管理与诊疗组考核，提高床位使用率、加快手术周转、合理利用病床，提升出院患者手术占比、出院患者四级手术占比、出院患者微创手术占比、日间手术占择期手术比例。

（二）优化收支结构管理

转变诊疗服务模式，在发展中优化结构。以肿瘤内科为例，通过分析肿瘤内科治疗患者对CMI、手术占比的影响，医院转变诊疗服务模式，成立日间化疗、放疗治疗中心。医院优化肿瘤化疗收治，控制外科收治化疗患者，探索门诊服务模式下的医保政策及绩效分配方案。同时，医院探索外科病区单列门诊化疗病床，不纳入病区床位数，进而优化收支结构。最终实现医院手术占比、CMI、医疗收入等指标提升。

（三）药品预算定额管理

2021年3月8日通过药品预算定额管理方案，医院科学设定目标值，签订科室责任状、列入绩效考核。药品收入增幅≤同期医疗服务性收入增幅时，占比与定额不做扣分、加分。年终考核时如果全年相关指标能达标，则将每月预扣绩效返还科室。

走访临床科室，收集对药品预算定额方案的看法建议。医院科学设定2021年度药品额度，考虑历年数据波动回归、业务发展情况、横向比较、病房搬迁、疫情影响、集采使用、品牌技术扶持等设定基数值。

药品控费由被动管控变为科室主动管理。2018年以来，药品费用、药占比等呈明显上升趋势。为了控制药品费用不合理增长，医院多次对药品进行管控，先后对销售金额排名靠前异常增长的药品、中成药、抗菌药物等进行限制。实行预算定额管理以后，不再采取停药、限药措施进行药品费用控制，并逐步取消了部分药品的管控（药品限制目前主要针对集采没有完成约定量的非中选药品）。至此，多个科室主动要求限制本科室不合理使用的药品。

接下来，药品预算定额管理将更加精细化。医院制定药品定额更加科学化，统筹考虑各项指标增减幅度、具体药品是否降价、科室业务增长等情况；科室归集更加精确化，逐步落实责任到科到人；定额预警更加及时化，优化BI支持决策系统，让科室主任能够实时掌握定额完成情况；药品定额考核层次化，将科室分为定额大于100万元和小于100万元的科室，定额小于100万元的科室按年度考核。

药品耗材管理考核制定流程如下（图2-2-4）。

二、改进措施

（一）成立医院绩效考核管理办公室

由医院管理者管理的模式转变为全院、全员、全过程管理的模式。定期组织召开工作例会，会议针对国考、市考、科室建设与发展目标考核进行数据分析，确定医院薄弱环节和战略规划，以国考、市考为标准促进精细化管理。医院绩效考核管理办公室根据战略规划先后成立了提高病案首页质量改进小组、加强医院功能定位管理改进

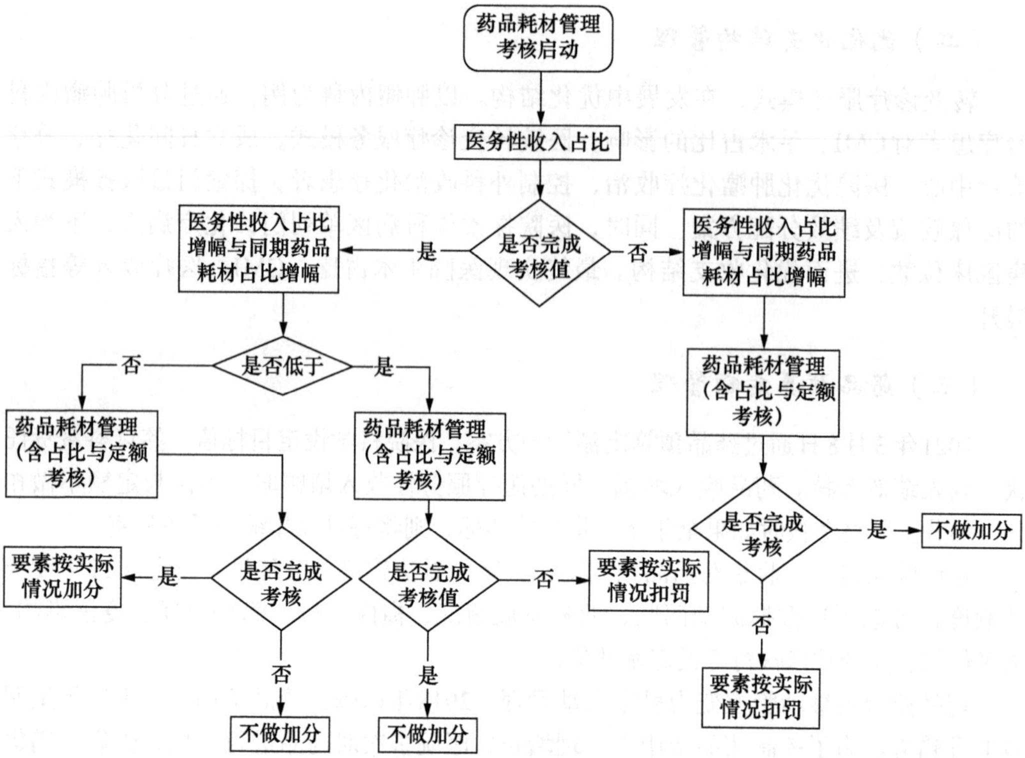

图2-2-4 药品耗材管理考核流程

小组、提升医务性收入占比改进工作小组、提质增效保安全工作小组、创建节约型医院工作小组、提升患者满意度工作小组、药品预算管理工作小组、耗材预算管理工作小组，以国考、市考为标准促进精细化管理。

（二）制定数据管理制度（图2-2-5）

（三）设立数据管理委员会（图2-2-6）

（四）数据中心建设与应用（图2-2-7）

（五）完善数据治理机制

优化数据管理制度后，结合各项考核要求及医院需要，建立指标体系。之后，对指标进行数据验证，制定指标确认单，明确指标责任部门、数据验证责任人等，对数据权限进行管理，对偏差数据进行量化评估，规范各项指标定义及取数范围。医院行政人事部、医务部、财务部、运管部、质量管理部共同讨论确定科室字典，并精确至诊疗组。

一、目的：

以 JCI 及 HIMSS7 级认证标准为指导，规范医院各临床科室、业务部门、职能部门数据的采集、审核、储存、维护、使用，解决当前数据管理和使用所面临问题，为运用 BI 工具的数据挖掘和报表的灵活展现功能提供基础支持。

二、定义：

数据管理是指以上级卫生部门文件、国际国内学术共识、医院实际需求等为依据，确定各数据定义、数据字典、数据口径等，为全院统一使用。

三、制订依据：

无

四、适用范围：

全院各临床科室、业务部门、职能部门。

五、条款：

1、数据管理组织架构的设立

1.1 成立医院数据管理领导小组：

组　长：院长

副组长：书记、副书记及各分管副院长

成　员：质量管理部、计算机中心、行政人事部、财务部、护理部、医务部、院感部、客户服务部、药学部及其他相关部门。

1.2、医院数据管理组织架构

1.2.1 医院数据管理领导小组为医院数据管理决策的组织。

图 2-2-5　数据管理制度

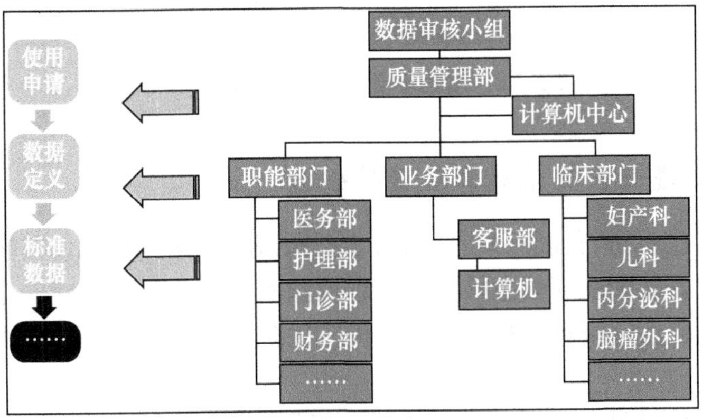

图 2-2-6　数据管理委员会架构

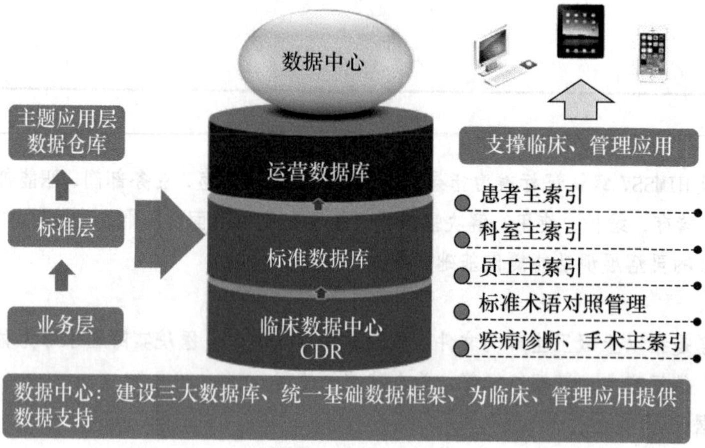

图2-2-7 数据中心架构

（六）进行绩效考核信息化改造（图2-2-8）

将考核指标纳入医院决策支持系统（BI），开发绩效考核填报软件，“采集为主、填报为辅”，提高数据统计效率、数据准确性及填报及时性。

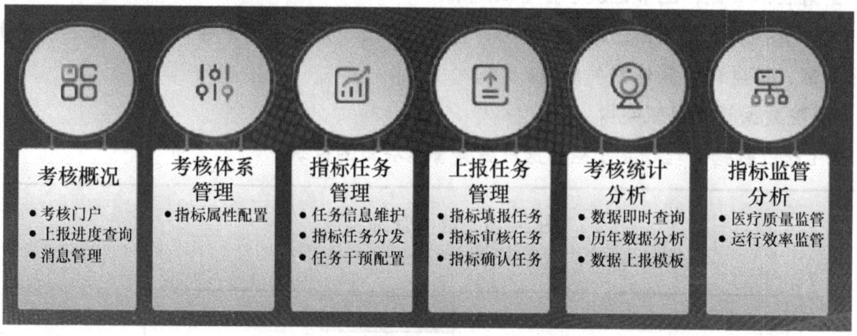

图2-2-8 绩效考核管理平台架构

（七）运用BI进行医院绩效考核监管分析

通过BI系统对指标进行监管分析，及时了解医院实际运营情况，并快速发现医院存在的问题。监管公立医院绩效考核指标，掌握医院医疗质量和医疗安全情况，落实医院功能定位，提高医疗服务质量和效率，提升医院科学管理水平，提供高质量的医疗服务。

BI的预警功能能够针对发现的预警内容，提供层层下钻科室及医疗组乃至医生，定位影响该指标内容的具体因素。

运用考核结果分析数据，查找管理工作的不足，为医院的发展计划、政策调整等提供重要参考。

医院针对薄弱环节制定提升及考核方案，制定战略计划、实施方案及激励机制考核，定期分析，实时监测，落实整改，持续PDCA循环。

（八）发现国考指标薄弱项，制定有针对性的提升方案

医院根据大数据分析发现考核薄弱指标，针对各个薄弱指标，制定对应的指标提升方案。方案设立不同的指标提升战略小组，分管院领导为组长，指定牵头科室及配合科室，设定推进期限。各科室有专人负责该项指标的提升推进工作，将每项工作任务落实到科室及个人（图2-2-9）。各小组定期展开提升战略小组会议，进行头脑风暴，集思广益，小组成员根据各科室负责的工作为指标提升献计献策，通过定期会议加强各科室之间的配合与协作。

> 二、三级公立医院绩效考核薄弱环节提升方案
> 手术类指标提升战略目标
> 牵头科室：医务部
> 考核要求：出院患者手术占比、出院患者四级手术占比、出院患者微创手术占比、日间手术占择期手术比例、手术患者并发症发生率，I类切口手术部位感染率。
> 推进期限：2021年7月1日至12月31日

图2-2-9　手术类指标提升方案

（九）针对薄弱项指标设计并落实提升举措

在分析薄弱项指标并制定考核提升方案后，各指标提升战略小组根据实际情况制定详细的提升举措，并通过甘特图为每项提升举措设立不同阶段的目标及完成时限。在定期展开的提升战略小组会议中，组员们向组长汇报工作完成进度及下一阶段的计划，提出工作中存在的问题及难点，遇到需要多部门配合的工作，由组长协调牵头部门统筹落实解决。

（十）不断完善提升方案并持续改进

通过落实提升方案中的各项举措，医院各类指标趋势逐年向好。开弓没有回头箭，改进没有天花板。医院以提升方案为契机，在实践的过程中不断持续改进绩效管理。

第三节　管理果效与价值

一、案例果效

运用大数据助力医院绩效考核工作，医院以考核为抓手加强对医疗质量、运营效率、持续发展、满意度等各方面管理，推进高质量发展。

近几年，通过大数据分析不断发现问题、改进问题，医院的国家三级公立医院绩效考核国家监测指标医院评价结果成绩稳居百强，国家监测指标等级A+，考核得分逐年提升。在医疗质量方面，医院得分逐年提高。2021年医院出院患者手术占比较2020年提升了0.95%，较2019年提升了1.88%。2021年出院患者微创手术占比较2020年提升了2.02%，较

2019年提升了5.46%。2021年出院患者四级手术比例较2020年提升了2.23%，较2019年提升了4.31%。在运营效率方面，医院在2021年国家三级公立医院绩效考核国家监测指标考核结果中，医疗服务收入占医疗收入比例、人员支出占业务支出比重、万元收入能耗支出取得满分。在学科建设方面，医院拥有2个国家重点专科、1个省级临床医学研究中心、15个省级临床重点专科。2020年发布的中国医院/医学院校科技量值，8个学科进入全国百强，居省内前三甲，厦门第一。在满意度评价方面，医院在2021年国家三级公立医院绩效考核国家监测指标考核结果中，住院患者满意度、医务人员满意度均取得满分。

在2021年福建省三级医院评价中，医院取得了最终评价结果优秀的好成绩，共26项评价标准被评为A级（单项评价标准共5个级别，由高到低分别为A、B、C、D、E）。评价共分为8个部分，包含医疗质量安全核心制度管理、病案质量管理、护理质控管理、院感管理、临床用药管理、脑卒中中心建设、其他重点任务、满意度测评的内容。在医疗质量安全核心制度管理方面，医院贯彻执行《医疗质量管理办法》，医院认真落实18项医疗质量安全核心制度、三级查房制度、会诊制度、疑难病例讨论制度、值班和交接班制度、落实急危重患者抢救制度、死亡病例讨论制度、查对制度、手术安全核查制度、手术分级管理制度、危急值报告制度、信息安全管理制度，在评价中得到评审专家的肯定，均获评A级。在病案质量管理、院感管理、脑卒中中心建设方面，医院各分项指标均获得A级。

在2021年市属公立医院绩效考评中，医院考评得分位列全市医院全三名，全市综合医院第一名。考评共有4个模块，包含社会效益、医疗服务、运行管理、可持续发展的内容。在社会效益方面，医院认真落实公立医院综合改革任务，取得单项满分。在医疗服务方面，在近几年的不断努力下，医院的出院患者平均住院天数、出院患者四级手术比例、门诊人次与出院人次比、护床比、住院患者抗菌药物使用强度、住院患者实施临床路径管理病例数占比、福建省医用耗材集中带量采购中选产品使用比例、国家谈判药品使用情况都有所提升，以上各项指标均获得满分。在运行管理方面，医院支出结构合理，按要求做到预算全额、全程、全员管理，预算执行率符合要求，财政项目预算绩效合理，指令性公益任务经费安排合理，制定完善的内部业绩管理制度，岗位设置及管理合理，以上各项指标均获得满分。在可持续发展方面，医院信息安全管理受到评审专家肯定，获得满分。

医院运用大数据，完善内部绩效考核的工作。医院整理细化各类考核指标，有针对性地制定临床各科室考核方案及目标值，建立科学的科室建设与发展年度目标责任考核体系及月度综合质量管理绩效考核指标体系，进而加强国家、省、市三级公立医院绩效考核与临床相关指标纳入月度、年度、季度考核工作，并与科室绩效及评优评先相挂钩，完善激励机制，进而提高医务人员工作积极性。

二、应用价值

医院建立数据治理平台，自动生成关键数据信息，保证结果真实客观。规范数据上报流程，满足填报数据有迹可循，实现统一来源、统一上报。实现指标细化分析，与指标导向结合，辅助医院管理决策。构建全面的绩效考核评价体系，综合运用绩效考核结果。

（一）数据填报规范化

平台规范了统一的数据填报入口，针对无法从系统直接获取的相关数据，提供手动填报的方式，弥补数据来源不足的缺陷。此外，数据填报还支持按月、季、年等的实际指标要求进行统一操作。

（二）考核体系标准化

平台规范了统一的数据填报入口，系统内置规则库，包括：指标名称、指标单位、指标序号、是否二次运算、二次运算式，根据计算公式指标提供校验规则算法，内置钩稽关系规则校验，形成“一指标多引用”的规则，满足完成一处修改、智能多处应用指标的变更，支持灵活配置指标间钩稽关系，保证数据上报统一性。

（三）数据上报流程化

医院定制指标数据审核流程，确保数据审核过程中支持每个流程数据的保存和退回操作，指标流程状态和数据结果有迹可循。上报数据可来自系统自动获取数据和填报数据，作为数据上报基础信息。为保证上报数据真实准确，平台设置数据填报、审核、确认和锁定的流程，实现数据来源可追溯、全程过程监管。

（四）指标查询便捷化

医院实现考核结果数据的便捷导出，实现考核指标便捷性综合查询，包括审核频率、时间维度、机构维度，分析各项指标的改善情况，未改善指标可在指标监管分析模块重点监测，通过层层解析找寻原因并对症下药进行干预，形成PDCA管理闭环。环比变化情况、同比变化情况、有效的决策依据、从历年趋势对比到改善医疗服务效果，这些都推动医院有效科学管理，改善医疗服务质量，提升医疗服务水平。

（五）运用指标监管分析

指标监管分析包括医院实际运营情况、医院存在的现状和问题，监管公立医院绩效考核指标包括掌握医院医疗质量和医疗安全情况、引导医院落实功能定位、提高医疗服务质量和效率、提升医院科学管理水平、提供高质量的医疗服务，预警功能包括针对发现的预警内容，提供层层下钻科室及医疗组乃至医生，定位影响该指标内容的具体因素。

（六）考核结果共享

医院充分运用考核结果，为自身的发展计划、政策调整等提供重要参考。

三、案例点评

本案例在运用大数据助力医院绩效考核和管理提升方面，具有实践借鉴价值。我们可将“改进措施”归纳为关键两步：第一步：数据治理平台的建设（前7项）。成立绩效考核管理办公室、制定数据管理制度、设立数据管理委员会、数据中心建设与应用、完善数据治理机制、进行绩效考核信息化改造和运用BI进行医院绩效考核监管分析。第二步：数据治理平台的管理（后3项）。自动生成关键数据信息，保证结果真实客观。通过大数据找出短板，针对短板制定和落实提升举措，不断完善并持续改进。规范数据上报流程，满足填报数据有迹可循，实现统一来源、统一上报。实现指标细化分析，与指标导向结合，辅助医院管理决策。实现了医院国考成绩稳居百强，国家测指标等级A+，考核成绩逐年提升。

（王占祥　庄良金　张麟麟　黄婧颖）

第三章

实战案例：三级公立医院绩效考核背景下基于KPI的月度综合目标考核体系优化

第一节　管理痛点梳理

一、医院简介

武汉大学中南医院建于1956年，是一所集医疗、教学、科研、预防保健于一体的现代化综合三级甲等医院。医院先后被授予国家首批三级甲等医院、全国文明单位、全国百佳医院、爱婴医院、全国卫生系统先进集体、全国援外医疗工作先进集体、全国城市医院思想政治工作先进单位等荣誉称号，是湖北省文明单位。

医院坚持以公益性与高质量发展为导向，积极围绕服务国家战略需求与满足人民健康需求，向建成国际一流综合性研究型教学医院目标稳步迈进。医院综合实力位列复旦版中国医院排行榜第44位，连续两年入围全国进步最快医院榜单，三级公立医院绩效考核最佳排名第55位，中国医院科技量值（*STEM*）最佳成绩全国第29位，王行环教授团队获得国家技术发明奖二等奖，国际最新*Nature*指数跻身全国医疗机构前十。在抗击新冠肺炎疫情中，医院勇于担当，采取“1＋3”模式，先后接管武汉市第七医院、武汉客厅方舱医院、武汉雷神山医院，是武汉市收治新冠肺炎患者人数最多的医院。

二、案例背景

2015年国务院办公厅印发《国务院办公厅关于城市公立医院综合改革试点的指导意见》，提出要建立以公益性为导向的绩效考核机制，健全公立医院的激励约束机制。2019年国务院办公厅制定了《加强三级公立医院绩效考核工作的意见》，强调要通过绩效考核推动三级公立医院在发展方式上由规模扩张型转向质量效益型转变，在管理模式上由粗放的行政化管理转向全方位的绩效管理，实现效率提高和质量提升。

自2021年开始，国家卫生健康委陆续发布“高质量发展”系列文件，强调要与公立医院绩效考核紧密结合，推动公立医院进入高质量发展快车道。在此形势下，医院如何发挥好绩效考核的“指挥棒作用”至关重要。

本案例旨在建立一套契合国家医改政策，同时与医院战略发展目标紧密结合的高质量发展综合目标考核体系。考核体系涉及医疗、护理、医技三个考核单元，医疗质量、运营效率、满意度评价多个考核维度，运用专家咨询、关键绩效指标等工具方法，将定性与定量方法相结合，突出国家三级公立医院绩效考核与高质量发展关键指标导向。该体系遵循“强化长板、补足短板”理念，对医院重点问题进行针对性改进、动态调整、持续更新优化，以适应医院阶段性管理目标需求，促进医院进一步强化功能定位，提升医疗质量与运行效率，实现可持续发展。

三、问题分析

2019年1月16日，国务院办公厅印发《关于加强三级公立医院绩效考核工作的意见》(国办发〔2019〕4号)，全国正式启动三级公立医院绩效考核工作，并重点强调公立医院要实现“三个转变”“三个提高”，由规模扩张型转向质量效益型，从粗放管理转向精细管理。为进一步落实国家相关政策文件精神，提升医院管理水平，医院于2019年6月成立了绩效考核工作领导小组，由绩效考核领导小组办公室（规划运行部）统筹做好绩效考核各项工作。通过历史数据分析、临床调研沟通、专题会讨论等形式发现医院主要存在以下痛点问题。

（一）医院缺乏统筹设计、系统化的绩效考核指标管理改进机制

现有绩效考核方案中虽设置有部分考核指标，如平均住院日、门诊药品比、住院药品比、百元非药医疗收入耗费、医德医风等指标，但与国家最新政策导向、医院内部管理问题联系仍不够紧密，需进一步优化完善。从管理架构上来说，绩效考核指标管理责任分散、孤立，各职能部门负责主管考核指标设定、评分及监测，缺乏统一综合目标考核体系及指标持续改善机制，多部门联动协作机制不够通畅，无法结合医院战略导向突出各阶段管理改进重点。

（二）医院内部管理仍存在重点短板问题

结合三级公立医院绩效考核四大维度分析医院指标表现情况，发现以下重点问题：一是在医疗质量维度方面，首先，医院出院患者手术占比、微创手术占比、四级手术比例、抗菌药物使用强度表现欠佳，主要由于国考手术目录与院内手术分级不一致、实施高难度手术能力不足、收治患者结构不合理等因素导致；其次，单病种质量控制指标有待进一步改善，突出问题表现在次均费用超标，需进一步严控费用，优化费用结构。二是在运营效率维度指标层面，总体来看医院经济结构较为合理，发展趋势较为稳健，随着药品、医用耗材加成取消后，医院持续优化收入结构，提高手术、护理等反映医务人员技术劳务价值的收入，医疗服务收入占比逐步提高，但在疫情常态化背景下，医院需进一步强化成本控制。三是在持续发展指标维度层面，医院需进一步优化医师人才结构。四是在满意度维度指标层面，医院积极采取一系列措施优化医疗服务流程，包括建立分时段预约平台，启动患者服务中心、实现精准服务，构建医联

体成员间分级诊疗和转诊平台等，简化患者就医流程。总体来看，住院患者满意度指标表现良好，但门诊患者满意度指标仍需进一步改善提升。

国家三级公立医院绩效考核要求强化结果运用、改进医院内部管理短板问题。本案例结合医院总体战略目标、国考重点监测指标导向，将国考各个维度要求融入医院内部月度综合目标考核体系中，不断完善、灵活调整，致力于推动医院进一步落实功能定位，实现高质量发展。

第二节　管理方法与路径

一、解决思路

解决思路主要运用如下的理论及相关工具方法。

（一）理论基础及工具方法

1. 目标管理法

目标管理法是将医院目标逐级分解到科室与个人，转化为具体可操作的员工目标，通过各自目标的达成而完成组织整体目标。本方案的设计思路是将国家三级公立医院绩效考核的要求与医院总体管控目标结合，根据医院具体实际情况与专科发展特点，将最终目标层层分解对其设定相应的权重与标准值，以确保医院总体目标的实现。

2. 德尔菲法

德尔菲法即专家咨询法，是系统分析方法在意见与价值判断领域的一种直观的预测方法。为了保证综合目标考核体系的科学性与合理性，本案例选择具有丰富管理知识和临床经验的专家和教授，包括医院管理层、临床科主任、一线医务工作者对专科进行分类并对后续设计的考核指标进行权重打分赋值。

3. 层次分析法

层次分析法是将与决策有关的元素分解成目标、准则、方案等层次，在此基础之上进行定性和定量分析的决策方法。本案例在各考核指标权重设置环节，利用层次分析法将筛选后的指标体系按重要性排列，建立层次结构模型并由专家进行打分，构造两两比较判断矩阵，计算出各要素的权重系数，将定量与定性、主观与客观结合进行赋权使用。

4. 趋势分析法

趋势分析法是将两期或多期连续的相同指标或比率进行定基对比和环比对比，得出它们增减变动方向、数额和幅度变化趋势的一种分析方法。本案例在指标体系构建后进行了模拟测算，结合指标的历史表现数据，采用趋势分析法印证了新指标体系运行的可行性。

（二）方案概括

综合目标考核体系的调整，是以大运管体系为组织依托，通过运营管理例会平台，搭建多部门联动制度，明确各指标负责部门，并根据国家三级公立医院绩效考核要求、医院“十三五”发展规划确定考核重点及目标；进而通过专家咨询法、趋势分析法等设置考核指标标杆值；最后专科经营助理与科室进行多次沟通确定标杆值，并以考核标准值的设定作为抓手，帮助科室进行临床路径的优化、诊疗行为的规范、诊治效率的提升。

新方案设计顺应国家三级公立医院绩效考核要求，充分考虑各个专科的实际情况及发展动态，通过科学的工具及管理方法，设立个性化KPI指标与目标值及权重，构建了医院月度综合目标考核新体系。

新方案运行后，规划运行部每月汇总各相关职能部门打分分数，集中反馈各绩效考核指标扣分原因。每月由专科经营助理对科室绩效考核指标异动原因进行分析并提出改进建议，规划运行部分管院领导在每月全院例会上对相关指标表现进行展示，提示科室对相关指标进行改进优化，对临床医技科室提供包括绩效发放、绩效分析、绩效反馈等内容的一站式管理服务。该指标体系对于促进医院高质量发展，激发专科活力，引导医院回归功能定位，提高临床科室精细化运营管理水平具有重大意义。

二、改进措施

医院规划运行部提出优化综合目标考核体系方案，确定先期要点为建立专项工作小组及构建新月度综合目标考核体系雏形。组织结构方面，明确规划运行部作为综合目标考核体系优化的组织及协调部门，负责结合国家宏观政策及医院发展需要统筹设计绩效综合目标考核体系，包括构建考核维度、设计指标层级、审定考核指标、赋予权重分值等；党办、医务处、药学部、门诊部、质量管理办公室等相关职能部门负责本部门所主管考核指标的设定、评价及考核。指标体系方面，结合国家三级公立医院绩效考核指标，设立医院绩效综合目标考核体系；将医德医风、医疗质量、护理质量等分散化绩效考核指标整合为医疗质量、运营效率、满意度评价一级指标（表3-2-1）。

表3-2-1　武汉大学中南医院绩效考核指标——医疗（优化后）

一级指标	一级分值/分	二级指标	二级分值/分	三级指标	三级分值/分
医疗质量	55	质量安全	35	医疗安全	10
				其他核心指标	25
		合理用药	20	抗菌药物使用强度	10
				药品合理使用率	10

续表

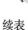

一级指标	一级分值/分	二级指标	二级分值/分	三级指标	三级分值/分
运营效率	30	费用控制	22	门诊人均药品费用	2
				住院人均药品费用	5
				百元非药医疗收入支出	15
		资源效率	8	平均住院日	8
满意度评价	15	医德医风	10	医德医风	10
		患者满意度	5	患者满意度	5

（一）药品考核指标优化执行

“药占比”一度是公立医院综合改革的重要抓手，是反映合理用药情况的重要指标。但医院从实践中发现，单纯使用“药占比”控费存在一定弊端：一是各科室间因基数不同，各科室药占比无横向可比性；二是临床科室收治重症患者的积极性下降；三是可能会造成成本费用的转嫁，导致患者总体医疗费用的提升。如继续使用该指标进行绩效考核，与国家三级公立医院绩效考核新要求相背离，药品考核指标优化迫在眉睫。

医院规划运行部联合药学部通过筛选国家《关于加强三级公立医院绩效考核工作的意见》中26个国家监测指标，指标筛选主要考虑以下要素：一是需落实国家鼓励使用基本药物和带量采购药物的政策；二是需解决部分对患者非常重要的药品价格较高，应特殊考量的要求；三是需实现限制重点监控药品和性价比不高药品用量的要求。基于以上要求，医院将药品考核指标由原考核办法中的2个指标扩充为4个，重点关注门诊、住院人均药品费用以及药品合理使用率、抗菌药物使用强度情况。在设定新方案的过程中，为引导医生使用基础药、低价药，由药学部根据药品的性质、医保报销类别、性价比等因素，创新性地将药品分为四大类。通过专家咨询法，对低价药、基础药赋予低权重，高价药、辅助用药赋予高权重，加权计算人均药品费用。

方案初步形成后，医院规划运行部深入临床科室，对国考要求、更新后考核方案进行系统宣讲解读。并与药学部参照新方案重新测算药品标准值，收集反馈意见，根据科室专业性质科学调整方案。如根据科室特殊性，设定个性化的目标值取值区间；根据科室重症患者增减情况或综合科室合理用药、抗菌药物使用强度情况等适度调整目标值，最终使方案顺利落地。在方案运行后期，规划运行部时时跟进国家集采政策，对药品重新分类，重新制定药品考核标准值及考核权重；在全面调研的基础上，与药学部联合，对部分指标标准值与实际值长期差距较大的科室进行考核标准值的变更。调研内容主要包含科室药品指标超标情况、不同类别药品费用占比、科室用药结构变化及科室对指标标准值的意见和建议等，专科助理针对以上调研情况提出合理化建议并形成可行性报告。

（二）平均住院日考核标准优化执行

目前公立医院平均住院日管控处于探索阶段，如何个性化制定临床科室平均住院日考核标准缺乏系统、科学的评价路径。2021年，为了使平均住院日目标值分解与宏观政策要求相一致，力求达到“7.5天”全院目标值，规划运行部对于平均住院日标准的拟定分为“调研平均住院日影响因素—测算标准并下发—科室反馈建议—专科调整—医务处确认后执行”。

1．开展因素分析调研。平均住院日管控有丰富的管理内涵，医院规划运行部对影响平均住院日的各种因素开展细致调研：（1）通过临床科室重点病种结构分析、各科室住院日前3位疑难病种梳理，评估疾病收治难度；（2）通过对近3年日间手术、日间化疗和微创手术开展例数及占比进行统计，评估各项目对平均住院日的影响；（3）对近3年超长住院日患者逐例进行分析，测算剔除超长住院日患者对科室平均住院日的影响；（4）对术前住院日评估可控因素加以管理，对术后住院日进行统计以评估各科室与基层医院双向转诊开展情况。对临床科室进行多维度、多因素调研分析，是为了更好地找到管控方向，并制定具体措施，避免使管控流于形式。

2．测算标准。为了实现医院整体战略目标，各家医院通常会将平均住院日战略目标予以分解，作为临床科室目标考核体系中的重要指标。传统的平均住院日测算多采用历史数据推算法，这种方法最大的问题在于没有充分考虑科室收治病种结构的变化，其公平性和科学性常常受到临床科室的质疑。针对此问题，规划运行部在测算方法上选择以DRG核心指标时间消耗指数为基础。

规划运行部以全院需下调的床日数为目标，科学测算各临床科室需分摊的下降总床日数，进而测算出各科室需下调的平均住院日天数。

3．个性化调整测算值。规划运行部在运用统一测算方法计算出2021年各临床科室平均住院日测算值后，继续从病例组合指数、2020年度平均住院日差异率、2020年度平均住院日波动性、日间手术开展饱和度几个维度进行个性化调整。若一个科室同时符合多个维度调整规则，则参照规则各维度均进行调整。

4．科室调研反馈及调整。专科经营助理与科室就指标合理性进行充分沟通。对于全院统一方法测算出的标准值不合理的科室，由专科经营助理依据科室日间手术开展饱和情况、既往指标实际值偏移情况、科室标准诊疗流程、科室病种结构、科室重点病种难度、科室超长日患者情况等对科室的平均住院日标准值进行个性化调整。如针对手术科室，由专科经营助理对日间手术开展情况进行调研，评估科室当前日间手术饱和度，挖掘平均住院日压缩空间。通过2016—2020年日间手术历史数据，结合临床科室发展规划，预测2021年日间手术开展情况，如预计科室日间手术可以提升10%，则对应的平均住院日测算值下调1%。

5．出具建议考核值，与医务处沟通确认。建议考核值出具后，与医务处沟通确认并开始执行，执行当月即取得良好效果，全院平均住院日环比下降0.5天。

自2021年1月平均住院日考核方案落地，医院60个临床科室核算单元均已按照新的平均住院日目标值进行管控。医院平均住院日管控能在较短时间取得明显效果，关键在于将全院住院日目标值科学分解到科室层面，结合政策要求统一分摊方法，同时结合临床科室实际情况、专科发展需求个性化进行调整。以CMI作为重要调整参数，避免因住院日管控限制新技术、新业务开展。

（三）优化确定医疗质量考核指标

由于三级公立医院绩效考核中医疗质量指标权重较高，因此医院月度综合目标考核体系中医疗质量指标也需根据国家政策导向进一步更新。对于不同类型的科室考核指标应有不同的偏重及考核分值。如四级手术占比指标，是衡量外科科室很重要的医疗质量指标，但不适合用来考核内科科室，因此内科科室其他指标的权重应加大或设计其他指标来代替。

在完成药品考核指标及平均住院日考核指标的优化后，医院规划运行部联合医务处、护理部对于科室的医疗质量指标进行优化调整，专科经营助理就医疗质量指标优化深入临床科室反复征求科主任、护士长意见，将国家重视医疗质量安全的风向传递给科室，将科室的意见带回部门，多方测算协商后，经过5个版本的方案调整最终确定了新的考核办法。新方案加大了医疗质量的考核力度，根据国考要求新设了出院患者手术占比、四级手术率、单病种质控、低风险死亡率、日间手术占择期手术比等考核指标。同时根据专科特点及内外科差别，将全院科室分为5大类，每大类科室对应不同的考核指标及指标权重，将精细化管理举措落到了实处（表3-2-2）。

表3-2-2 武汉大学中南医院绩效考核体系——质量安全考核

二级指标	二级分值/分	三级指标	三级分值/分				
			内科	外科			
				外科1	外科2	外科3	产科
质量安全	35	医疗安全	10	10	10	10	10
		出院患者手术占比		5	5	5	
		四级手术率		5	5	5	
		微创手术率		5			
		日间手术占择期手术比				5	
		单病种质控	6		5		5
		VTE评估率	6	5	5	5	5
		临床路径入组率	7	5	5	5	5
		抗菌药物治疗前病原学送检率	6				
		剖宫产分娩产妇产程和分娩并发症					5
		阴道分娩产妇产程和分娩并发症					5

注：

外科1：肝胆胰外科、结直肠肛门外科、甲状腺乳腺外科、胃肠外科、妇科、妇瘤科、小儿外科、胸外科、泌尿外科、创伤与显微骨科、脊柱与骨肿瘤科、肝胆疾病研究院；

外科2：神经外科、心血管外科、关节与运动医学科；

外科3：眼科、口腔科、耳鼻喉科。

第三节　管理果效与价值

一、案例果效

武汉大学中南医院采用KPI与国家三级公立医院绩效考核要求相结合的月度综合目标考核评价方法，在实际运用中，紧跟政策要求与医院实际不断深化考评内涵。考核重点与考核指标遵循“强化长版，补足短板”的理念，针对三级公立医院绩效考核中的弱项进行重点强化，类似临床的精准诊疗，管理方面也实现了“精准定位、精准解决”。总体来说，取得了以下5个方面的成效。

（一）强化业财融合，打破临床行政沟通壁垒

新的综合目标考核体系选择了以KPI管理作为绩效优化的基本理论方法，从优化专项开展初期对KPI相关理论、国家三级公立医院绩效考核相关内容及其他国家政策相关要求进行深入研读，在政策、理论和工具方法的支撑下建立新考核方案雏形。与此同时，专科经营助理积极深入临床一线征求临床专家意见，通过调研蹲点、专家访谈和科室宣讲等形式全面了解各科室专科发展、医疗服务开展和绩效二次分配等基本情况，以此为基础进一步修改完善新方案框架体系，按照内外科、医护技分别确定考核侧重点。最终通过10余次专项讨论会，与临床管理专家及职能部门负责人沟通讨论，建立了多方认可的月度综合目标考核体系。体现了医院业务与财务、理论与实践紧密结合的管理理念与工作方法，运用了院内纵横沟通机制，打破了职能部门之间、职能部门与临床之间的管理壁垒，提升了医院内部运行管理效率。

（二）鼓励专科发展，加强医院疑难重症诊治导向

新的综合目标考核体系以专科可持续发展为出发点，为医院全局提供服务，推动医院战略目标的实现。为引导临床科室向疑难重症、高精尖医疗业务发展，在医疗质量考核指标中针对不同类型的科室分设不同的考核指标及分值。将国家重点监测指标手术率、四级手术率和微创手术率纳入外科科室医疗质量考核指标体系，有利于科室调整收治病种结构，助力专科可持续发展。方案运行后，出院患者手术占比提高4.68%，四级手术占比提高4.14%，肝胆胰外科、甲状腺乳腺外科、创伤与显微骨科、关节与运动医学科四级手术人次增幅分别为25.77%、32.96%、23.29%和29.58%；全院CMI值达到1.14，居湖北省领先水平。

（三）引导安全用药，重点提升医院合理用药水平

新的月度综合目标考核体系根据国家三级公立医院绩效考核中药品考核指标的相关要求做出了优化调整，将原考核办法中的门诊药品比、住院药品比2个指标扩充为门诊

人均药品费用、住院人均药品费用、药品合理使用率和抗菌药物使用强度4个指标。新方案运用考核扣减比例逐渐提高的方式执行，在改变考核方式与力度的同时，使得药品管控导向逐步深入人心。新方案运行在规范医疗行为和引导合理用药方面起到了良好的作用，抗菌药物使用强度超标科室数量减少16.7%，合理用药率达100%的科室数量增加10个，门诊均次药品费用和住院均次药品费用分别较2018年下降11.43%和4.25%。

（四）管控平均住院日，全面提高医院运营效率

新的月度综合目标考核方案强调医院效率与效益、医疗质量与技术水平，通过结合专科发展现状、历史运营情况和病种结构优化等因素，将时间消耗指数科学理论方法与专科经营助理实地调研测算相结合，经过与临床各个科室的多轮商讨，个性化设置科室平均住院日目标值。新方案促使临床科室内部管理意识增强、医疗服务运行效率提升，如甲乳外科、心血管内科等科室出院人次大幅增加、次均费用明显降低、平均住院日显著缩短。全院2021年平均住院日较2018年下降1.85天，门诊和住院次均费用较2018年分别下降7.84%和12.25%。

（五）着力提升满意度，打造以人为本的就医环境

新的综合目标考核体系根据科别侧重点进行分类考核，顺应了专科发展方向；考核体系历经初版建立、多轮修改、最终确定、执行落地、更新优化各个阶段，均与临床深度沟通融合，充分尊重临床一线人员意见，将医院发展战略与员工愿景深度结合，医院整体运转效率大幅提高，医院临床医技科室人员积极性明显提升。新方案重点强调质量安全与合理用药，有效规范了医疗行为，充分保障了患者权益。方案实施后，医护人员满意度由76.12%提升至93.48%，患者满意度由81.68%提升至94.38%。

二、应用价值

（一）领先性

武汉大学中南医院月度综合目标考核体系优化在国家三级公立医院绩效考核开展的初期就前瞻性地强化了结果运用，将与患者利益密切相关的医疗质量安全、合理用药、门诊/住院人均药品费用及患者满意度纳入每月监控，对医疗、护理和医技等涉及医疗服务流程的各个端口进行考核，引导了医院内部提供优质、价廉和高效的医疗服务，真正满足了人民群众的看病就医需求。在指标优化全过程中秉持“以患者为中心，以奋斗者为本”的理念，注重引导医务人员规范行为，保障医院紧跟政策，紧系患者，走高质量内涵发展之路。

（二）适用性

本次优化在运用目标管理法、德尔菲法、趋势分析法和层次分析法等科学管理方

法与工具的基础上，由专科经营助理深入临床一线，就指标选定、权重赋予和科别侧重点等关键元素与科主任、护士长历经十余次交流沟通，将临床反馈意见逐条梳理分析，再由绩效管理人员反复多次模拟测算，形成不同版本测算结果，利用运营管理平台召开行政职能部门综合目标体系优化专题会，将多版本测算方案交由各个职能部门负责人、临床科主任讨论商议，最终由院领导决策敲定新的月度综合目标考核方案。本次优化将科学的理论方法与临床实际调研相结合，广泛征询临床专家与医院管理人员意见，层层把关，深入分析，由院领导站在医院战略发展层面形成最终决策，兼顾了方案的科学性、适用性、可推广性。

（三）推广价值

新的月度综合目标考核体系方案在医院内部成功落地后，在医院医疗质量管理、运营效率提升和满意度改善等方面起到了积极推动作用，广受认可与好评。在国内外期刊发表相关高水平学术论文9篇，吸引接待省内外50余家单位来访交流学习绩效考核评价相关内容，复制成功经验。应邀到全国各地进行专项授课，提升了医院品牌知名度与影响力，同行认可度高，示范辐射作用明显，发挥了表率作用，以点带面推进了区域内其他医院绩效改革与高质量发展。

三、案例点评

案例在国考基础上，通过目标管理法、德尔菲法、趋势分析法和层次分析法等科学管理的方法，构建了基于医疗质量、运营效率和满意度为主的个性化KPI指标，包括目标值和权重，形成了具备医院个性化特色的“绩效综合目标考核体系”。

这是一套在战略上有方向、组织上有措施、执行上有方法的“绩效综合目标考核体系”。案例采用3年的历史数据，进行模拟测算，用数据与科室的沟通和反馈，效果明显；此外，规划运行部深入到临床一线，对指标、权重和科别侧重点等关键因素与科主任、护士长历经十余次交流沟通的定性研究，使考核的方案既有“数据说话”的共性，又有科室特点和员工观点的个性，真正做到了层层把关、兼容并蓄、精准施策。因此，本案例在科学性和适用性上，都是一个易推广和可借鉴的良好范例。

（王行环　张丽华　任　巍　雷琪慧　张瑞迪　吴镝娅　蔡　林）

第四章

实战案例：基于业财融合的数据分析在医院运营管理中的应用

第一节　管理痛点梳理

一、医院简介

宝鸡市中心医院于1951年成立，目前已发展成为一所集医疗、教学、科研、预防、康复、保健为一体的综合型三级甲等医院，隶属宝鸡市卫生健康委员会。医院学科齐全、医疗技术力量雄厚、特色专科突出、多学科综合优势强大，已成为宝鸡地区区域医疗中心。医院占地面积170亩，编制1 600余张病床，现有职工2 400余名，其中硕博士379人。临床及医技科室58个，其中国家级重点专科1个、省重点专科5个、市级重点专科学科16个、国家级专业基地12个。年门诊服务量为126.67余万人次，年住院服务量为6.89万余人次，完成手术数量约为8.66万余例。

二、案例背景

新医改背景下，公立医院发展受到政策、社会、经济等多方影响，同时西部地区对公立医院长期投入不足，在取消药品、耗材加成，大型设备检查费用降低，其他医疗服务价格收费标准的制定未按成本定价，改革补偿渠道不畅等背景下，公立医院发展遇到瓶颈，加之医保付费方式的变革，倒逼医院急需转型升级。在公立医院面对复杂多变的困难情况时期，中央及时出台了一系列政策文件，指导公立医院从粗放式“成长时代”进入精细化“价值时代”深入推进业财融合，加快医院高质量发展。

三、问题分析

（一）收入之困

一是财政投入不到位。一方面由于地方财政紧张，对医院基本建设和设备购置方面未能投入。医院积极响应市委市政府号召，为了进一步提升本地区医疗服务能力，缓解患者就医困难，靠自筹资金建设宝鸡市东区分院及市传染病医院；但在取消药品及耗材加成后，财政同样未能给予补助。二是医保支付方式改革控制了医院医疗收入的上升空间。三是受“新冠”疫情影响，医院门诊诊疗人次和出院人数普遍下降明显，收支出现赤字。

（二）资金之困

一是医院港务区分院及市传染病医院建设，导致现金流出增大。二是大型医疗设备需要更新导致现金流出增大。三是新业务、新技术科研投入导致现金流出增大。以上支出使医院资金需求压力巨大。

（三）成本之困

一是医保付费付方式变革及精细化管理导致医院面临的检查和要求繁多，进而增加医院运营成本及年末全额收到医保付款难度。二是养老制度并轨导致医院人力成本大幅增加。三是税制改革增加医院税务成本。四是公立医院收入增速下降与成本快速上升的矛盾日益凸显。

（四）信息化之困

医院信息系统一定程度上实现了互联互通，但离完全的数据同源共享有较大差距。同时，各系统之间缺乏关联，不能直接通过数据分析及运营决策信息的集成，信息系统集成的数据还要依靠手工加工，不能将人工从重复劳动中解放出来。

四、预期目标

一是加强医院学科建设，医院力争2025年底创建国家级重点专科4个、省级重点专科10个；二是门诊人次与住院人次逐步提升；三是三、四级手术占比逐步提高；四是有效收入占比逐年提升；五是百元耗材消耗卫生材料占比逐年下降；六是医院信息智能化水平逐步提升，实现数据共享、互联互通，提高运营效率。

第二节 管理方法与路径

一、解决思路

利用相关理论基础及工具方法解决思路问题：

1. PDCA循环

PDCA循环是在医院运营管理活动中，把各项工作按照做出计划、计划实施、检查实施效果，然后将成功的纳入标准，不成功的留待下一循环去解决。

2. 协同治理理论

协同治理理论是自然科学中的协同论和社会学中的治理理论综合而成的理论，作为一种新兴的交叉理论，对于解释社会系统协同发展有着较强的解释力。医院以多元主体之间通过协调合作，形成相互依存、共同行动、共担风险的局面，产生合理有序的治理结构。

3. BSC（平衡计分卡）

BSC即平衡计分卡是常见的绩效考核方式之一，平衡计分卡是从财务、客户、内部运营、学习与成长四个角度，将组织的战略落实为可操作的衡量指标和目标值的一种新型绩效管理体系，主要进行策略设计，建立考核指标。

4. 关键成功因素分析法

关键成功因素分析法是以关键因素为依据来确定系统信息需求的一种MIS总体规划的方法。在现行系统中，总存在着多个变量影响系统目标的实现，其中若干个因素是关键的和主要的（即成功变量）。通过对关键成功因素的识别，找出实现目标所需的关键信息集合，从而确定系统开发的优先次序。运用该方法来分析，找出运营管理成功的关键因素，再确定系统需求，并进行规划。

5. 关键绩效指标（KPI）

关键绩效指标（KPI）是通过对组织内部流程的输入端、输出端的关键参数进行设置、取样、计算、分析，衡量流程绩效的一种目标式量化管理指标。医院以存在的问题为导向，认真研究制定了六大考核指标（如表4-2-1所示）。一是医疗质量方面：平均住院日逐年下降，控制在8.5天；新技术新项目各临床科室至少开展3项。二是运营效率方面：门诊和住院患者次均费用较上年下降；药占比逐年下降；百元医疗收入消耗卫生材料逐年下降；有效收入占比和治疗收入占比逐年提升。三是满意度方面：患者满意度逐步提升。

表4-2-1 2021年六大指标

指标	平均住院日	治疗收入占比	次均费用		药占比	耗材占比	新增业务技术占比
			门诊	住院			
院级指标（标准）	8.5天	11.71%	280元	12 800元	25.1%	25.4%	每个科室每年不少于3项

二、改进措施

基于PDCA循环的项目执行过程来改进和优化医院运营管理，如图4-2-1所示。

（一）组织建设（计划）

为了进一步提高医院运营管理科学化、规范化、精细化、信息化水平，推动医院高质量发展，推进管理模式和运行方式加快转变，降低经济运行压力，补齐内部

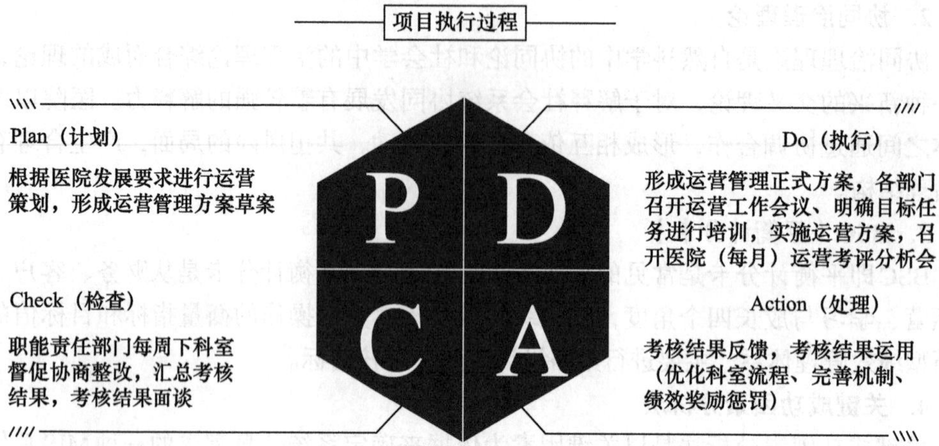
项目执行过程
Plan（计划）
根据医院发展要求进行运营策划，形成运营管理方案草案
Do（执行）
形成运营管理正式方案，各部门召开运营工作会议、明确目标任务进行培训，实施运营方案，召开医院（每月）运营考评分析会
P
D
C
A
Check（检查）
职能责任部门每周下科室督促协商整改，汇总考核结果，考核结果面谈
Action（处理）
考核结果反馈，考核结果运用（优化科室流程、完善机制、绩效奖励惩罚）

图4-2-1 项目执行过程

运营管理短板和弱项，向精细化管理要效益。一是医院专门成立运营管理委员会，委员会主任由院长担任，委员由副院长、副书记、工会主席、总会计师、总药师、院长助理及相关职能科室主任和医护技药的科室主任及护士长组成并下设运营管理办公室，总会计师任办公室主任，二是成立了医院运营管理领导小组，如图4-2-2所示。

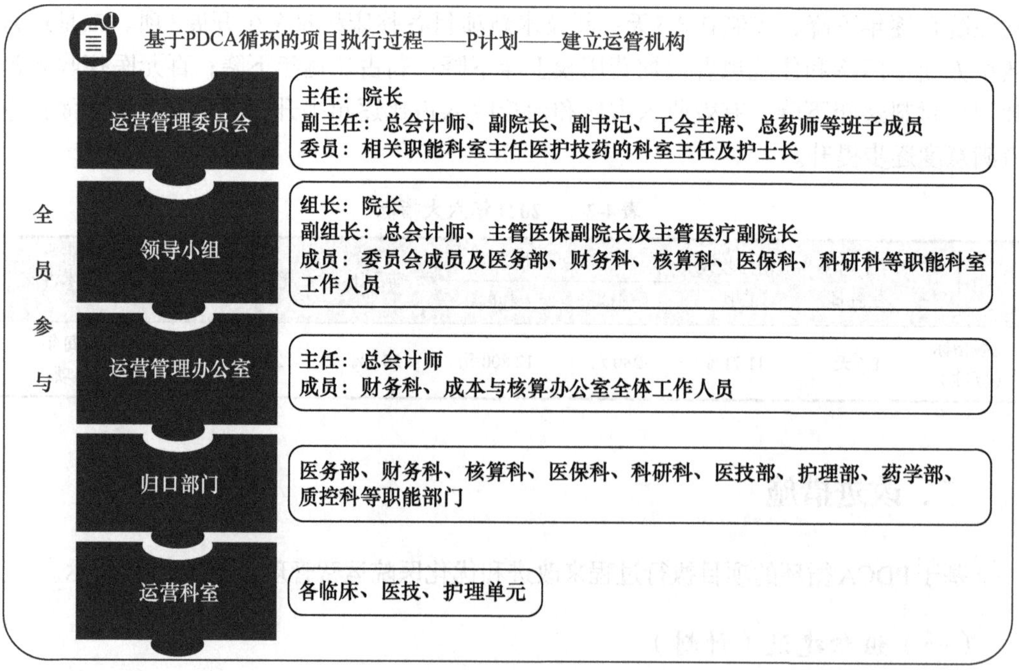

图4-2-2 组织机构

（二）明确职责（计划）

1. 运营管理委员会职责：一是负责医院内部运营各环节的设计、计划、组织、实施、控制和评价等管理活动，对医院人、财、物、技术等核心资源进行科学配置、精细管理、有效使用，提升内部资源配置效率和运营管理效益。二是建立完善医院运营管理组织框架和规章制度，理顺科学决策、分工负责、协同落实、分析评价、沟通反馈的运营管理高效机制，综合运用系统思维统筹优化运营管理流程，将运营活动各环节的人、财、物、技术有机结合，实现流程管理系统化、科学化、规范化、智能化。三是制订医院运营管理年度工作目标、指标和计划。根据工作实际，动态调整重点运营管理指标，分解细化运营管理目标和任务，层层落实主体责任，确保各项任务有效落实。四是建立运营管理决策分析体系。定期开展运营监控、执行检查和分析评价，动态掌握和评价运营管理工作进展及实施效果，审议医院运营管理分析评价报告。整合业务数据和经济运行数据，将决策分析结果重点应用于业务管理、资源规划、资金统筹和风险管控等方面。五是加强运营管理培训和督导，建立工作例会制度，定期研究分析、安排部署、评价督导医院运营管理工作，对医院运营管理工作提出意见和改进措施。

2. 领导小组职责：一是组织修订医院运营管理制度，并负责医院经营目标的编制。二是组织医院、部门运营计划及运营指标的制定、下达及考评。三是对各部门的经营管理过程进行监控，对运营考评工作进行培训与指导。四是汇总分析运营指标，从学科建设找根源，制定整改措施。五是每半年进行一次运营评价和考核奖惩。

3. 运管员职责：一是制定有效的指标完成计划。二是根据运营数据负责监控运营核心指标的异常，并查找原因进行对标管理。三是针对自己负责的运营指标，指导、参与各业务科室的运营管理，帮助科室分析落实。四是帮助科室培养科室运营管理员，完成各业务科室该项指标的运营目标完成。

（三）制度建设（计划）

医院为了确保运营管理工作行之有效，专门制订了《宝鸡市中心医院运营管理办法（试运行）》《关于进一步加强临床科室平均住院日和药占比两项核心指标考核的通知》《宝鸡市中心医院耗材考核管理办法》《宝鸡市中心医院经济管理工作实施方案》，明确当年的运营目标，确保医院运营管理、绩效考评更加科学、量化。

（四）加强业务培训（执行）

医院先后邀请国内知名医院管理专家团队对医院整体运营管理情况进行“把脉”；进行医院运营绩效管理专题培训，通过对医院四年完整数据的研究对比，全面客观分析评价了医院运营情况；就《2021版陕西省医保目录落地执行政策》《医保新形势与医院运营管理》等当下最新的医保政策和医院管理理念作了深入解读。

（五）加强业财融合管理（执行）

为了进一步深入了解各业务科室具体运营情况，加快业务科室主任由医疗业务向经济业务管理涉入，财务人员由财务管理向医疗业务深入，医院安排运管员不定期到科室交流，通过相互沟通和交流，对发现存在的问题及时提出改进的方法（图4-2-3所示），促使业务科室迈向高质量发展。

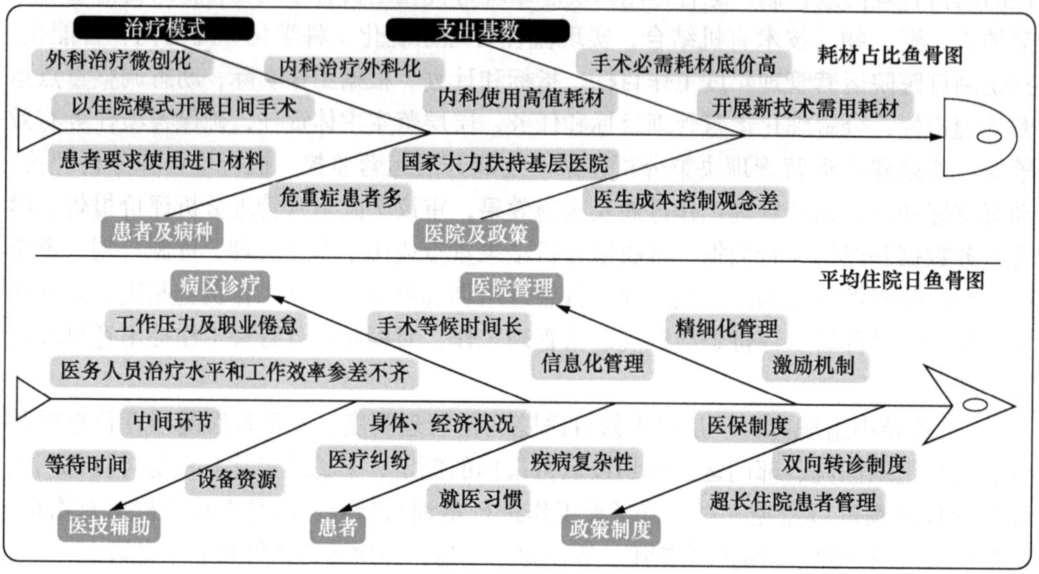

图4-2-3　住院日和耗材占比鱼骨头分析

（六）科室目标任务完成情况（执行）

各临床科室每个季度将医院安排的工作任务进行对比分析，掌握自己科室运营情况，对存在的问题和不足随时调整，实际执行情况更加趋于目标值，最终实现科室目标任务（如表4-2-2、表4-2-3、图4-2-4、表4-2-4所示）。

作业一：

表4-2-2　血液风湿病科运营分析

2021年第二季度与一季度整体运行数据情况			
项目	一季度	二季度	运行目标
门诊人数/人	4 959	5 941	上涨
出院人数/人	832	1 040	上涨
门诊住院转换比	5.96	5.71	下降
医疗收入总额/万元	789.9	773.3	下降
门诊收入占比/%	7.4	7.1	偏低
药品费用占比/%	35.7	29.4	下降

续表

2021年第二季度与一季度整体运行数据情况			
项目	一季度	二季度	运行目标
卫生材料占比/%	5.0	5.3	上升
检查化验占比/%	30.38	34.2	上升
医疗服务占比/%	19.12	21.24	上升

作业二：

表4-2-3　血液风湿病科病种分析

以病种为对象分析病种效率效益（一季度）								
类目名称	发生例数	平均住院日/天	病种次均费用/元	药品占比/%	材料占比/%	治疗占比/%	检化占比/%	资产负债金额/元
巨幼细胞性贫血	9	7.00	10 125.18	20.35	1.19	8.95	40.81	3 394.48
缺铁性贫血	6	6.67	5 287.28	4.93	2.40	6.21	71.44	566.50
骨髓增生异常综合征	9	6.67	8 142.80	16.59	1.38	7.77	43.91	2 346.33
化疗后骨髓抑制	7	14.71	24 130.43	56.28	0.60	5.65	15.28	839.48
系统性红斑狼疮	16	9.94	9 901.03	30.32	9.47	9.65	40.05	−498.15
类风湿关节炎	65	9.55	8 293.82	11.69	24.01	13.20	39.00	−877.27
强直性脊柱炎	10	7.10	6 107.25	6.49	24.92	8.77	49.81	−425.70

备注：病种效益＝［住院费用－（药费＋材料）］－实际天数×650元/天

作业三：

2021年科室计划开展业务重点工作：

1．与感染科联系，开展双重血浆置换、人工肝治疗。

2．增加自体干细胞移植治疗患者的数量。

3．增加风湿病患者的理疗康复治疗。

病种优化：

按照病种分析情况，对负债病历收入结构优化，增加治疗费收入。

强直性脊柱炎患者，需要减少材料费、加入理疗、三氧治疗增加治疗费。

急淋患者，优化治疗方案、减少药品费用、增加层流床等治疗收入。

外出学习计划：已经上报。

图4-2-4　血液风湿病科2021年重点工作

作业四：

表4-2-4　血液风湿病科业务与财务关系

项目	一季度/万元	二季度/万元	增长率/%
门诊＋住院	789.9	773.3	−2.1
医疗服务收入	151.02	164.24	8.75
检查化验收入	239.97	264.46	10.21

续表

项目	一季度/万元	二季度/万元	增长率/%
药品耗材收入	321.48	268.33	−16.53
科室治疗收入	70.68	81.36	15.11

科室治疗收入增幅>检查化验收入增幅>医疗服务收入增幅>药品耗材增幅15.11%>10.21%>8.75%>−16.53%

（七）检查和反馈（检查）

对标检查

定期对各临床科室目标任务完成进度进行对标检查，确保计划科学、执行有效。对出现偏差的情况，组织专业人员认真分析，找出原因，提出切实可行的具体办法，让医院最终目标任务得以实现。

基于PDCA循环的项目执行过程——C检查：

（八）自我剖析（处理）

为了进一步使各业务科室能够精准找到科室发展短板和差距，提升各业务科室医疗技术水平，医院每月召开一次运营分析报告会，总会计师通报医院运营基本情况、收入和支出情况，平均住院日、次均费用等核心指标考核情况以及整体运营情况和业务科室运营情况。每季度院长结合医院六个核心指标及整体运营情况进行全方位通报，对存在的关键问题进行指证强调，明确时间节点，立行立改。要求从强化内涵建设入手，以强化耗材使用管理、药品管理为抓手，积极创新新项目新技术为手段，努力不断提高医院整体运营效率。

第三节　管理果效与价值

一、社会效益

门诊患者满意度和住院患者满意度持续向好发展，如图4-3-1所示。

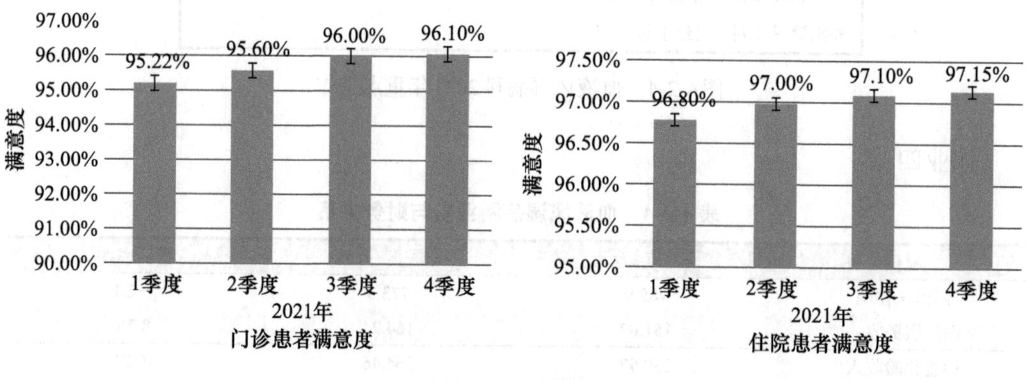

图4-3-1　患者满意度

二、质量指标

一是微创手术例数占比稳步提升。二是四级手术例数占比持续增长，如图4-3-2所示。

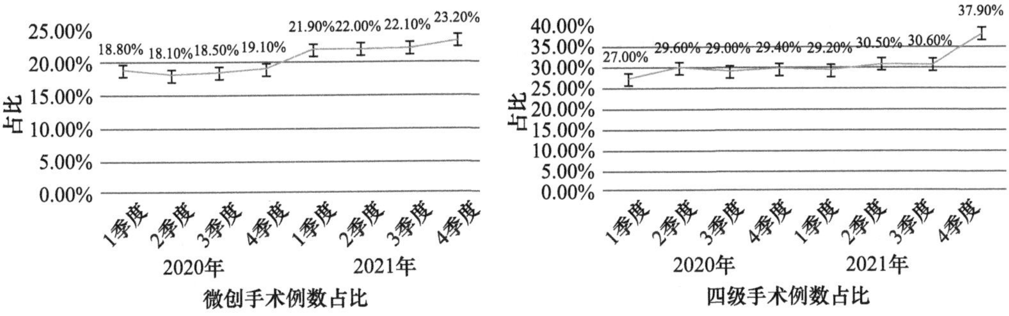

图4-3-2　手术占比

三、经济效益

2021年各项指标向好发展。一是平均住院日8.6天，同比下降0.3天。二是有效收入占比62.78%，同比增长2.78%。三是治疗收入占比9.6%，同比增长0.03%。四是门诊次均费用242元，同比减少28.22元，降幅10.44%；住院次均费用12 128.02元，同比减少844.7元，降幅6.51%。五是药占比25.47%，同比下降0.95%。六是百元医疗收入消耗卫生材料27.93元，同比减少2.88元，如表4-3-1所示。

表4-3-1　核心指标完成情况

指标	平均住院日	有效收入占比	治疗收入占比	次均费用		药占比	百元耗材
				门诊	住院		
2020年	8.9天	59.91%	9.57%	270.22元	12 972.72元	26.42%	30.81元
2021年	8.6天	62.78%	9.60%	242.0元	12 128.02元	25.47%	27.93元
同比	−0.3天	2.78%	0.03%	−10.44%	−6.51%	−0.95%	−2.88元

四、业务发展

一是病种优化，业务科室根据运营结果分析持续改进，优化治疗方案，减少药品、材料费用，增加治疗、手术等服务收入，提高医疗有效收入占比。二是加强特色医疗技术项目业务，科室根据病种收益分析结果，继续加强特色医疗技术项目，同时加大日间手术开展力度，缩短平均住院日，降低次均费用。三是新技术、新项目加大科研投入，与知名高校和医疗机构合作开展新项目、新技术，提升医疗服务能力，进一步缩短平均住院日，降低次均费用，提升患者就医感受。四是开展康复治疗，落实国家“健康中国”和“医养康宁”结合的战略部署，进一步探索业务科室开展理疗康复治疗项目。五是加强区域医疗资源共享，打造区域医疗中心，建设国内一流现代化医院，实现医疗资源共享。

第四节 创新点与感悟

一、创新亮点

一是运营管理模式创新。医院将原有仅对医院资源进行配置的运管模式深入全面医院运营管理层面，组建运营管理委员会及领导小组，成立运营管理办公室，建立运营管理新机制。

二是运营分析方式创新。通过预算指标分析、运营数据管理，对科室的基本资源信息、科室运营业务量、科室运营总体财务指标和科室各重点病种业务及财务数据进行横纵对标。通过不同的指标进行排名，对每月、季度、半年度、年度指标变化情况进行分析，找出各科室问题所在。最终对医疗质量和患者安全的改进措施进行落实，并对医疗服务持续改进措施进行监督。

三是绩效评价方式创新。建立新的绩效考核体系，建立科室KPI指标，结合对科室以及个人进行绩效考核。针对外科系统特征，制定能够反映医务人员劳动技能和精力花费的指标；针对内科系统特征，制定能够反映疾病复杂程度、医疗服务强度等因素的指标。

二、运营感悟

一是运营管理全员化使全院职工从被动接受转为主动参与，职工对病种、科室状况等方面有意识地关注并分析调整，从而积极提高科室运营状况。

二是运营管理有利于推动跨学科、跨部门间的沟通协作，促进全院综合性复杂性问题的解决。

三是运营管理使医院能更好地实现从粗放式管理向精细化管理的转变。

四是运营管理是医院各种改革创新举措不断推进、促进学科生产方式重组的重要力量。

三、案例点评

案例中找出医院在业财融合中的三大困境，收入之困、成本之困和信息化之困。

为了解决困境，医院在KPI考核的选择上，不求“多而全”但求“少而精”。通过预算指标分析，运营数据管理，对科室的基本资源信息、科室运营业务量、科室运营总体财务指标和科室各重点病种业务及财务数据进行横纵对标。一方面，目标细分到科室，通过不同的指标进行科室排名，以月报、季报、半年报、年度报形式，让困局得以“由重转轻”；另一方面，抓主要问题“以小见大”，靠全体参与让医院业财融合问题得以解困。由此可见，本案对因疫情影响下的医院业财融合困境有很好的借鉴作用。

（拓　文　王　毅　贾永强　周　珺　冯　娟　梁茜茜
吴　燕　李文龙　姚　楠　王　斌　李　旸　李　虹）

参 考 文 献

[1] 刘红，胡新和．数据革命：从数到大数据的历史考察[J]．自然辩证法通讯，2013, 35 (6): 33-39.
[2] 万常选，刘喜平．数据起源管理：回顾与展望 [C]．中国管理科学与工程发展报告，2005.
[3] 崔云侠．医院绩效考核改革方案构想 [J]．财经界，2011, (22), 270.
[4] 徐桔密，黄伟娜，等．医院绩效管理政策文本量化分析 [J]．中国卫生质量管理，2022, (6), 58-62.
[5] 郭玲娟，狄英．量化质量指标在医院绩效考核中的应用 [J]．质量与市场，2022, (12), 109-111.
[6] 项燕．构建医院绩效指标量化实施过程的探讨 [J]．管理观察，2018, (19), 181-184.
[7] 罗蓓蓓．基于核心竞争力的公立三甲医院绩效指标体系的构建与应用 [D]．2020 https://kns.cnki.net/KCMS/detail/detail.aspx?dbname=CMFD202102&filename=1021530008.nh.
[8] 何瑜，谭旭．我国公立医院绩效量化变革评估研究 [J]．会计师，2014, (21), 76-77.
[9] 郑丽，李建军．医院战略量化评估指标体系的构建 [J]．中国医院管理，2021, (7), 14-17.
[10] 董军．公立医院绩效考核问题及对策探讨 [J]．质量与市场，2022, (05), 103-105.
[11] 毛淑珍，孔红武．以岗位绩效量化考核为切点提高中医管理水平 [J]．中医药管理杂志，2022, (16), 116-118. doi:10.16690/j.cnki.1007-9203.2022.16.055.
[12] 宋丹．某公立医院绩效评价体系优化与完善 [J]．江苏卫生事业管理，2018, (7), 752-754.
[13] 庄一强，王兴琳．中国医院竞争力报告 (2022) [M]．北京：社会科学文献出版社，2022.

第二篇

管理革命，战略引领目标实现

第五章 理论深化：战略管理篇理论深化

战略管理（strategic management）是一门关于战略制定、实施和评价，使组织能够实现其目标的跨功能决策的艺术与科学。战略管理主要聚焦于综合管理，包括产品研发、生产与运营、成本控制、信息系统建设与服务能力提升策略等，重点是实现组织成功。通常情况下，“战略管理”与“战略规划”（strategic planning）为同义词，前者是学术界的称谓，后者多用于管理实践。尽管“战略管理”涵盖战略制定、实施和评价三个方面，但战略规划有时仅指战略制定。战略管理的目的是为组织的未来把握和创造新的机遇；战略规划则是为组织的明天而优化今天的发展趋势。

医院战略管理是在科学系统评估医院现有可利用资源与核心竞争力的基础上，分析有利的战略环境、采取最优的竞争战略，制定整个医院的未来发展方向、运营管理与适时改进策略，以实现医院长期可持续发展的运营目标。根据经典的战略管理理论，医院战略管理过程（hospital strategic-management process）分为三个阶段：战略制定、战略实施和战略评价。医院战略制定（hospital strategy formulation）是根据特定历史时期的国家卫生健康发展战略形势和战略需求，紧密结合医院使命，确定医院发展愿景与战略目标，提出若干备选战略并从中选择战略。医院战略制定的重点内容为制定战略方针、分析战略环境、确定行动战略、进行战略选择。医院战略实施（hospital strategy implementation）主要包括建立战略决策模式、确定年度目标与相应资源配置方案、医院价值链与供应链管理、成本与质量控制、创新管理与信息管理跟进。战略评价与战略实施密不可分，有效的医院战略评价（hospital strategy evaluation）不仅涵盖与战略实施同步的部分，也包括实施前和实施后评价部分，主要内容有确定评估内容和形式、审查战略基础、衡量医院绩效、提出适时且持续改进策略等。医院战略管理者既可以内部组织力量制定医院战略，也可以采取战略管理咨询方式，邀请第三方战略管理专家主持或参与医院战略制定。

第一节　医院战略制定

一、制定医院战略方针

制定战略方针是医院战略管理中首要的工作，因为医院的战略方针决定了医院的发展方向、长期发展目标、具体战略方案的制定等。

医院战略方针是指医院战略管理的总目标和总原则。它是医院战略制定、实施与评价的行动指南，可谓战略中的战略、最高级别的战略，是医院最高层管理者与运营管理团队的最高决策，是医院最高层管理团队希望达成的愿景（vision）、使命（mission）、价值（value）和目标（objective）。特别注意，医院战略方针的制定中除了紧密结合国家与地方政府的战略布局、政策法规和区域环境变化等因素外，还必须坚持守正创新、充分考虑医院历史文化传承和医学发展等因素。因而医院战略方针是医院运营和质量方针的综合体现、是医院文化和最高管理团队职业与价值追求的集中体现。对于我国公立医院而言，坚持公益性既是我国社会主义社会的基本要求和立足历史国情决定的，也是国家社会公平发展和公立医院可持续稳定发展需求决定的。换言之，公立医院战略方针和目标的制定，必须坚持“健康促进”的“上位目标”而将公益性列为“上位原则”，必须将公立医院优先承担公共社会责任作为医院发展的战略要素。

二、分析医院战略环境

当医院在战略管理中制定了战略方针之后，需要基于战略环境分析来确定医院行动战略方案以确保战略方向不偏航、战略目标不动摇。医院战略环境分析包括外部环境和内部环境。

战略管理人员在进行医院战略外部环境分析时，重点分析医院所处社会环境和任务环境相关的变量。社会环境分析主要针对有些变量虽然不直接影响医院短期运营和发展，但从长期来看却很可能是不能忽略的因素。这些变量包括：经济力量如经济发展方式和产业转型、卫生健康行业竞争态势、医疗需求及其相关信息化管理程度等；技术力量如医疗新技术进步或新技术引进政策、新药研发及其专利保护期长、医院管理和技术水平提升等；政治法律力量如国家和地方卫生健康与医改政策、传染病流行和疫情政策等；社会文化力量如人口数量与年龄结构、人群健康与疾病谱、公众就医习俗、社会健康习惯等。这些变量虽没有明显的优先顺序和重要性区分，但与特定时期的国际和国内环境，特别是宏观、中观和微观社会环境关系密切，需要战略管理人员审时度势将变量变化对医院战略影响程度进行统筹和科学研判。任务环境分析则是聚焦于直接影响医院或受医院直接影响的要素与团体，包括政府特别是卫生健康、医疗保障和财政等行政部门，药品供应商、竞争者、患者、医务人员、医院协会等。

医院内部环境分析，亦称内部分析或组织分析，指的是战略管理者内视医院自身，找出内部战略因素，识别和开发医院内部组织资源，重点是医院关键的优势与劣势，它们极有可能决定了医院能否抓住战略机会、逃避威胁。医院内部组织资源主要指医院的资产，如业务用房与医疗仪器设备等固定资产、医务人员数量和医疗技术水平等人力资产，以及医院文化和行业声誉等无形资产等。医院资源（resources）是医院能力（capability）的集中体现，而医院竞争力（competency）是能力跨职能整合和协调，医院的核心竞争力则是多种跨部门边界的能力的综合，普遍存在于医院内部。一家医院借助核心竞争力会表现得更为出色。虽然核心竞争力（core competency）从会计意义上讲不被列作资产，但它是一项有价值的、用之不竭的资源。医院战略管理者都会始终高度重视打造和培育医院的核心竞争力。经过多年努力和发展，如果医院的核心竞争力已经超越竞争对手而演变为医院的独特竞争力（distinctive competency）时，医院战略制定者就更当呵护好、使用好和发展好医院核心竞争力，使之持续保持战略优势，以服务于医院更高、更长远发展目标。多数医院主要从医院文化、绩效管理、学习型组织、人才队伍和医疗技术建设等方面来培育自己的核心竞争力。医院核心竞争力没有一成不变，它会随着医学科技发展、政策变迁以及竞争对手的竞争策略改变而发生变化，有的核心竞争力会逐步退化为普通或一般能力。这就要求战略管理者在制定医院战略时需审时度势调整或重新培育新的医院核心竞争力。

三、确定医院战略行动

从实施战略主体的角度看，医院战略主要分为三个层级，即总体战略（corporate-level strategy）、经营战略（business-unit strategy）和操作战略（operational-level strategy）。总体战略确定了医院的使命、发展方向、战略目标与主营业务。它多为方针性战略，用以规范医院发展的行动指南，确保医院所有部门按照相同的基本准则行动，有利于医院内部各部门在价值观一致的基础上顺畅沟通并协调行动。经营战略实质上是指医院事业部服务于总体战略前提下所采用的特定产品战略或市场战略，常用的方式包含市场定位战略、产品发展战略或市场渗透战略。操作战略亦称作业战略、功能战略（functional strategy）或基层战略，是按照总体战略或经营战略对医院内部各职能部门的战略任务进行的细分和分配，操作战略能大大提升医院各职能部门的工作效率与效果。这三个层级的战略共同形成了医院整体战略行动方案与战略路径。

客观而言，任何一家医院的资源和能力都是有限的，医院必须通过战略选择才能在激烈的市场竞争中获得竞争优势，反之如果医院全面出击、均衡发展则意味着医院实际上毫无竞争优势可言。迈克尔·波特提出的三类成功型战略思想，即差异化战略、成本领先战略和集中战略，如今同样是医院战略制定者最普遍采用的战略选择。

（1）差异化战略。也称为特色优势战略，指医院所提供的医学专科服务与竞争对手提供的具有比较明显的差别，如诊疗技术创新、手术方式或服务模式等，在医疗行业独树一帜，得到同行专家的一致认可或患者的普遍好评。医院的差异化战略包括多种类型，主要有：产品差异化如特色门诊、新技术或新手术方式发明、获得国际认证的专病管理方案等；服务差异化如诊前专业预约服务、诊中温馨流程服务和诊后超值的随访服务等；人员差异化主要是指聘用与培养比竞争对手更具有医疗技术或管理能力优势的人才，因为归根到底优秀人才才是医院真正意义上的核心竞争力；医院之间的形象差异化也非常重要，这是医院品牌战略的主要目的，很多医院经过百年甚至更长时间，才建立起行业内良好的医院品牌形象，医院战略管理者必须号召全院员工像呵护自己的眼睛一样呵护医院的形象和品牌。

（2）成本领先战略。可以有两种情况，一种是医院在医疗市场提供医疗服务时，其生产或运营成本低于竞争对手，相比较而言其医疗技术水平和服务质量却不并逊于对手；另一种则是医疗服务生产或运营成本同等于竞争对手，但其医疗技术水平和服务质量却远高于竞争对手。两种情况可以归结为医院提供了更具“价值医疗”优势的医疗服务，因而医院在激烈的市场竞争中具备了成本领先战略。成本优势的来源主要是医院在规模经济、专科专业化水平、药品和耗材等物资采购、运营成本控制等方面创造了成本领先优势。

（3）集中战略。是指医院战略管理者不将资源集中在医院辐射服务的全面市场之中，而是科学并明确制定医院战略定位，聚集诊疗资源于某些特殊病种、特定人群、特别技术、特需服务等领域，通过获得最符合医院实际的资源调配与资源利用，以达到发挥医院竞争优势的战略管理目的。如有些医院集中优质资源来重点打造健康体检中心、特需医疗服务部、康复或辅助生殖等较窄的市场区隔和提供极佳的服务，以获得同行或患者的认可，进而取得竞争对手不易获得的竞争优势。

第二节　医院战略实施

医院战略实施是医院为了执行战略规划必须进行的行动和抉择的总和。它是医院采取措施让制定的战略发挥作用的过程，战略实施将战略转化为行动，即通过规划、预算和程序将战略方案和政策付诸行动。战略制定向战略实施转变，实质是指从战略策划到各分部主管和职能部门主管的责任转移。在战略开始实施之前，医院战略制定者必须首先考虑3个问题：由谁来实施战略规划？战略实施人员必须做的具体事情是什么？战略实施人员如何正确地做好该做的事？战略制定和战略实施通常被视为同一问题的两个方面，两者之间既有区别也有联系，表现为前者是行动之前部署力量、后者是行动之中驾驭力量，前者注重效益，后者注重效率，前者是思维过程、后者是操作过程，前者需要良好的直觉和分析能力、后者需要特殊的激励和领导能力，前者需要对某些个体进行协调、后者需要对众多个体进行协调。医院战略实施的核心管理步骤包括：建立医院年度发展目标，制定相应管理政策，医院资源配置，变更组织结构与战略匹配，修订医院现有奖励计划，弘扬或培育战略支持文化，创造更加有效的人力资源职能等。

一、建立年度发展目标

建立年度发展目标是医院所有管理者直接参与医院发展的去核心化行为，这有利于加强管理者的组织认同感和工作责任感。因为医院年度发展目标是医院资源配置的基础，是对于管理者的一种主要工作评价方法，也是监控战略目标的实施进度、实现医院长期发展目标的主要工具，同时能够突出医院战略管理层、各分部与职能部门的工作重点。建立年度工作目标需要特别注意的是保证目标可度量、协调可操作、合理且明确、具有适度挑战性、内部广泛宣传使其与管理者价值观相符并取得全体员工支持、有时间节点要求和相应的奖罚规定等。

二、制定相应管理政策

制定相应管理政策是解决医院战略实施中的例行问题并指导战略实施的必经步骤。管理政策是战略实施的工具，它帮助战略制定者为医院管理活动设立了边界、约束和极限，使管理者和医院员工通过政策手册明晰谁应该做什么、做好或未做好会有什么奖或惩等。

三、配置战略关键资源

资源配置是医院战略实施中的一项中心活动，它使医院资源按照年度目标所确定的优先顺序进行配置。如果医院关键资源不依据年度目标的轻重缓急予以配置则医院战略目标将无法实现。当然，医院财力、物力、人力和技术资源这四大类资源如约分配至特定部门也并不意味着战略一定会成功实现，保证目标实现还需要资源的高效利用。

四、变更组织结构与战略匹配

变更组织结构与战略匹配在很大程度上决定了医院发展目标和管理政策如何建立，同时决定了资源配置方式。医院战略变化必将促使组织结构变更并使之与战略匹配，组织结构也会因为服务于战略、追随于战略而得到调整和优化。随着医院不断成长或多种战略的相互结合，医院组织结构会经历由简单到复杂、由刚性到柔性的发展过程。

五、修订医院奖励计划

该内容其实就是将医院奖励系统更紧密地与战略实施绩效挂钩。换言之，医院战略管理者需将加薪、升职和业绩奖金方面的决策，用以更好地支持医院长期战略目标的实现。目前，同时基于年度目标与长期目标的双轨奖金发放制度正变得更加普遍，奖金发放系统已作为激励员工支持医院战略实施的一种有效工具。医院管理者年终奖基于短期和长期业绩两部分的比例，随职务级别的变化而有所不同。医院战略高层需要特别注意，医院奖金发放不能仅依据短期业绩，否则管理层会忽视医院的长期战略目标。医院有效奖金制度的考核标准很多，如学科发展、医疗质量与安全、人才引进、成本控制、社会效益与声誉提升等。医院除了双重奖金制度外，还可以组合采用某种战略性激励措施，以促进员工为成功的战略实施而勤勉尽责，如涨工资、工资外补贴等物质激励，以及提职、表扬、增加工作自主性和荣誉奖励等非物质激励。

六、弘扬或培育战略支持文化

是指战略管理者紧密结合医院新发展目标、新战略环境和核心战略任务，对现有医院文化加以识别，弘扬传统优秀文化、变革现有文化与战略相抵触的方面，使得医院整体文化适应医院新的战略需求。医院在战略实施中，连接医院文化与战略最为有用的因素很多，这里拟提出三个方面以供战略管理者参考：一是人力资源管理。医院战略管理需在员工招聘和培育、人员提拔和重用、工作岗位调整和退休标准制定等方面，将医院传统文化与战略创新文化结合起来，清晰地写到医院管理章程和相关文件之中，以调整或重塑医院的人力资源管理文化。二是医院组织系统与工作程序。医院决策、组织文化与工作模式的优化是医院战略实施过程重中之重的环节，具有新意的、活力的和更符合人性特点的医院决策机制、组织文化和工作模式才能促进和保证医院战略目标实现，反之，再好的战略规划也会被既有非适应性制度所束缚或冲减效果。三是医院关键人物或关键事件。任何一个组织包括医院，在发展过程中一定有很多关键人物，如爱岗敬业者、精益管理者、善于创新者、甘于奉献者和乐于公益者等；亦有大量关键事件，如医院院庆日、重要人物来访、重大科技发明、危急重症成功救治病例、重要战略合作协议签订等。这些关键人物和事件都值得医院管理者在战略实施过程中适时挖掘、提炼并升华为医院战略文化要素，进而升格为引领医院发展、激励员工的战略管理工具。

第三节　医院战略评价

战略管理不仅重要且影响持久，当医院外部和内部环境发生变化时，正在实施的战略不得不与时俱进地有效改进。否则，僵化执行过时的医院战略可能会导致不可挽回的严重后果。适时跟踪评价医院战略是攸关医院战略调整和长远发展不可或缺的内容。医院战略评价包括四个基本方面：审查医院战略基础、衡量医院战略绩效、纠偏医院战略行动、顺势“国考”与战略同行。

一、审查医院战略基础

开展医院战略基础审查（reviewing the underlying based of a hospital’s strategy）时可以审视医院战略如何有效反映关键机会和威胁。各种内外部因素都会妨碍医院实现长期和短期目标。审查的内容包括：外部方面如竞争医院行动、医疗需求变化、医疗技术变化、经济形势变化和政府行为等，内部方面如医院选择的战略未能奏效、战略实施不到位或目标设定太过乐观等，都可能在不同程度上妨碍医院目标实现。可见没有实现战略目标，未必是医院管理者和员工的工作没有做好，需要通过战略评价找到真正原因。因此，在进行战略基础审查时需要消除所有战略参与人员的顾虑并支持战略评价显得更为关键。对于医院现有战略的外部机会和威胁以及内部优势和劣势，医院战略管理者需要实时监控其变化，重点不在于审查相关因素是否改变，而是它们何时以何种方式发生了改变。战略评价中应该正视的关键问题如下：①本院的内部优势依然是优势吗？②本部能否增加其他内部优势？如果有，是什么？③本院内部的劣势是否依然是劣势？④本院内部还有其他劣势吗？如果有，是什么？⑤本院的外部机会仍然是机会吗？⑥本院现在还有其他外部机会吗？如果有，是什么？⑦本院的外部威胁仍然是威胁吗？⑧本院还有其他外部威胁吗？如果有，是什么？

二、衡量医院战略绩效

衡量医院战略绩效（measuring hospital performance）是另一种重要的医院战略评价行为。包括：比较医院预期目标与实际结果，调查偏离既定战略计划的原因，评价医院员工绩效，检验战略目标的实现程度等。战略评价的准则应该是可度量并易于调整，其中对于未来业务指标的预测远比显示以往业务完成情况更为重要。医院战略评价时中长期目标和短期目标普遍都会用到，战略决策者需要清楚战略评价的定性和定量标准既至关重要又十分困难。战略评价中经常使用的定量标准是运营指标，如比较不同时期的医院绩效，比较自身与竞争对手的绩效，比较医院绩效与医疗行业平均水平。定量标准进行战略评价存在不少潜在问题，如大多数定量标准是针对年度目标而非长期目标，定量标准中同时包含着大量直觉判断等。因此，为适当弥补定量标准的不足，定性标准对战略评价也显得非常重要。如医院运行中的高旷工率和高调班率、员工满意度不高等人力因素，使用者反映医疗信息或医院管理信息系统不畅等管理因素等，都可能是影响医院战略绩效、令竞争对手可能超越的重要原因。

三、纠偏医院战略行动

战略评价的最后一步是纠偏医院战略行动（taking corrective actions for hospital’s strategy）或称医院战略纠偏行动，其目的是实施战略纠偏和对应变革，促使医院在未来的发展中获得或保持竞争优势。战略纠偏行动主要包括：调整组织结构、替换一个或多个关键人员、重新设定或修改战略目标、出台新的管理政策、调整资源分配方式或给予新的绩效激励等。除非医院战略形势发生根本性变化，医院战略纠偏行动尽管有时幅度或范围较大，但并不意味着放弃现有战略，也不意味着必须重新制定新战略。战略纠偏行动多少都会增加管理者和员工对医院发展或自身工作产生的焦虑心理，医院战略管理者需要通过内部的有效宣讲，让战略参与者的焦虑感降至最低水平，最好是乐意接受变革并积极参与促进变革成功。持续的医院战略评价可以使战略管理者随时把握医院发展脉动，并为医院战略管理系统提供有效信息。因此，医院战略管理实践中，战略评价有更深远的意义，评价过程及其产生的结果也可能会产生全新的战略，促进医院一直保持战略改进姿态而使战略管理者的信心增强、决策更稳、战略优势更明显。

四、顺势“国考”与战略同行

2015年以来，《关于加强公立医疗卫生机构绩效评价的指导意见》（国卫人发〔2015〕94号，业界常简称“国考”）及其之后的一系列配套政策，是我国公立医院面临的最重要战略机遇和战略挑战之一。因此，新时期医院战略制定、实施和评价中都需将“国考”影响作为重要内容纳入战略考量。

战略管理者可根据医院战略实际，分三步制订医院顺应“国考”的战略规划：

第一步，遴选指标、有机结合。“国考”虽被业界视为医院发展的指挥棒，但每家医院的发展历史、专科特色、区位特点、人才资源、顾客品牌、竞争态势等都不尽相同，医院战略管理者需将“国考”指标与医院战略有机结合，制订有效的战略规划和目标。重点是根据医院院情实力，如专科优势、人才队伍和疾病需求等，遴选符合医院资源且可实现的指标策略。如既往考核排名在全国前5%与前30%的医院，在三、四级手术人次占比指标上，采取的发展策略就不能相同。

第二步，对本对标、找准对手。每年“国考”成绩放榜之后，有些医院立即将A^{++}医院的成绩拿来研究，看看这些医院哪些指标得分最高，将其作为对标医院，制定发展战略进行学习。从管理者出发点的角度来看，这本无可厚非，但从战略实践的角度来看，则其行为显得有点盲目。要知道A^{++}医院成绩绝非短期内的结果，其具备的条件，有些医院得经过数十年甚至更长时间的发展才能赶上。评估并找到资源、品牌、技术、能力方面较为接近的医院，但其“国考”成绩远好于自身的医院作为对标医院，对本医院资源禀赋、系统学习并借鉴其战略与管理方法，才是理性和令人赞许的做法。

第三步，以评促建、成长队伍。取得“国考”好成绩以及医院战略目标实现得好的医院都有共同特征，那就是有一支高效的战略管理与运营管理队伍。面向未来战略，通过战略评价和“国考战役”，锻造出部门目标清晰、业务权责明确、队伍专职专业的人才队伍，分析导致医院成绩“雷达图”弱项的管理原因并对应补齐管理短板，才是医院战略管理专家最有远见的智慧。

（黄奕祥　郭文海）

第六章

实战案例：以战略规划指引绩效管理，以绩效管理落实战略目标

第一节　管理痛点梳理

一、医院简介

本案例拟从全国知名的广东省中医院的发展历程入手，论证战略规划与绩效管理对公立医院实现社会效益与医院效益同步发展的重要性。

广东省中医院始建于1933年，是我国近代史上最早的中医医院之一，被誉为“南粤杏林第一家”。广东省中医院始终坚持“中医水平站在前沿，现代医学跟踪得上，管理能力匹配到位，为患者提供最佳的诊疗方案，探索构建人类完美的医学”这一现代化中医院典范建设的宏伟目标。经过多年的建设，目前广东省中医院已经发展成为拥有六间医院（五个三甲医院）、三个分门诊，床位总数超过了3 000张的全国规模最大、年服务量最多的现代化、综合性大型中医医院。

近年来，面对深化公立医院改革的一系列政策变化，广东省中医院始终坚持“四个不变”：即坚持以患者需求为导向、以患者为中心的核心价值理念不改变，坚持社会、医院、员工三者利益相统一的制度安排原则不改变，坚持走内涵式发展道路不改变，坚持中医特色与优势的办院方向不改变，在公立医院改革过程中顺利平稳过渡，既实现了自身的飞速发展又很好地坚持了社会效益，赢得了社会和行业主管部门的肯定。与此同时，广东省中医院多年来不断推进内部改革，主动探索中医医院健康发展之路，构建现代医院管理制度的做法获得了国家卫生健康委员会和国家中医药管理局的高度肯定，并向全国各省中医药管理部门、三甲中医医院和医改试点城市中医院推广该院的做法，广东省中医院与北京协和医院成为现代医院管理制度在全国行业内推广建设经验的两个典型。

二、案例背景

一直以来，公立医院在中国医疗卫生服务体系中占据着主导地位，也是人民群众看病就医的主要场所，但是近年来人民群众“看病难、看病贵”等一系列问题逐渐凸显。为进一步充分发挥公立医院的公益性，满足人民群众日常的就医服务需求，国家

自2009年起开始启动一系列的公立医院改革行动，要求公立医院充分运用绩效管理、成本控制、流程管理、激励机制等手段，对医院内外部资源实行更加科学、合理、有效的利用，其中明确提出公立医院“三个转变、三个提高”的发展要求，“三个转变”即发展方式要从规模扩张向提质增效转变，运行模式从粗放管理向精细化管理转变，资源配置要从注重物质要素转向注重人才技术的要素来进行转变。“三个提高”就是要提高医疗服务的质量，提高医疗服务的效率和提高医务人员的积极性。

因此，在新医改形势下，在医疗机构取消药品、耗材加成的情况下，如何把“国家政策、医院战略、科室目标、治疗组小目标、个人发展”有机地融合起来，建立更加符合国家医改方向的绩效制度，提高医院医疗能力、充分发挥医务人员积极性，实现社会效益与医院效益的一致，成为医院持续、健康发展道路上必须解决的难题之一。

为了实现国家医改要求和医院战略目标，广东省中医院在“十三五”规划时就提出了以“提高解决急危重复杂疑难疾病的能力和水平，把优势病种建设成区域患者就诊目的地”为着力点，打造诊治能力全面、优势病种诊治水平突出、重点病种疗效领先、多学科协同发展、具有突出综合服务水平和区域影响力的中医医院品牌。作为实现医院目标最有力的抓手，就是绩效改革。因此，医院需要在原有基础上，进一步完善、构建一套科学、可量化的绩效管理体系。

经过两年的调研、评估，广东省中医院于2016年初确定引入的绩效改革方案以国际公认的DRGs方法及标准来评价科室收治危急重和复杂疑难疾病、实施中医特色与优势项目的情况，以“为实现医院的战略目标服务，鼓励收治急危重和复杂疑难疾病、突出中医特色与优势、鼓励提供高效优质的医疗服务”为总体调整目标，在一段时间的测试和试运行后开始实施。

三、问题分析

公立医院系统是我国医疗体系的“主力军”，公立医院的公益性是社会主义社会的基本要求，坚持公立医院公益性是践行中国特色社会主义道路，让广大人民群众共享改革发展成果，促进社会和谐。党的十八大以来，中共中央、国务院出台各项意见及措施，都强调要坚持公立医院的公益性质，把维护人民健康权益放在第一位，不断提出要着力解决群众看病就医问题，把深化医改作为保障和改善民生的重要举措，将公平可及、群众受益作为改革出发点和立足点，加快推进公立医院改革，充分发挥公立医院公益性质和主体作用，着力推进绩效管理体制、人事编制、收入分配、价格机制、医疗监管等体制机制改革。改革要破除公立医院逐利机制，建立起维护公益性、调动积极性、保障可持续的运行新机制，有效缓解群众看病难、看病贵问题。

在坚持公立医院公益性的同时，也要注意调动医务人员的积极性。一方面，必须培养公立医疗机构医务人员的高尚医德，树立为人民服务的崇高理想，为群众提供质优、价廉的服务；另一方面，不能因为强调公立医院的公益性而影响医务人员的合理收入。如何充分调动医护人员积极性提供更优质的医疗服务，取得社会效益与医院效益的一致；在保证医院公益性的前提下，争取更多的资源谋求自身发展，是现时公立医院面临的难题之一，解决这个难题的必由之路，是公立医院整合所有资源，从战略的高度均衡运营效率与社会效益之间的关系，确立同步发挥公益性与效益性的角色定位下的医院发展。同时，为确保战略的落实，公立医院需要积极运用绩效管理这一工具，发挥其指挥棒作用，把员工的个人目标与医院的战略目标有机地融合起来，充分挖掘员工潜力，从而带动整个医院战略的落实。

广东省中医院在坚持公益性、调动人员积极性方面也曾遇到难题。在早期还是“大锅饭”的分配机制时，医务人员待遇与工作量没有直接关系，员工积极性较低。后来医院引进各种绩效管理手段，把医务人员收入分配与其自身利益挂钩，员工积极性开始调动起来。同时医院也发现存在部分医生用药、检查欠合理的情况，引起患者不满甚至投诉，医院不断调整分配方式和绩效评价指标，考虑到单一指标进行绩效评价虽然可以作为医院对外的主要成果展示，却无法对学科发展步伐、资源利用效率、病种结构调整、经济运行状况等进行客观、准确、综合的评价及动态管理，于是多种指标组合的评价方式开始受到医院的重视。多种指标组合方式为医院提供了不同视角的管理思路，横向、纵向和与标杆比较等评价方式为医院提供了不同维度的管理视角，有利于医院提升管理效能，扩大合理结余的获取方式和途径，促进社会效益和经济效益双丰收。

第二节　管理方法与路径

一、解决思路

（一）绩效管理体系总体设计原则

广东省中医院始终把社会效益和患者利益摆在发展的首要地位，一直坚持患者、医院、员工三者利益相统一的原则，把体现医院战略的医、教、研水平、患者的满意度、医疗质量和安全、中医药特色与优势的发挥、人才培养和职业道德等各项工作的总体目标，分解为绩效考核指标到科室层面，再分解落实到个人层面，从而使员工的利益与医院战略目标统一起来。医护人员在实现医院目标和社会目标时，自然而然也就实现了个人的目标。

（二）绩效管理体系目标

广东省中医院始终坚持“四个不变”方针：即坚持以患者需求为导向、以患者为中心的核心价值理念不改变，坚持社会、医院、员工三者利益相统一的制度安排原则不改变，坚持走内涵式发展道路不改变，坚持中医特色与优势的办院方向不改变。

根据上述方针，医院制定了绩效管理总体目标：①鼓励收治急危重和复杂疑难疾病患者；②突出中医特色与优势；③鼓励提供高效优质的医疗服务。

（三）绩效管理体系总体方案

广东省中医院总结出符合总体设计原则及目标的绩效评价体系的优化原则：①能够反映疾病的复杂疑难程度；②体现医改的方向（例如降低药占比、体现医务人员的价值等）；③引入的评价体系为公认标准，具有成熟的应用经验。

从管理角度主要分为科室和个人两个层面。

在科室层面，将平衡计分法与关键绩效指标法相结合。广东省中医院在进行绩效方案设计时，首先把医院战略目标按平衡计分法分解为四个维度：学习与成长维度、客户（患者）维度、内部业务流程维度、财务维度，同时对各维度战略目标之间的因果关系进行一种逻辑性的描述；然后再运用关键绩效指标法，对各维度目标、关键成果的绩效特征进行分析，最后识别和提炼出最能有效驱动医院价值创造及战略目标实现的绩效指标。

在个人层面，应用灵活组合的绩效激励手段，在设定合理绩效薪酬激励强度区间的同时，将绩效方案向关键岗位、关键人才倾斜，把专业技术、学术水平、业务能力作为分配要素，用不同的收入体现个人价值。

从时间进度主要分为五个阶段：酝酿阶段、调研阶段、测算阶段、试算阶段、实施阶段。各阶段制定好计划、目标，定期进行总结、评估，通过反复多次的测算试行，多部门讨论协作，最终在全院范围内得以实施。

（四）绩效管理体系具体实施方案

平衡计分法是一种从学习与成长、客户、内部业务流程、财务四个维度、将组织的战略目标逐层分解转化为具体的、相互平衡的指标体系的绩效评价办法。关键绩效指标法是指基于组织战略目标，通过建立关键绩效指标（Key Performance Indicator，KPI）体系，将价值创造活动与战略规划目标有效联系，并据此进行绩效管理的方法。

1. 学习与成长维度

不同于企业的所有者权益最大化的导向，对于医院来说，学习与成长维度的学术水平、业务能力指标与战略目标高度相关，是战略实现的根本保证，因此这个维度的指标应该是四个维度的最终结果性指标。

广东省中医院根据各科室学术水平、业务能力的高低，把科室从高到低分成A、B、C三个级别，建立起体现差异性的分配方式，在绩效管理体系设计上消除科室的短视行为。在量效相同的情况下，A、B、C科室之间形成明显的收入差距，从而鼓励各科室提高学习积极性；同时，A、B、C科室的有效期间与科室负责人的任期一致，促使科室负责人不仅注重眼前目标的完成状况，还把更多的注意力投向长远的专科发展、特色形成、能力提升以及人才梯队的构建上。

本维度的关键绩效指标包括：

（1）体现科室专科能力及中医水平的中医思维体现率、临床路径应用率、专科主攻病种患者量、床位使用效率等指标；

（2）体现科室科研能力及教学水平的研究课题质量、论文影响因子、SCI录用数量、专业学会任职、重点专科或实验室建设、纳入各级别人才计划情况、教学工作评级、专著发表量等。

2. 客户（患者）维度

医院客户维度的关键是解决患者如何看待医院的问题。为更好地为患者服务、提高科室诊治急危重疑难病患者的积极性，广东省中医院对科室诊治患者的质与量进行月度考核、按劳分配，实现及时奖励，强化绩效考核的效果，提升员工的工作积极性。

本维度的关键绩效指标包括：体现住院患者急危重疑难程度的CMI值、体现门诊患者诊治难易复杂程度的OPS值、诊治患者工作量，以及鼓励医护人员积极开展中医特色疗法的年度奖项如“中医特色奖”“中医特色疗法应用奖”“中医特色疗法操作能手”，与患者沟通指标如医疗纠纷、患者投诉、患者满意度等。

上述指标中，CMI与OPS是重中之重，因为这两个指标体现了医院的整体业务水平及综合服务能力。对收治患者的急危重疑难程度的评价，医院坚持进行不断的探索：一开始使用的是急危重疑难病收治比例、三四级手术比例、门诊患者初诊比例等绩效指标，对鼓励科室收治危急重疑难患者起到了阶段性的作用；但是，随着医院的不断发展，医院管理层发现上述绩效指标评价标准不够严谨、评价体系不够科学的弊端日益凸显，导致医院发展出现“瓶颈”。为打破这个“瓶颈”，经过多方考察论证，医院最终引入目前国际上公认的按疾病诊断相关分组（DRGs）方法及标准为基础的体现住院诊疗技术难度的CMI和体现门诊诊治难度的OPS评价体系。

DRGs是采用统计控制理论对患者进行分类，主要基于国际疾病诊断分类标准（International Classification of Disease，ICD）、严重程度、并发症等进行分类。根据患者的年龄、性别、住院天数、临床诊断、手术、疾病严重程度，并发症、转归等因素，设定DRGs的评价维度。然后在上述DRGs分组的基础上，根据医院战略目标，对找出影响医疗质量的关键要素，如住院时长、费用消耗、药检占比等维度，进行权重调整，形成CMI（病例组合指数），多维度反映了疾病的复杂疑难程度、医务人员的付出、消耗的资源等。由于DRGs综合考虑了疾病严重程度、复杂性，同时考虑医疗需要和医疗资源的使用强度，因此被认为是一种“以患者为中心”的病例组合系统。CMI和DRG组数相结合，可用于评价科室业务范围和医疗技术难度；出院均次费用和每权重医疗费用相结合，可用于考核医疗服务效率和资源使用效益，以及患者接受医疗服务的性价比；病组权重和结余相结合，可用于指导病种结构调整，促进分级诊疗；科室发展能力和成本控制能力相结合，可用于决策运营管理方向和资源配置倾向。

广东省中医院的CMI评价体系在DRGs分组的基础上，对医疗服务的整体技术难度进行了综合评价。另外，除国际通用标准的指标外，广东省中医院还结合医院的战略目标，在提高疗效、鼓励中医药临床应用方面增加了以下两个指标：一是加大运用中医特色项目进行治疗的权重；二是提高中药饮片使用权重；也就是说，同类的病种，使用中医特色治疗所得的分值比不使用中医特色治疗的高、运用中药饮片治疗所得的分值比单纯使用西药或中成药的高，但这个分数与饮片的金额无关，这样，既鼓励医生多运用饮片治疗，也避免了与药品挂钩的弊端。

客户（患者）维度的关键绩效指标和学习与成长维度休戚相关，客户（患者）维度的当月奖励员工工作的质与量和学习与成长维度的ABC科室奖励相结合，体现了短期目标与长期目标的平衡；客户（患者）维度的增加急危重疑难病例量、提高中医特色治疗比例、开展前沿技术，最终有利于提升学习与成长维度的科室医疗质量与专科能力。

3. 内部业务流程维度

内部业务流程维度解决的是医院内部管理上的关键点，对于临床科室来说，可控成本就是关键绩效指标，科室的可控成本主要指的是领用的耗材。因为耗材占医院总成本比例较大，根据二八原理，科室可控成本应该是医院成本管理的重点，所以，医院把科室可控成本跟科室每月绩效挂钩，极大地提高了科室控制成本的自觉性。

4. 财务维度

在绩效指标体系中，广东省中医院对于财务维度的指标有意识地进行弱化，不给临床科室下达利润、收益率等财务性增量指标，即对员工的行为导向体现医院外部（患者）利益为主，避免误导员工关注财务利润。

同时，对于损害患者利益的一些财务指标，医院则坚持积极的控制态度，建立绩效指标"黑名单"，明确在绩效方案中不使用这些指标，截断员工在医疗行为中的趋利动因。如，在计算医生绩效时，剔除药品收入、检查业务收入这些财务指标，分离了医生开"单"和开"药"的利益关系，截断了"大处方"和"大包围"的经济原动力；又如，在计算科室绩效时，剔除固定成本的影响，因为，根据现代医学的发展趋势，新技术的引入大多伴随新设备的购置，所以，为了打消科室引入越多先进技术绩效越低的顾虑，医院不以固定成本为绩效指标对科室进行考核，从另一方面鼓励科室引入新技术。

二、改进措施

（一）各阶段的措施

本次绩效改革历经的五个阶段：酝酿阶段、调研阶段、测算阶段、试算阶段、实施阶段。

1. 酝酿阶段

新的医改中，国家明确了城市三级医院的定位为主要提供急危重症和疑难复杂疾病的诊疗服务；广东省中医院坚持的"以患者需求为导向"的战略与国家给予三级医院的定位高度契合，为此，医院一直努力实现以下四大战略目标：①为患者提供最佳的诊疗方案；②努力成就一群名医；③造就一支高素质的服务团队；④在群众中建立自己的公信力。为激励医务人员收治急危重患者，广东省中医院原有的绩效方案中包含以多年经验（D型病例收治）为评价标准的收治急危重患者奖励，但随着医院的发展，原有的评价标准不能体现不同专科D型病例的差异，亦不能体现每一例D型病例的实际诊疗差异，为以更科学、合理的标准对临床收治患者的急危重程度进行评价，探讨绩效改革。

2. 调研阶段

2015年开始，广东省中医院在全国以及全世界范围内寻找有参考价值的方案，期间到全国各地如北京、上海，进行学习、调研，历时1年。

3. 测算阶段

医院于2016年初确定引入的绩效改革方案以国际公认的DRGs方法及标准来评价科室收治危急重和复杂疑难疾病、实施中医特色与优势项目的情况，以“提高员工积极性，为实现医院战略目标服务；体现各类人员、各部门的相对平衡，尽量做到公平、合理”为总体调整原则对300多个科室进行具体的方案测算。由于广东省中医院实行的是“医院-大科/专科-科室”的管理模式，因此，在这个过程中，如何实现不同大科/专科间的科室奖励标准的一致最为关键也最为困难，需要由绩效设计部门分别计算各科室的初始标准，再逐一对每个大科/专科的实际情况进行分析、收集相关数据，再由院领导、临床业务管理部门、绩效设计部门一同讨论、统一每个大科/专科的奖励标准。此阶段历时10个月。

4. 试算阶段

绩效方案初步确定后，由绩效设计部门用新的方案代入三个月历史数据，再进行300多个科室的试算结果与原发放数额的对比，发现问题后立即进行调整。此阶段历时2个月。

5. 实施阶段

新的绩效改革于2018年1月正式实施，由于准备充分，实施后，有力地促进了医院、科室的发展，得到了临床科室及医务人员的肯定。

（二）激励措施

1. 活组合绩效激励手段，设定合理绩效薪酬激励强度区间

根据马斯洛需求层次理论，在绩效管理中既有不同的激励手段，也有不同层次的需求，医院需要根据各种手段及需求的特点，进行灵活组合，以达到最佳效果。例如，绩效分为固定与变动两部分，这两部分满足的需求的层次及激励强度随着两者的比例的不同而有所不同。当固定部分远远高于变动部分时，的确极大地满足了员工的各层次的需求，但是，由于变动部分过低，员工认为付出努力不能获得相应回报或认可，使得其追求工作质与量的动力下降；相反，当固定部分远远低于变动部分时，则削弱了员工对安全需求、尊重需求的满足感以及对医院的认同感，从而打击其工作的积极性。

为此，广东省中医院经过多年的摸索，得出绩效的变动部分占绩效比例应根据各地的政策要求及各医院的实际情况，保持在一定的区间，才能比较好地满足员工的五个层次的需求，有效激发员工的工作积极性。

2．向关键岗位、关键人才倾斜，体现个人价值

为吸引有能力的个人以及有针对性地激励员工，广东省中医院个人层面的绩效方案向关键岗位、关键人才倾斜，把专业技术、学术水平、业务能力作为分配要素，用不同的收入体现个人价值，如正高职称人员实行分级管理，让医务人员拥有的知识、技能、管理等要素成为决定分配水平的重要因素，为患者服务的贡献度越大，在分配中间体现的价值就越高。

第三节　管理果效与价值

一、案例果效

医院坚持内涵发展，深化综合改革，主动探索中医医院健康发展之路，构建现代医院管理制度的做法获得了国家卫生健康委员会和国家中医药管理局的高度肯定，并向全国各省中医药管理部门、三甲中医医院和医改试点城市中医院推广广东省中医院的做法。2017年11月，国务院医改办、国家中医药管理局经过调研，将广东省中医院列为全国建立现代医院管理制度的两家推广典型医院之一，并在广州召开现场会，向全国推广该院的经验。

经过一系列绩效改革举措，医院主要业务指标持续提升，患者和员工满意度持续增长。2019年，医院各项业务指标不断优化，急危重疑难病例收治比例大幅提高，核心竞争能力进一步增强。全年门诊量721万人次，比2018年增加2.80%；出院人数15.8万人次，比2018年增加9.76%；平均住院日7.21天，比2018年缩短0.43天；手术9.1万例次，比2018年增加16.92%；其中三四级手术5.5万例次，占比60.10%；疑难危重病例11.2万人次，占比70.90%。重点病种、重点手术收治能力持续提升，其中15个重点病种、11个重点手术的死亡率均低于国内基准值。医院始终倡导“患者至上，员工为本，真诚关爱”的核心价值观，近三年患者满意度、职工满意度均持续高于95%。

医疗安全与质量方面，医院“三级四控网格化质量管理模式”荣获第三届中国质量奖提名奖，是首批获奖的唯一一个中医医院，标志着广东省中医院医疗质量与安全管理进入行业领先位置。其中，反映医疗质量的指标不断改善。非计划二次手术发生率、非预期死亡率等明显低于国内基准值。在手术总数、三四级手术人数及比例均有明显增高的情况下，非计划二次手术发生率、非预期死亡率，明显低于国内基准值。

国家公布的2019年国家公立中医医院绩效考核结果中，广东省中医院获得A^{+}，位列全国第二，较2018年度上升3位。艾力彼“中国中医医院·竞争力100强”2013—2020年连续8年蝉联榜首；连续三年获得医保费用整体结余，《DIP支付方式下的集团化医院TQM医保管理实践》获健康界第五届中国医院管理奖实践类案例南部区域优秀奖。2021年省卫健委政务中心发布的《广东省DRG住院医疗服务综合评价分析报告》，医院DRG能力指数在全省中医医疗机构中排名第一；同年，国家医学中心“揭榜挂帅”，广东省中医院成功纳入首批中医类国家医学中心“辅导类”创建单位，并入选国家区域医疗中心建设输出医院，启动10个院级区域诊疗中心项目。多个专科被评为全国中医医院“最佳研究型专科”“最佳临床型专科”。重症医学科、心血管科、肾病科、内分泌科共制定6项国家级团体标准。

作为在广东省公立医院中绩效改革的排头兵，医院始终认真贯彻落实全国卫生与健康大会精神，在习近平新时代中国特色社会主义思想的指导下，团结凝聚全院员工的力量，围绕“实施健康中国战略”和建设“中医药强省”目标，肩负起新时代的历史使命，紧紧抓住“传承发展中医药事业，服务好人民群众”这一核心主题，认真落实“公立中医医院绩效改革”，不断推进医院战略规划和战略目标。

二、应用价值

（一）形成了既有压力又有动力的内部运行机制

早在20世纪90年代末，医院面临着生存和发展双重压力，为了解决运行机制问题，医院党委转变观念，打破传统管理模式，率先开展现代医院制度改革，为国家公立医院综合改革提升管理效率、形成既有压力又有动力的内部运行机制提供了成功示范。其中，医院运行管理实行目标责任制和分级管理，依照医院专科（学科）发展规划，制定目标责任，并实施三年动态评价，根据评价结果将科室评定为特级、A、B、C四级。并与科室主任考核及科室绩效挂钩，通过建立起不同的分配方式，在量效相同的情况下，不同级别科室之间形成收入差距，这种方法促使科主任在管理科室时不光注重眼前目标完成状况，而且把更多的注意力投向长远的专科发展、特色形成、能力提高以及人才队伍的构建上。

（二）建立健全充满活力的人事管理机制，绩效分配充分体现“个人价值”

为了打破旧的人事制度那种论资排辈、能上不能下、能进不能出的僵化格局，广东省中医院在用人理念上变“相马”为“赛马”，让有才华的人脱颖而出；强调内部人事的合理流动，对科主任、职能处室负责人、护士长实行分级管理和目标管理，竞争上岗；把目标责任完成状况的考核，不仅与分配挂钩，更重要的是与用人挂钩，用实绩来评价人。同时，绩效分配向关键岗位、关键人才倾斜，体现他们不同的技术含金量。对正高职称人员实行分级管理，让医务人员拥有的知识、技能、管理等要素成为决定分配水平的重要因素，为患者服务的贡献度越大，在分配中间体现的价值就越高，使员工在努力为社会创造价值的同时，自然而然地实现了个人的目标。

（三）改革中始终不忘公立医院的使命，让核心价值观引领医院发展

在医院管理和改革的过程中，广东省中医院始终不忘公立医院的使命，坚持一切以患者为中心的价值取向，依据行业特点和时代要求，形成了指导医院发展的核心价

值体系，并通过一系列措施，逐步使医院倡导的价值理念从“写在纸上”，发展到“记在心中”，最终“落实在行动上”，成为了指引医务人员行为的“导航系统”，从而稳把医院管理之舵，推动医院健康快速发展。

三、案例点评

广东省中医院始终把社会效益和患者利益摆在发展的首要地位，一直坚持患者、医院、员工三者利益相统一的原则，把医院目标分解为绩效考核指标到科室层面，再分解落实到个人层面，同时根据医院的发展计划不断调整、改进绩效考核指标，从而使员工的利益与医院战略目标紧密地统一起来。医护人员在实现医院目标和社会目标时，自然而然也就实现了个人的目标。

广东省中医院运用平衡计分法、关键绩效指标法取得了预期的成效，关键在于医院注意结合实际，不机械照搬别人的做法，摸索出一套符合自身战略的组合，例如，平衡计分法通常需要达到以下四个平衡：短期目标与长期目标的平衡、结果性指标与动因性指标的平衡、组织内部利益与外部利益的平衡、财务指标与非财务指标的平衡。关键绩效指标的动因性指标与结果性指标的关系通常是：结果指标是动因指标的根源，动因指标是绩效方案的最后落实，而结果指标通常为财务性指标。而广东省中医院一直坚持社会效益与运营效益的一致性以及当两者出现冲突时，运营效益向社会效益让路，因此在设计体系时，重点强调对服务患者质与量的评价，有意识地对平衡计分法最后两类平衡中的医院内部利益与财务指标不作强调，也有意识地把关键绩效指标法的结果性指标的选取范围定在业务而非财务，从而构建出一个以提高业务水平、平衡公益性与效益性为方向的绩效方案。

研究广东省中医院的发展历程，证明了战略规划与绩效管理对医院发展的重要性，有机地将绩效目标与医院战略结合起来，是落实公立医院找到坚持公益性与促进自身长远发展的平衡的关键。

（李　俊　杨荣源　王伟荣　张伟旋）

第七章
实战案例：推进薪酬制度改革，引领医院提质增效

第一节　管理痛点梳理

一、医院简介

肇庆市第一人民医院始创于1944年，是肇庆地区一所集医疗、护理、教学、科研、预防、保健、康复于一体的综合性医院，是肇庆市医疗紧急救援中心、肇庆医学高等专科学校第一附属医院。医院先后跨入国家三级甲等医院、爱婴医院、国家住院医师规范化培训基地、国家级胸痛中心、省高水平医院重点建设医院、国家级高级卒中中心以及国家级心衰中心的行列。

在肇庆市委市政府大力支持下，医院于2013年1月整体搬迁到新院，新院占地305亩，拥有北岭、鼎湖、封开三个分院，编制床位1 949张，2022年末将增至约2 500床，各专科设置齐全，设有临床一级科室30个，医技科室10个，现有在职职工2 674人，其中正高级职称109人，副高级职称343人；有博士83人，硕士178人；拥有国务院特殊津贴专家、全国优秀中医临床人才、广东省医学领军人才等各类高级人才33人。2021年医院门急诊人次178万/年，出院人次6.3万人次/年，拥有50万元以上设备250多台，医院医疗水平不断提升，服务能力不断增强，各项指标良性发展。

二、案例背景

随着经济社会的发展和卫生健康领域相关改革的推进，公立医院运行的内、外部环境发生了根本性变化，人民群众对医疗服务的品质要求不断提升，医院现行的管理与激励机制问题日渐凸显，与实现高水平医院建设目标明显不匹配。在推进公立医院高质量发展的背景下，公立医院作为医疗服务供给体系的主体在发展方式上也从传统的粗放式规模式的发展，走向以内涵建设，高质量发展。

当医院内外环境发生变化，医院战略实施需随之持续改进，公立医院薪酬制度改革是纠偏医院战略行动的一种有效方式，也是医改的重点任务，直接影响到医改的成效，深化医药卫生体制改革需要建立符合医疗卫生行业特点的薪酬制度，优化医疗卫生资源结构布局，建立完善现代医院管理制度和加强绩效考核评估。根据《肇庆市公

立医院薪酬制度改革试点工作实施方案》和《肇庆市公立医院薪酬制度改革试点实施细则（试行）》等公立医院薪酬制度改革试点工作实施要求，肇庆市第一人民医院作为肇庆市公立医院薪酬改革的试点单位，自2019年6月开始组织实施公立医院薪酬制度改革等相关工作，通过不断学习探索，建立并逐步完善医院内部绩效管理体系。

三、问题分析

肇庆市第一人民医院坚持新时代卫生健康工作方针，致力打造一批高水平品牌专科，提升高层次人才和师资力量，以建设成为辐射云浮等地的“粤中西部区域医疗中心”和区域医疗高地，整体实力达到全国三级甲等综合医院中上水平为目标。为切实推动医院高质量发展，医院以扎实抓好疫情防控工作为前提，稳步推进等级医院评审、高水平医院建设、公立医院绩效评价和直属医院“专升本”等重点工作，医院战略目标的实现需要全院人员的共同努力，但医院原来的奖励性绩效方案已实施多年，随着政策与制度的更迭，只是简单被动地把新阶段的要求直接加在旧的方案上，薪酬考核体系不健全，各种考核奖励种类繁多，在人才竞争中缺乏优势且无法调动员工的工作积极性，阻碍医院发展。主要表现为：

1．医院既往在薪酬管理方面比较欠缺，只是简单被动地随着政策与制度的更迭，把新阶段的要求直接加在旧的制度上。只做加法不做减法，带着历史的包袱发展至今，导致医院的薪酬结构失衡，并拥有了一个极其复杂的薪酬组合，最终不但导向模糊，而且在人才竞争中缺乏优势。

2．医院原奖励性绩效方案以收支结余核算为主，发展至今严重阻碍医院发展。随着时代的发展，原收支结余方式的绩效方案缺陷和不足日渐凸显：一是医疗收费价格不合理，导致各科室收入差异较大，不能反映医务人员的劳动价值；二是科室的间接收入和成本提取比例往往根据经验调整，缺乏合理依据；三是不能充分体现科室医疗服务的价值和难度，不利于提高医护人员的工作积极性和学科的发展；收支结余绩效模式，倾向以治疗和收入为中心，不符合以人民健康为中心的价值导向，这一制度必然要改革。

3．绩效核算缺乏绩效系统信息化支持。在没有软件系统支持的情况下，医院存在手工报数的情况，且存在取数口径不统一，每月需要花费大量时间和人力进行数据处理计算，难以提高效率。绩效核算模式与医院精细化管理要求不适应。

4．医院未建立起完整的绩效考核指标体系。医院原绩效方案仅对住院科区责任人进行岗位考核，对医保控制、药品控制、医用耗材控制、医疗质量、医疗安全及科教六个指标进行考核，考核指标得分的取数路径不统一，存在手工报数的情况，科室考核指标覆盖不全面，对医护人员约束力不够。面对国家三级公立医院绩效考核、现代医院管理制度、三级医院评审标准的要求，医院生存和发展的压力日益严峻，医院的考核指标务必细化压实到科室，才能促进医院整体发展。

基于新医改、医院高质量发展等政策要求，为保障医院战略目标的实现，满足医院自身精细化管理需要，医院薪酬制度改革势在必行。

第二节　管理方法与路径

一、解决思路

（一）薪酬制度改革的原则

1. 坚持“多劳多得，优劳优得，以工作量为导向”原则。绩效工资分配要充分体现医务人员的工作量和工作质量，体现医务人员的劳务价值。

2. 坚持“向临床一线、关键岗位倾斜”原则。根据医院特点，重点向医院关键岗位、紧缺岗位、高风险、高强度岗位以及高层次、业务骨干和做出突出成绩的医务人员倾斜。

3. 坚持“鼓励先进、兼顾公平”原则。医院在鼓励员工提高技术水平拉开绩效工资差距的同时，也注重兼顾不同岗位、不同资历之间的待遇水平，保持医院各层次员工绩效工资总体平衡。

4. 坚持“激励与约束”相结合的原则。绩效贵在有效，绩效管理不但需要建立激励机制，起到“推动”作用，还需要建立有效的约束机制，起到“制约”作用，确保绩效激励效果是“提质增效”。

5. 坚持“同岗同薪同待遇”的原则。针对医院存在的编内、编外身份情况，绩效方案设计要坚持“同岗”条件，包括学历（第一和最高）、进入医院方式、职称、职龄、工作时间、院龄、科教成果等，在相同的岗位条件下实现同酬。

（二）调整薪酬组合，让绩效化繁为简

医院薪酬体系由“基本工资”和“绩效工资”两部分组成，其中“绩效工资”细分为“基础性绩效”以及“奖励性绩效”。医院原有的奖励性绩效分配方案以绩效考核为基础，把奖励性绩效按各项计奖及分配的功能划分了六个部分，具体如下：①月度、季度、年度考核奖；②指标类考核奖；③工作量奖金；④高层次人才、紧缺人才考核奖励；⑤科研及教学类奖金；⑥超时类奖金。

新绩效方案把简化优化薪酬组合作为第一要务，让更多的员工明确自己的薪酬激励方向，把原绩效方案中的指标类奖金、工作量类奖金、超时类奖金等18个项目归并为RBRVS工作量奖，既简化了核算方式，也让员工能够直观地看到所获得的绩效工资与个人付出的关联性。

（三）引入RBRVS工作量绩效核算模式

奖励性绩效主要体现工作量和实际贡献等因素，在考核的基础上，根据工作岗位程度任务多少、完成质量好坏、日常考核考评及其他综合表现等因素合理拉开差

距。参考哈佛大学研究相对价值比率RBRVS（Resource-based relative value scale）以反映医师（其他专业人员）在不同服务项目相对于基准项目投入的时间、心力的判断、技术技巧、体力及风险、压力成本等各类资源要素成本的高低来计算每次服务的相对值，并结合服务量和服务费用，算出每项诊疗（收费）服务项目的绩效。医院引入RBRVS工作量绩效，根据医院员工工作岗位和工作性质的不同划分为医师、护理、技师3个不同的系列进行核算，结合医院实际情况，确定医、护、技奖励性绩效核算公式：

奖励性绩效＝工作量绩效［(RBRVS工作项目数量×项目点数×科室系数×项目点值＋其他纳入考核的工作量奖］×关键绩效指标（KPI）%＋其他项目绩效

其中RBRVS项目点数根据每一个医疗项目的技术、责任、风险、投入的时间、人力成本、付出的脑力劳动和技术价值等因素确定；点值根据医院每年预算确定，每年适度调整；科室系数根据国家及医院有关政策，结合科室特点进行确定，以满足医院战略发展目标、运营目标为主，体现为医院的重点发展和扶持科室的政策。

工作量类绩效由RBRVS工作量绩效、其他纳入考核的工作量奖组成，结合科室绩效考核结果，核算至科室，由科室进行二次分配，体现优绩优酬，重点向临床、关键岗位、业务骨干和突出贡献人员倾斜。

（四）绩效实行预算管理和总量控制

奖励性绩效实行预算管理和总量控制，奖励性绩效总量按批复执行。年中根据医院运营情况动态调整绩效薪酬预算。

预算控制主要体现在项目点值，项目点值全院统一，实际执行以医院预算（即计划用于发放RBRVS工作量绩效的预算）及工作量（即结合医院实际及发展规划预测的工作量点数总和）为准。RBRVS点值半年或者一年依据预算执行情况进行调整。

（五）建立健全绩效考核体系

结合医院的目标和政府考核医院要求，健全绩效考核制度，建立医院各部门、各科室绩效考核指标体系，包括工作量指标（如医疗服务收入增长率、床位运行效率指标等）以及工作质量指标（如医疗质量控制、医药费用控制、医保违规管理、成本控制等），并配套相应奖罚机制。将医院年度考核指标任务化压实到科室。

为推动医院质量优化发展，通过绩效改革带动科室质量提高，根据《医疗质量管理办法》（国家卫生与计划生育委员会令第10号）、《国务院办公厅关于加强三级公立医院绩效考核工作的意见》（国办发〔2019〕4号）、《进一步改善医疗服务行动计划（2018-2020）》（国卫医发〔2017〕73号）、《三级综合医院评审标准（2020年版）》（国卫医发〔2020〕26号）、《国家三级公立医院绩效考核操作手册（2020版）》等文件要求，结合2019年三级公立医院绩效考核国家监测指标考核结果，在2020年医院全面质量评价方案基础上，以服务数量、质量、技术、成本控制、患者满意度等为核心内容，建立科室绩效考核体系。

二、改进措施

（一）成立医院绩效考核与薪酬改革工作架构

领导重视，为加快落实公立医院薪酬制度改革各项工作，根据《关于开展公立医院薪酬制度改革试点工作的指导意见》（人社部〔2017〕10号）、《关于印发广东省公立医院薪酬制度改革试点工作组织实施方案的通知》（粤人社发〔2017〕143号）的文件精神，医院成立绩效考核与薪酬改革工作领导小组，由医院主要负责人担任组长，设立专责小组、监督小组及绩效改革办公室，推动绩效考核与薪酬改革工作有序进行。

全院动员，加强沟通协作，自启动薪酬制度改革至2021年4月新绩效管理方案落地实施，绩效改革领导小组引领绩效改革办公室，反复与临床科室、医技科室、职能科室探讨绩效核算以及绩效改革的模式，制定适应医院现阶段及发展计划的绩效管理方案。

（二）确定薪酬工资总额

医院建立以医院年度预算为导向的薪酬总额核定体系，实行奖励性绩效的总额预算管理。建立起绩效分配横向平衡比较机制，医、护、技、行政后勤人均奖励性绩效水平预算调控。

按照“两个允许”的要求，在现有水平基础上合理确定医院薪酬水平和绩效工资总量。在医疗服务收入扣除药品费和卫生材料费、折旧等支出后，按照一定比例计算绩效薪酬预算，并将其纳入绩效管理范畴，以“多劳多得”“优绩优酬”为导向来体现医务人员的劳动价值，逐步提高诊疗费、护理费、手术费等医疗服务收入在医院总收入中的比例，优化医院收入结构。

（三）设计薪酬分配方案

本次实施改革的绩效方案以工作量绩效为主，根据绩效考核结果直接核算至科室，再由科室设计“二次分配”方案实施具体分配，实现院科两级核算管理，充分体现了“效能优先、多劳多得、优绩优酬、兼顾公平”。除工作量绩效外，绩效方案还对实施公益性任务及临床一线的科室与个人进行倾斜，如调整发热门诊、感染性疾病科、留置病区等临床一线部门奖励性绩效方案，保障以上科室工作人员绩效达到全院平均水平；增设公益性外派任务绩效，对因承担政府各种公共医疗应急、社会活动医疗保障、公共卫生事件派出人员，医院给予相应绩效，在新冠疫情防控工作中充分调动了广大职工的积极性。

（四）建立健全绩效考核管理制度

参照政府对公立医院绩效考核指标，结合医保支付制度改革的开展，医院采用

RBRVS框架，以疾病诊断和操作相关分组（DRGs）为导向，成本控制为保证，建立了考核及综合评价法相结合的绩效管理评价体系，根据医院员工工作岗位和工作性质，划分为医师、护理、技师3个系列进行核算。根据RBRVS原理，依据各个医疗服务项目的风险程度、技术难度、耗时、人力消耗等评价体系进行建模，逐一设置医疗服务项目工作量工分，临床科室以RBRVS方法计算出当月应发绩效工资，在RBRVS计算出应发绩效工资基础上，使用综合评价法对奖励性绩效进行考核后发放。

根据《试点方案》中“鼓励公立医院加强内部绩效考核，并结合考核结果自主分配奖励性绩效工资”的精神，医院制定了《肇庆市第一人民医院绩效管理方案》，建立以服务数量、质量、技术、成本控制、患者满意度等为核心内容的医院内部绩效考核评价机制，成立了医院绩效考核办公室，由医院医疗质量总监任办公室主任，各业务行政职能科室制定具体的考核细则方案，每月对临床医技科室进行考核，考核结果与各科室的绩效薪酬挂钩。考核体系综合考虑医疗质量、医疗安全、服务、费用控制、医德医风和患者满意度等因素，各绩效考核指标分值占比由绩效考核办公室根据现有相关制度、科室关键质量要求，经充分酝酿、讨论、反复修正后设置而定；其中各项质量管理检查内容由相应职能部门根据医院实际情况进行重点监控并考核；数据指标由各相关部门定期上报。每项指标设置目标值或监测导向，各指标目标值的设置由相关职能部门根据2020年及前三年的实际数据、医院班子设定的2021年医院目标值，经过充分讨论研究后产生，每年按计划对考核指标、监测指标进行调整。考核指标按照一级指标、二级指标、三级指标设置，赋予不同的权重（分值）。不同科室的考核指标、指标权重并不完全一致，确保了绩效考核的公平性与合理性。

第三节　管理效果与价值

一、案例效果

2021年4月，《肇庆市第一人民医院绩效管理方案》经医院办公会、党委会研究同意，并提交医院职工代表大会审议通过并试行实施。医院新绩效管理方案整体运行平稳，医务人员工作积极性提高，体现多劳多得、优劳优得，绩效指挥棒发挥作用。

实现了向临床一线倾斜的目标，真正体现医护人员的劳务贡献和价值。有效调动医务人员工作积极性。截至2022年第二季度末，医、技护人均绩效比例控制在1∶0.98∶0.52，着重体现了医务人员技术劳务价值，增强了医院公益性，医院综合服务能力不断提升，医院发展趋势良好，有效地调动了医务人员工作积极性，使医务人员有激情、有热情，主动配合、主动到医院改革发展中。

医院业务量不断增长。为配合门急诊接诊工作量绩效的实施，医院于成立了心脏中心、神经医学中心等11个医学中心，实行了门诊病房一体化管理，专科医生在科室统一安排下承担门诊和临床工作，不仅优化了人力资源管理，也有利于优化就诊流程，缩短患者就医的时间和距离。实行门诊病房一体化管理后，医院业务量不断增长，2021年总诊疗人次（含体检）184.2万人次，同比增长55.6%；出院人次6.3万人次，同比增长15.5%；实际占用总床日为53.17万日，同比增长6.3%；平均住院天8.4天，同比下降11.2%。

各项指标良性发展，2021年药品比例（不含中药饮片及政策性药品）同比下降2.5%，百元医疗收入（不含药品收入）中消耗的卫生材料费用同比下降4.7%，出院次均费用同比下降2.9%，医院RW值总权重同比上升19.9%，医院CMI值（1.28）同比增长0.05，诊断相关组数同比增加31组，疑难重症例数（RW≥1.5）同比增长20.9%，医疗服务水平及质量良性发展。

促进医院高效运转。薪酬制度改革的顺利实施，优化了人员配置，明确了各自岗位职责，充分调动了医务人员的主观能动性，沟通协调机制更加畅通，各项服务流程更加高效、简化，医院综合服务能力得到提升，切实把“人民至上、生命至上”的服务理念落到实处，为群众提供一个和谐的医疗服务体系，为群众提供更加便捷、优质的医疗服务，为医院创建省高水平医院和推动医院高质量发展奠定了坚实的基础。

绩效工作的复杂性，决定绩效方案没有“一招鲜”“一锤定音”的诀窍。随着外部环境的变化，内部管理需求的变化，医院与时俱进，对方案内容进行动态调整，让它在实施过程中慢慢趋于更加公平合理。医院实施过程中及时收集各方意见，定期进行调整，一般是半年左右一微调，一年左右一小调，三年为一个完整实施周期进行全面检讨调整。

2021年年底医院根据方案运行中出现的问题及各临床科室提交的建议，结合明年的医院发展规划和预算，对绩效管理方案进行调整及修改，重新修订《肇庆市第一人民医院绩效管理方案（2022年）》，经医院办公会、党委会研究同意，并提交医院职工代表大会审议通过并试行实施。截至2022年11月20日，医院已成功发放2022年1—9月70%奖励性绩效，根据科室绩效考核结果清算了第一、二季度30%奖励性绩效，方案整体运行平稳，每月及时预发绩效，给予临床科室充分时间研究反馈科室绩效指标情况，促进医疗服务质量的全面提升。

二、应用价值

绩效是医院管理的“指挥棒”，好的绩效方案能激励医院管理者与医院战略保持一致，将医院管理目标通过考核分解到员工，形成医院上下联动、全面统一发展的格局。

医院以“RBRVS工作量绩效＋绩效考核”相结合的核算方案，医务人员的绩效从过去与收入挂钩走向了与工作量挂钩，绩效从多收多得走向了多劳多得，优劳优酬，通过这个“指挥棒”引导医生开展有技术含量的项目、提高劳动效率、诊治疑难危重患者与医院的定位保持一致，提高了医院的管理效能，也能充分满足本地区患者的就诊需求，同时也鼓励员工切实增强节约意识，降低医院运行成本。

（一）领导重视，统筹协调，形成强力推动工作机制

为有效推进绩效考核与薪酬改革工作，医院成立绩效考核与薪酬改革工作组织机构，成立以医院主要负责人为组长的领导小组，设立专责小组、监督小组及绩效改革办公室，制定了《肇庆市第一人民医院绩效改革工作方案》，定期召开会议研究部署工作，落实绩效改革的主要任务、政策依据、组织机构与职责分工，以及具体的工作要求，推动绩效考核与薪酬改革工作有序进行。

（二）预算总量控制下稳步推行薪酬制度改革

薪酬制度改革在预算总量控制下进行的，年中根据医院运营情况动态调整绩效薪酬预算。医院在医疗服务收入（含财政基本补助收入）扣除药品费和卫生材料费、折旧等支出后，按照一定比例计算绩效薪酬预算，并以多劳多得、优绩优酬的方式来体现医务人员的劳动价值。为加大医院薪酬制度改革力度，实现新旧绩效方案平稳过渡，医院提高绩效工资预算，2021年绩效工资预算比2020年上升了28.3%，实现医院整体薪酬水平的提高。

（三）建立直观的绩效核算模式

自启动薪酬制度改革至2021年4月新绩效管理方案落地实施，绩效改革领导小组引领绩效改革办公室，反复与临床科室、医技科室、职能科室探讨绩效核算以及绩效改革的模式，建立“多劳多得、优劳优得，兼顾公平、差距合理，向临床一线倾斜”的绩效管理方案。绩效工资分配充分体现医务人员的工作量和工作质量，体现医务人员的劳务价值，并根据医院实际，重点向关键岗位、高风险、高强度等岗位人员和做出突出成绩的医务人员倾斜。

1．采用RBRVS工作量绩效模式，调动医护技人员工作积极性。医院奖励性绩效方案采用RBRVS工作量绩效模式，针对临床、医技、护理、行政及后勤等不同系列设计不同绩效计算方案，细化医疗日常工作项目，为每个项目赋予不同的点值，以信息系统提供的客观工作量数据为主，结合项目点值及工作量数据核算科室绩效水平，医务人员能直观了解个人绩效水平，调动全体干部职工的积极性、主动性和创造性。

2．建立门急诊接诊工作量绩效，鼓励住院医生出门诊。为实现医院门诊住院一体化，打破医院门诊住院管理壁垒，激励住院医生出门诊，鼓励医生节假日出诊，建立门急诊接诊工作量绩效方案，提高医生接诊量相关绩效水平，实现医院门诊量提高的同时带动医院住院工作量发展。

3．实行减员增效。坚持降总量、调结构、增效益的原则，通过丰富用工形式、合并岗位职责、加强在职培训、调整薪酬结构等手段，对现有人力资源进行科学配置和重组开发，将原来的23个职能科室调整为18个大部制，达到了组织结构的精简。同时，为配合绩效工资改革，实施基于“履行跨部门职责”方式，全方位开发利用“支援性”岗位，多方面挖掘人力资源潜能，优化人力资本投资，积极提升运营效益。

4. 特殊科室采用特殊政策，实现兼顾公平。比如在新冠疫情期间，针对受疫情影响较大的科室采取特殊保护政策。针对新成立的科室，采取科室倾斜系数的保护。针对特殊人群，有针对性建立对应绩效核算方案等。

（四）建立健全绩效考核体系

医院完善绩效管理的组织架构，按照《肇庆市第一人民医院绩效管理方案》，由各业务主管部门行政职能科室制定具体考核细则方案，建立以服务数量、质量、技术、成本控制、患者满意度等为核心内容的医院内部绩效考核评价机制，科室每月绩效需经医院内部绩效考核评价后再计发到科室实行二次分配，绩效考核评价机制把医院质量发展和个人薪酬绩效水平挂钩，实现医院、科室、个人同发展。

三、案例点评

薪酬制度改革就是外部政策要求与医院内部现状碰撞并往医院战略目标发展的过程，医院在预算总量控制下，引入RBRVS工作量绩效框架框架，以服务数量、质量、技术、成本控制、患者满意度等多维度因素为核心内容，通过与临床科室的反复沟通及多维度数据测算，形成“多劳多得、优劳优得、兼顾公平、差距合理、向临床一线倾斜”的绩效管理方案。绩效考核机制和薪酬分配方案把医院质量发展和个人薪酬绩效水平挂钩，重点向临床一线的关键岗位、业务骨干和突出贡献人员倾斜，充分调动全院职工的积极性、主动性、创造性，逐渐形成留住和吸引人才、提高服务和技术水平有效的激励与约束机制，促进医疗服务质量的全面提升。同时，新绩效方案进一步加强对医院运营成本的控制，提高了医院整体运行效能，确保医院战略目标方向不偏航，实现公立医院高质量发展。

（李力强 杜 颖 夏 理 刘小华）

第八章 实战案例：实施精准人才盘点　打造高质量人才队伍

第一节　管理痛点梳理

一、医院简介

福建医科大学附属第一医院（以下简称“附一医院”）创建于1937年，是福建省首家公立西医医院，福建省首批高水平医院建设单位之一，首批全国疑难病症诊治能力提升工程项目医院和中国罕见病协作网福建省牵头单位。与复旦大学附属华山医院共建的复旦大学附属华山医院福建医院（附一医院滨海院区）为全国首批10家国家区域医疗中心。医院编制床位4 500张，有茶亭院区、滨海院区、奥体院区、闽南医院4个院区，形成“一体多翼、协同发展”的办医格局。2021年医院门急诊量206万人次、出院患者数近11万人次、手术量12万多台。现有职工总数4 800多人，其中，高级职称人员760多人，医师中博硕士占比超过80%，现有国家自然科学基金杰出青年1人，国家自然科学基金优秀青年2人，国家万人计划百千万工程领军人才等国家级人才39人。医院设有临床科室53个，医技科室10个，拥有5个国家临床重点专科和19个福建省临床重点专科，拥有5个省级重点实验室、9个福建省临床医学研究中心、9个省级研究所（院）。在国家三级公立医院绩效考核中，连续4年荣获A^{+}。连续4年荣登“中国医院综合排行百强榜”（复旦版），且排名逐年提升；连续8年在“复旦版中国医院专科声誉排行榜（华东区）”中，上榜专科数位列全省第一。连续8年荣登艾力彼中国医院竞争力顶级医院排名百强榜。2014年荣登中国医院科技影响力综合实力百强榜，近9年来进入中国医院科技量值百强专科总数位列全省第一。

二、案例背景

（一）建设打造高质量人才队伍的必要性

1. 打造高质量人才队伍是国家区域医疗中心建设的必然要求

2019年，在福建省委省政府、福州市委市政府的牵头下，复旦大学附属华山医院、福建医科大学附属第一医院共同筹建复旦大学附属华山医院福建医院、福建医科大学附属第一医院滨海院区，并列入首批国家区域医疗中心试点医院。根据国家卫生健康委精神，国家区域医疗中心的主要定位是在疑难危重症诊断与治疗、医学人才培养、临床研究、疾病防控、医院管理等方面代表区域顶尖水平，这就要求医院具有领先的医疗技术水平、丰富的人才储备、突出的临床教学能力和雄厚的科研能力。

2. 高素质人才队伍是公立医院高质量发展和持续健康运行的重要指标

2021年9月，习近平总书记在中央人才工作会议上强调创新是第一动力、人才是第一资源，要确立人才引领发展的战略地位，以高素质人才引领高质量发展。推动公立医院高质量发展，同样离不开战略人才力量的有力支撑。国家卫生健康委和国家中医药管理局联合发布的《公立医院高质量发展促进行动（2021—2025年）》明确指出，到2025年要基本建成支持公立医院高质量发展的专业技术和医院管理人才队伍。2022年国家卫生健康委发布《"十四五"卫生健康人才发展规划》，进一步明确了"十四五"期间卫生健康人才队伍建设的总体目标和重点任务。深化人才发展体制机制改革，建设生命健康人才高地，促进人才服务能力提高与结构优化，已经成为"十四五"人才工作的重中之重。

（二）开展人才盘点工作的重要意义

由国家卫生健康委主导的公立医院绩效考核，是深化现代医院管理制度的重要内容，也是公立医院高质量发展的重要标尺，越来越多的地方政府重视"国考"，并将考核结果作为财政补贴、绩效工资总量核定、医保政策调整等的重要依据。在"国考"的政策指引和高质量发展语境下，以"国考"指标为导向，加强组织盘点与人才盘点，全面摸清医院与学科发展现况、卫生人才队伍建设现状，制定人才发展战略与发展路径，将加速公立医院高质量发展导向落地，以更好实现健康中国建设的发展目标。

1. 人才盘点是人才队伍持续优化升级的重要工具

人才盘点也叫全面人才评价，是基于组织战略定义人才、识别人才和培养人才的系统管理过程。人才盘点概念最早由美国通用电气公司提出和实施，经过不断的迭代优化，人才盘点机制已成为华为、京东、阿里巴巴等公司重要的人才管理手段，也是人才梯队可持续发展的重要途径。作为一种战略性的人才管理工具，人才盘点基于医院战略、学科战略和人才发展战略，旨在通过医院内部人才总量（结构、数量）、人才效用（效率、业绩）和人才质量（胜任力）的评估，系统分析医院组织发展、人力资源配置与医院发展战略的匹配度，有效整合医院人财物以及各级人才政策等内外部资源，针对性地选择外部招聘、内部选拔、考核激励、文化影响等人才管理策略，并制订详细的组织行动计划，重构医院人才队伍优势，打造高质量的人才蓄水池，为医院高质量发展和研究型医院建设、推进健康福建、健康中国建设提供强有力的人才支撑。

2. 人才盘点有助于推进医院管理标准化、精细化和科学化

国务院国办发〔2017〕67号《关于建立现代医院管理制度的指导意见》提出，要推动各级各类医院管理规范化、精细化、科学化，基本建立权责清晰、管理科学、治理完善、运行高效、监督有力的现代医院管理制度。精细化管理是现代医院管理的必然要求。人才盘点体系充分运用战略管理、组织管理等管理工具，对医院发展战略和学科发展力进行深度盘点，明确支持战略达成的关键岗位和核心人才。通过述能会、360度考评、九宫格等人才测评技术，对现有岗位人才进行评估，基于人才评估结果描绘人才地图，可以实现人才可视化，为人才分层分类培养体系构建提供科学的决策依据，有利于推进现代医院制度建设，推进医院管理特别是人才管理的标准化、精细化和科学化。

三、问题分析

学科建设是医院高质量发展的基础，而人才是学科发展的内在动力。附一医院深入实施“人才强院、创新驱动”发展战略，按照“人无我有，人有我优，人优我强”学科发展理念，深耕学科建设，厚植人才沃土，医院学科及人才队伍建设成效显著，但人才策略与学科发展战略的契合度还有待提升。本案例以神经外科为例，从医疗服务能力、学科布局、人才梯队、科研成果等方面分析学科建设存在的不足与短板，为调整学科发展战略、构建差异化人才管理策略找准发力方向。

1．医疗服务能力稳中有升，但还有一定差距。2018年底神经外科开放床位120张，综合ICU 15张，年出院患者3 620人次，床位使用率97%，出院者平均住院日12.42天，年门诊量达23 268人次。神经外科综合服务能力总体呈现稳中有升的趋势，在医院各专科医疗服务能力矩阵分析中处于第一象限（技术难度高、服务范围大），医疗服务效率矩阵分析中处于第三象限（时间消耗低、费用消耗低），但与国内第一梯队学科相比在服务能力、服务效率方面均还有较大提升空间。学科发展不充分、不平衡，学科影响力有待进一步提升。截至2018年底，医院国家级临床重点专科数为4个，与省外同等级医院相比，国家级重点专科数还有较大差距。神经外科是首批入选福建省省级临床重点专科的学科，且该学科为国家级住院医师规范化培训基地、国家脑血管病及神经系统疑难病诊治能力提升工程，学科发展已有一定品牌和声誉，其学科定位应以国家级临床重点专科为目标，力争保持华东第一梯队、进入国内第一梯队，进一步提升学科影响力。

2．人才管理差异化程度不足，对战略性职位的聚焦度有待提升。神经外科2018年底在岗医生39人，其中高级职称17人，博士人数11人，教授5人，副教授6人，学科人才储备较为充足，但该学科对战略性职位的人才画像不够清晰，资源投入不够聚焦，导致学科中享有国际影响力的高端领军人才尚显不足，影响人才集聚功能和区位优势的发挥，制约学科影响力进一步提升。

3．高层次的科研成果及成果转化不够，人均科研产出还有待提升。神经外科科研成果在医院处于第一梯队水平，但与国内第一梯队学科相比，科研经费总量、人均科研产出均有差距，国家级研究项目数量及高分值研究论文也有待提升，高层次的科研成果及科研转化较少，缺少重大标志性成果。

第二节　管理方法与路径

一、解决思路

（一）研究方法

1. 文献研究法。借助中国政府网、国家卫生健康委等官方网站，查阅人才工作政策、公立医院改革等有关文件，借助万方、中国知网等检索工具，收集人才盘点、人才梯队建设等方面的论著，整理分析国内外研究成果，结合医院实际，提出案例研究内容和研究思路。

2. 专家访谈法。深入主管部门、医院相关职能部门及临床科室进行访谈，收集相关领导和专业人员对医改、医院与学科发展、人才梯队建设等方面的看法和建议，为本案例的研究提供政策依据和理论参考。

3. 图表分析法。调阅医院财务报表、人力报表、国家三级公立医院考核、医院学科发展力考核等相关数据，对人才盘点的结果进行研究分析，对存在的问题进行总结并提出相应对策。

4. 案例分析法。以神经外科为研究对象，全面盘点神经外科发展战略、亚专科建设和人才梯队现状，分析存在的短板及问题根因，提出神经外科人才梯队建设优化方案，为同行医院及人力资源管理者提供一定的借鉴和参考价值。

（二）人才盘点工具

从微观角度来看，人才盘点是对医院人力资本的清点，包括人才结构、人才数量、人才质量、人才发展潜力和人才稳定性等。从宏观角度来看，人才盘点是从战略出发审视人才现状与战略实现的匹配度，并通过系统的措施优化组织和人才管理。本案例在组织盘点环节应用了PEST-SWOT分析法、平衡计分卡、战略地图等工具，在人才评价环节应用了述能会、360度评估、胜任力模型、人才矩阵等工具。

1. 运用PEST-SWOT分析模型，洞察医院及学科发展战略、组织结构

运用PEST、SWOT分析法构建PEST-SWOT分析模型，对医院或学科建设面临的政治、经济、社会、技术等宏观环境，与医院或学科自身的优势、劣势、机会和威胁进行结合，以系统分析的思维模式，把各种因素相互匹配起来加以分析，得出不同的竞争策略。表8-2-1为神经外科PEST-SWOT分析模型。

2. 绘制战略地图对医院战略进行解码，为组织与人才盘点提供清晰的方向

战略地图由美国哈佛商学院教授罗伯特·卡普兰（Robert S. Kaplan）和平衡计分卡创始人戴维·诺顿（David P. Norton）提出，是在战略分析、明确战略目标的基础上，将组织战略和实现方式进行可视化描述的过程。本案例以神经外科为例，以平衡计分卡的四个层面目标（财务维度、客户维度、内部运营维度、学习成长维度）为核

表8-2-1 福建医科大学附属第一医院神经外科PEST-SWOT分析模型

SWOT \ PEST		政治法律环境P	经济环境E	社会文化环境S	技术环境T
内部因素SW	优势S	医院高度重视神经外科学科发展，列为医院重点发展专科	1. 人才梯队相对合理完善 2. 人才培养经费逐年增高 3. 人员福利待遇不断提高	1. 科室文化传承 2. “人才兴科、爱才惜才”的文化氛围浓厚	1. 现代化设施设备齐全，技术力量雄厚 2. 亚专业专病特色明显
	劣势W	1. 人才总量相对不足，高层次领军人才相对较少，外向型人才不足 2. 人才分类评价机制还有待完善	1. 体制机制制约，人才激励措施有待多元化、个性化 2. 研究成果及成果转化有待加强 3. 科室规模需扩大	1. 人才国际化视野有待提升 2. 多学科合作模式有待提升	1. 人工智能应用有待加强 2. 亚专业发展不平衡
外部因素OT	机遇O	1. 国家区域医疗中心和省高水平医院建设等政策支持 2. 依托高校优质资源，人才引育有保障	国家区域医疗中心和省高水平医院建设项目等财政支撑	1. 社会结构变化，医疗健康需求提高，对人才需求增加 2. 品牌声誉良好，得到认可	现代信息技术和网络技术迅猛发展
	挑战T	1. 区域内三甲医院人才争夺，引进人才更难 2. 本土人才与引进人才融合有待完善	高层次人才培养周期较长，投入大，见效慢	1. 社会对医疗人才综合素质要求越来越高 2. 卫生专业技术人才区域流动愈加普遍	公共服务与配套措施有待提升

心绘制神经外科战略地图（图8-2-1），以可视化的形式帮助管理者及员工明确学科发展愿景、战略目标及具体行动计划。

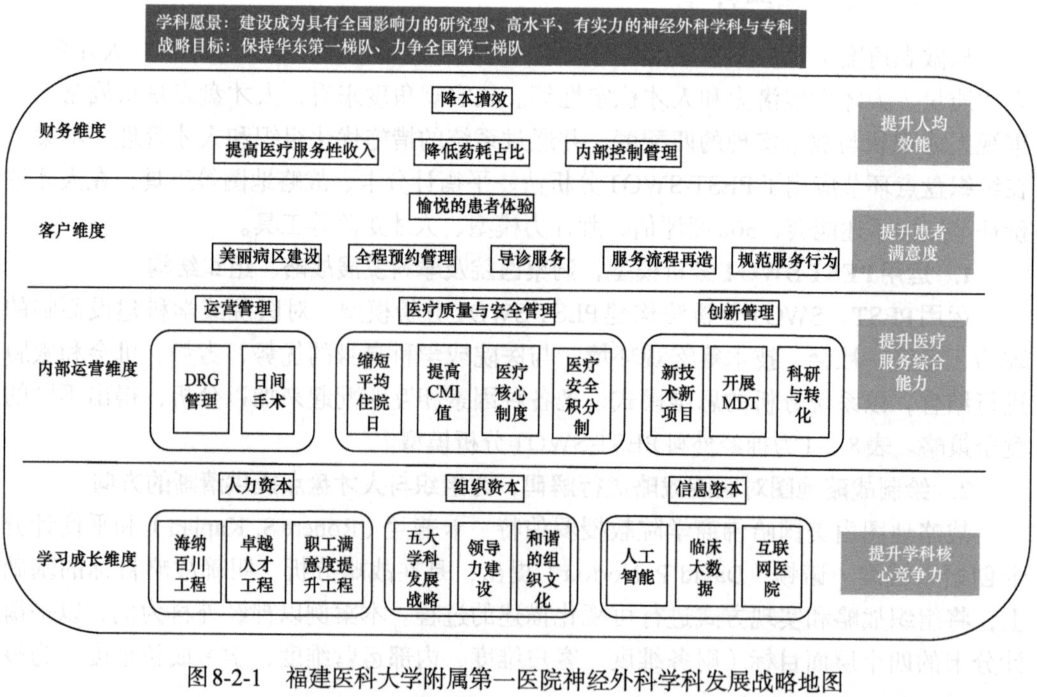

图8-2-1 福建医科大学附属第一医院神经外科学科发展战略地图

3. 根据战略地图构建卓越人才胜任力模型

组织的不同发展阶段对人才的需求也会有所不同，当组织的发展环境、发展阶段发生重大变化时，应当按照系统整体性、动态发展性、内在一致性等原则重新定义人才标准，选准用好战略性人才，提升学科竞争力。本案例医院系省属三级甲等综合性医院，正处于国家级区域医疗中心建设初创期，短时间内开放床位多，人才需求量大。在全面洞察医院及学科发展战略、发展定位、发展现状基础上，围绕专科声誉排行榜和科技量值评价指标，基于冰山理论从业绩和潜力两个方面重构卓越人才胜任力模型（图8-2-2），业绩包括学术影响力、临床能力、教学水平、科研水平等，潜力包括岗位胜任力、敬业度、潜力因子、合作性等。

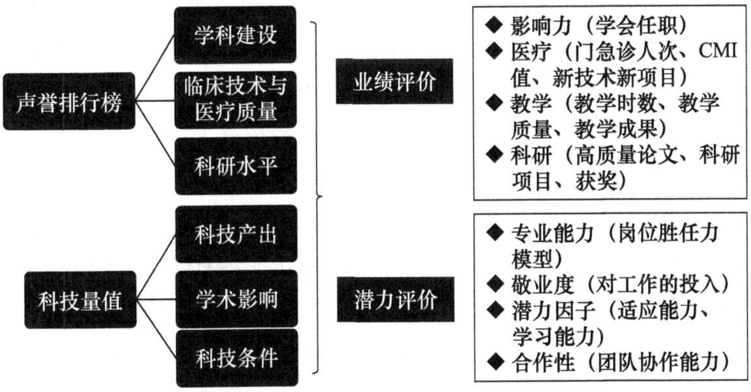

图8-2-2　福建医科大学附属第一医院卓越人才胜任力模型

4. 开展人才评价，绘制九宫格人才地图

本案例以神经外科为例，根据卓越人才胜任力模型从业绩和潜力两个维度对神经外科人才进行全面评价，以九宫格形式展现神经外科人才现状。九宫格的横坐标为绩效等级，体现业绩表现与绩效目标的差距，采取KPI考核工具进行评价，评价指标包括影响力、临床工作、教学工作、科研工作等一级指标，学会任职、门急诊人次、新技术新项目等二级指标，均为可量化、可操作、可考核的指标，由人力资源处会同科研处、医务部、教育处、信息中心等相关部门完成相关业绩提取与审核。九宫格的纵坐标为潜力等级，体现在工作中表现出来的专业能力与发展潜力，评估工具选择述能会和360度评价法。述能会由医院党委书记、院长共同主持，分管院领导、临床专家、相关职能部门负责人组成专家组，一般包括述能者自述、评委提问、讨论评价、回顾校准四项流程。首先由候选人根据述能模板进行自我描述，包括教育背景、工作经验及工作业绩等，并结合胜任力模型分析自身的优劣势，提出未来三年的职业发展规划和行动计划。专家组就候选人的述能材料进行提问，包括主要研究方向、研究成果、能力缺陷、成就愿景等。专家组综合候选人述能材料、现场答辩、360度评估结果等，讨论候选人的人岗匹配度和任用发展建议。人力资源部门根据述能会评估结果，描绘九宫格人才地图，为医院制定人才战略、人才差异化培养方案提供依据。

二、改进措施

（一）调整学科与人才发展战略，汇聚一流人才打造一流学科

1. 学科布局与运营模式的战略调整。随着医院发展战略的调整，提出以“分层对标、联合建设、学科群与中心化、特色化、智慧化、可持续发展”为学科发展六大战略，以建设一批“高峰学科”冲刺全国一流专科，建设一批“高原学科”冲刺华东一流专科，扶持一批“高地学科”冲刺省内领先专科为学科发展目标，在保持传统优势学科良性发展态势的同时，深挖学科与各亚专业的发展潜力，逐步解决学科发展不充分、不平衡的问题。积极探索适合医院实际的多院区学科布局和管理模式，以学科群、中心化建设为重点，突破学科界限开展学科联合与创新。推进智慧服务、智慧医疗和智慧管理三位一体建设，支持互联网医院、多院区垂直化治理、同质化医疗等运行模式。

2. 构建并实施以人才差异化管理为特征的人才战略。人才是战略执行的最重要驱动因素，人才管理只有聚焦于组织战略，才能真正为组织赢得竞争优势。根据迈克尔·波特差异化战略理论，结合组织所处的市场机遇、竞争形势、发展规模等特点，提出“引培并举及项目带动，分层、个性化精准培养，管理人才系统培养，公共平台人才发展，可持续发展”的五大人才发展战略，基于医院及学科发展目标制定更加灵活的人才管理策略，构建更具竞争力的人才队伍，为全面推进国家区域医疗中心建设、加快实现建设成为全国有影响力的高水平研究型医院的建设目标储备丰富的人才资源。

（二）聚焦“五大端口”，精准高效引才引智

1. 需求端：深入剖析，摸清缺口。做好医院及各学科人才盘点，根据医院及学科发展规划合理预测各个层次的人才需求量，建立人才需求数据库及急需紧缺人才目录，实行常态化、动态化、精细化管理。

2. 政策端：深化改革，创新机制。实施海纳百川引才聚智工程，不拘一格引进高层次人才，特别是战略执行所需要的关键岗位人才，建立更为灵活的管理机制，健全人才服务保障体系，为引进人才打造宽松有度的发展环境。加大对高层次人才引进政策的解读与宣讲，创新高层次人才引进的方式方法，确保人才引得进、留得住、用得好。

3. 渠道端：多措并举，拓宽路径。充分发挥专业网络招聘平台无地域限制、受众多、覆盖广的优势，助力医院引才引智。打造“医疗卫生类引进生”“活力滨海”等引才金招牌，与六所国内顶级高校建立招聘平台共享、高层次人才选拔、人才定向培养等战略合作关系。

4. 方式端：巧借外智，共促发展。聘请海内外著名专家学者担任医院名誉教授、特聘教授、互聘专家，助力医院学科发展，提升学科影响力。创新人才引进模式，通过科研课题协作、项目合作、技术攻关、提供技术咨询、人才联合培养等多种人才引进渠道，提高人才及智力引进功效，强化高端人才聚集效应。

5. 服务端：精准对接，暖心服务。建立分层分类的引才安居体系，为各类人才提供最适宜的温度、湿度和营养。设立人才服务专员，开通人才服务专线，细化各项服务流程和服务措施，以更开放的人才生态环境，更暖心贴心的人才服务，吸引集聚天下英才。

（三）实施四大人才工程，差异化培育本土人才

1. 实施卓越人才工程。以打造一流的人才发展生态圈为目标，构建高端人才奖励计划、青年英才培育计划和优秀团队支持计划三大人才培养体系，明确各体系各人才层次的发展定位、遴选条件、目标任务，提供科研经费、人才绩效、脱产科研攻关时间等激励措施，对高端人才予以配备科研助理，青年人才予以安排导师。医院于每年年初组织申报，经个人申报、科室推荐、资格审查、专家评议、医院研究确定相应层次人才，入选对象与医院签订人才培养协议，医院根据双方签订的协议组织中期考核和聘期考核，确保人才培养有真招、出实效。

2. 实施出国境访学研修工程。出国境访学研修是强化人才队伍国际化水平、培养青年学术骨干的重要平台，医院除充分用好国家访问学者、福建省各类出国境研修项目外，出台医院《中青年人才国际化培养方案》，选派优秀人才赴国（境）外一流高校、医院和科研机构，师从国际一流名医或名师，通过临床研修、合作开展临床研究和科学研究，培养和造就一批具有国际视野、富有创新力和发展潜力的中青年人才，为医院高质量发展提供强有力的国际人才智力支撑。

3. 完善人才分类评价体系。全面深化职称制度改革，修订完善卫生系列高级专业技术职务聘任条例，根据各类人才的不同特点和成长规律，构建临床型、科研型、教学型等人才分层分类评价体系。探索专业技术职务聘任量化考核办法，推进专业技术职务评聘工作的规范化、科学化，充分发挥人才评价“指挥棒”作用。

4. 加强科研平台建设。加大科研经费投入，与省科技厅共同设立福建省科技创新联合资金“创双高”项目，增加国家级科研项目储备。制定医院《科研配套经费管理办法》，加大科研激励，促进科研成果产出。依托医院与复旦大学附属华山医院共建的国家区域医疗中心，配备基础科研实验平台、临床研究转化中心、科研数据信息中心、生物样本库、科研大数据库、PI实验室、动物实验室、层流细胞房等，打造国家级、省级科研实验室。与华山医院签订科研共建合作协议，实现共享资源与合作共赢，提升科研支撑能力。

（四）为三类人才设计不同跑道，提升人力资本投入的精度与效度

1. 将具有高潜力高业绩的明星人才视为战略性人才，通过推行卓越人才发展战

略，构建层次清晰、相互衔接的人才培养和支持体系，加速培育国家级领军人才和享有国际影响力的高端人才，为进一步推进高水平医院建设提供有力的人才支撑。

2. 对于具有发展潜力的人才，纳入医院人才池并指定培养导师，立足于潜力人才的岗位胜任标准和个人发展意图，形成阶段性的个人发展计划（IDP），通过行动实践和导师反馈促成人才能力持续有效地提升。

3. 对于潜力较低的人才，制订岗位胜任力培训计划，如经培训仍然无法胜任岗位工作，医院将予以调离临床岗位。

第三节 案例创新性与价值

一、案例创新性

（一）基于人才盘点和差异化人才管理，提升人才引培成效

本案例引入人才盘点工具，精准衡量医院人才数量与质量、贡献度、准备度、流失率及人岗匹配度等，科学编制医院及学科人才规划，有效避免人才资源的浪费，在人才招聘费用、人力成本方面有显性的经济效益。在全面人才盘点的基础上制定差异化人才管理策略，也将带动目标管理、员工职业生涯发展等方面的改善，有利于减少人才流失率、缩短职缺填补时间、提升职工满意度等，从而带来隐性的经济收益。另外，通过人才盘点有效识别高潜人才，将医院优质资源聚焦于战略性人才，也将提高人才培育的精准度，提升人才培养效率和成效。

（二）基于业务战略和组织能力，建立统一的人才标准

人才评价是人才资源开发管理和使用的前提。本案例基于医院及学科发展战略、人才队伍现状，根据不同岗位类别、不同成长阶段人才的特点，从绩效、能力、潜力等多维度确定关键岗位人才画像，分类制定人才评价标准，打通人才标准、人才评估、人才发展三大体系，构建高竞争力的人才战略。人才盘点通过统一标尺，定期考量人才，识别人才，进一步提升人岗匹配度。并在人才盘点、人才评价、人才使用中，统一人才理念、组织文化、组织战略，逐渐形成人才共识，让想干事的人有机会，让能干事的人有岗位，让干成事的人有地位，形成更具竞争力的人才发展生态。

（三）基于多种测评技术，全面立体评估人才

人才盘点是组织内部持续的管理动作，既要考虑人才盘点的时间成本、管理成本和经济成本，还应保证评价维度的一致性和测评结果的可参考性，因此对测评工具的选择非常重要。本案例根据医院实际及学科规模，定制化引入胜任力模型、360度测评、述能会等人才测评工具，结合笔试、面试、专家委员会评审等传统手段，以系统化的评价体系和先进的测评技术，全方位了解人才、识别人才，明晰高潜人才的发展路径，

为医院实施人才差异化管理提供决策依据。测评工具具有可持续性强、精准度高、成本低等特点。

（四）组建人才盘点项目执行团队，构建多部门协作的管理体系

高层投入与承诺是人才盘点体系运作成功的关键要素，本案例将人才盘点视为医院“一把手”工程，院党委书记、院长是人才盘点项目的第一责任人，定期参加述能会、人才盘点汇报会，在医院发展战略、学科发展定位、人才队伍建设规划等方面承担着重要作用，为人才盘点提供方向性建议和原则。HR是人才盘点的核心推动者，主要承担方法论、工具的提供，盘点规则、方法的解释，负责制定人才盘点实施计划及后续结果的落实监督等工作。学科带头人是人才盘点项目的关键参与者，主要负责学科组织盘点和人才盘点，制定学科发展规划，跟踪并推动盘点后的行动计划实施，与人力资源处双向反馈实施进度。人才盘点作为一个系统性工程，在院党委的领导下，人力资源、科研、医疗、教学等管理部门与临床学科分工明确，学科建设委员会、人才评价委员会、人才需求论证委员会等机构充分发挥相应职能，全面推进人才盘点项目。通过不断复盘与改进，人才盘点体系日趋完善，已成为医院人才发展的助推器。

二、应用价值

（一）推动公立医院高质量发展，要在“人才活不活”“人才强不强”“人才专不专”“人才优不优”上下功夫

人才盘点的最大价值就是打造人才竞争优势，一个有效的人才盘点体系。不仅将人才“选育用留”等人才管理各个模块进行系统整合，还能持续改进组织效率，塑造绩效导向的组织文化，精准识别与培养组织战略执行所需要的最优质的人才资源，保障医院各项资源能够流向最有创造力或最有发展潜力的人才，不断提升人才的胜任力、成长力和进化力。

（二）人才盘点工具适用范围广

在医院或学科快速发展、学科人才需求大幅增加时，或者医院或学科出现人才梯队断层、过于依赖外部输入关键人才等情形，医院都可以通过人才盘点考察人才队伍与医院发展战略、学科发展战略的匹配度，针对存在的短板制定相应的可持续的人才行动计划，建设引领医院高质量发展的高水平人才队伍。

三、案例点评

福建医科大学附属第一医院在医院发展战略上从人才队伍建设入手，运用全面人才评价方法，基于组织战略定义人才、识别人才和培养人才，构建了“人才强院、创

新驱动”战略发展格局，大大促进了医院学科可持续发展。与省外同等级医院相比，福大附一院通过精准的人才战略快速缩小了发展差距，差异化的人才管理策略为医院找准了调整学科发展的发力方向。医院门急诊人次、入出院人次和手术量变化趋势，医院科研项目增加、重点专科和重点实验室的数量增加，特别是复旦版综合医院排行榜和艾力彼中国医院竞争力排行榜的优秀成绩单、连续四年A^{+}的国家三级公立医院国考成绩单，都充分说明了该院人才发展战略举措的显著成效。

（康德智　程　波　赖贞华　林元相　万　超　蔡乐眉　余彦婕）

参 考 文 献

[1]　弗雷德·R. 戴维. 2014. 战略管理战略管理概念与案例 [M]. 13版. 徐飞, 译. 北京: 中国人民大学出版社.

[2]　(美) J. 戴维·亨格, 托马斯·L. 惠伦.2008. 战略管理精要 (第4版) [M]. 刘浩华, 北京: 电子工业出版社.

[3]　(美) H. 伊戈尔·安索夫. 2014. 战略管理 [M]. 邵冲, 译. 北京: 机械工业出版社.

[4]　王炳龙, 余波. 2022. 医院战略管理 [M]. 北京: 中国协和医科大学出版社.

[5]　王璞. 2010. 战略管理咨询实务 [M]. 北京: 机械工业出版社.

[6]　[韩] W. 钱·金, [美] 勒妮·莫博涅. 2016. 蓝海战略 [M]. 吉宓, 译. 北京: 商务印书馆.

第三篇

工具革命，医院绩效管理提速

第九章 理论深化：绩效考核工具革命

管理大师彼得·德鲁克在《公司绩效测评》书中曾提到“没有度量就没有管理”（Drucker，1999）。随着“国考”政策的出台，公立医院一方面要落实功能定位，保证公益性，另一方面还要调动广大医护人员的积极性，实现社会效益和经济效益的平衡。在此医改背景下，医院管理者必须将重心转向绩效管理，各种绩效考核工具也在医院应运而生。本章节将重点介绍公立医院比较常用的绩效考核工具。

第一节 MBO目标管理

目标管理（Management by Objectives，MBO）是现代企业中比较通行的一种考核评价方法，它是由管理者与企业员工共同决定具体的绩效目标，并定期检查这些目标完成情况的一种管理工具。目标管理是以目标为导向，以人为中心，以成果为标准，从而使组织和个人取得最佳业绩的现代管理方法（图9-1-1）。

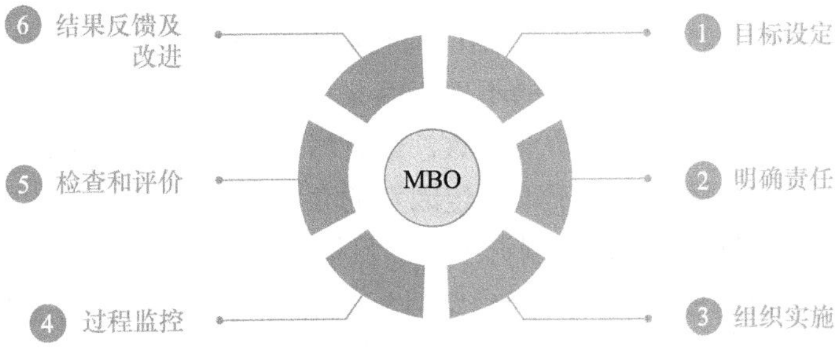

图9-1-1 目标管理的实施过程

“目标管理”的概念最先是在1954年由彼得·德鲁克在其名著《管理实践》中提出的，他认为“并不是有了工作才有目标，相反，有了目标才能确定每个人的工作”。他认为，任何企业或组织的目的和任务，都应该转化为定性定量的、有一定标准的目标。目标管理是在企业员工的积极参与下，自上而下地确定工作目标，并在工作中实行“自我控制”，企业上下共同努力保证目标实现的一种管理办法。每个管理人员和员工的分目标都是依据企业的战略目标及相应的部门目标而确定的，以制定的目标作为对员工考评的依据，从而使员工个人的努力目标与组织目标保持一致。从实践上说，目标管理理论和方法既注意了人与人之间的关系，又遵循了科学管理的原则。因此，它一经产生，很快就引起了人们的注意。率先采用该方法的是美国通用电气公司，并取得了明显效果。其后，在美国、西欧、日本等许多国家和地区得到迅速推广，被公认为是一种加强计划管理的先进科学管理方法。

中国从20世纪80年代初，开始在一些国有大型企业中试行目标管理方法。在前期取得一定应用经验的基础上，该方法获当时国家经济贸易委员会推荐，作为现代管理方法之一正式向全国推广。在借鉴国外管理经验的基础上，我国管理者将目标管理办法与责任制有机地结合起来，使它在适合中国国情方面有了很大的发展，逐步创造出符合社会化大生产和社会主义市场经济体制要求，有中国特色的目标管理方法。其中，干部任期目标制、企业层层承包等，都是目标管理方法的具体运用。目前，目标管理法已被许多医院应用于绩效考核体系的构建。目标管理理论在满足我国医疗环境变化和医院管理实践需要的基础上迅速地发展起来，在推进医院管理的科学、有效等方面起到了巨大的作用。

目标管理被大家所认可，主要有以下几方面的原因：第一，目标管理强调员工参与性。上级与下级共同确定目标，共担责任，可以促进员工之间的沟通交流，调动了员工工作的积极性和能动力，增强了团队的凝聚力和向心力。第二，各部门、各岗位的具体职责是明确的，避免了授权不足、职责不清、相互推诿的现象。明确的目标还有利于权力下放，避免过于集权。第三，目标管理引导组织成员自我管理，有利于树立员工的自我管理意识，提高了管理效率，降低管理成本，增强团队的战斗力。第四，公司确定的目标是公开并且是经过大家参与共同制定的，这也使绩效评价更为客观、公正、合理。

目标管理虽然被管理学界誉为具有划时代意义的管理工具，但在实际操作中，目标管理也存在一些不足之处，主要表现在：目标的设定存在难度。企业在发展过程中，面临多变的内外部环境，存在诸多的不确定因素。内部人员结构、组织架构也常有变动，加之目标设定需经多方沟通协商一致，这就增加了目标设定的难度，目标的权重系数也较难确定下来。同时，由于不确定因素的存在，目标管理设定的目标基本上是短期目标，忽视了长期目标，即使制订了长期目标，也会随着环境的变化而失去意义。另外，目标确定的协调成本较高，为确定目标，需要组织内部多方主体的沟通协调，并达成一致意见，这就需要在协调工作上花费较多的时间。

管理永无止境，目标是引领，医院在强化目标管理的同时，还要将目标管理与其他现代管理手段相结合，逐步完善和健全医院管理体系，推动管理水平不断提高，以确保医院整体目标的顺利实现。

第二节　KPI关键绩效指标

关键绩效指标（Key Performance Indicator）是指通过对组织内部流程的输入端、输出端的关键参数进行设置、取样、计算、分析，衡量流程绩效的一种目标式量化管理指标，是把企业的战略目标分解为可操作的工作目标的工具，是企业绩效管理的基础。

管理学的“80/20”定律表明：对事物总体结果起决定性影响的是少量的关键因素。关键绩效指标的理论基础就是来源于意大利经济学家帕累托提出的经济学“二八”原理，即企业在价值创造过程中，每个部门和每位员工的80%的工作任务是由20%的关键行为完成的。绩效考核工作的主要精力要放在关键的指标和关键的过程上，抓住了20%的关键指标，就抓住了考核的主体。KPI就是衡量企业战略实施效果的关键指标。

在现代医院管理中，我们常把KPI工具运用于绩效管理（图9-2-1），譬如三级公立医院绩效考核指标的设置，医院目标责任书的确认等。KPI管理工具就是通过对医院内部工作流程的输入、输出情况，从中发掘关键参数，进行取样、分析和计算，把完成80%工作的20%的关键因素找出来，然后再把20%的关键指标进行量化设计，变成切实可行的KPI。相比目标管理法，KPI更加标准化，更趋向于标准值及标杆值，目标感更强。

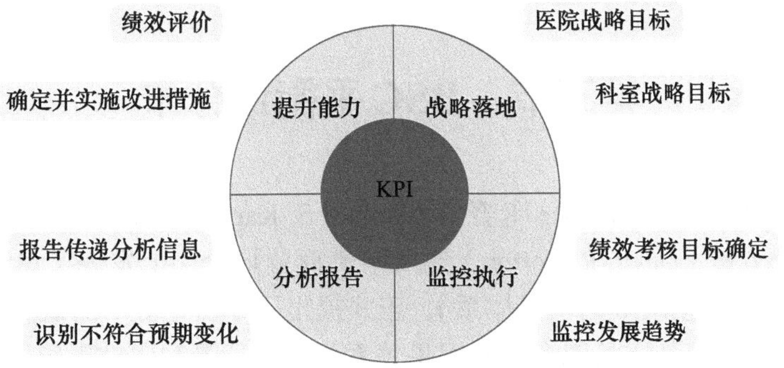

图9-2-1 KPI在医院管理中的应用

因此，我们在设置KPI绩效管理体系时，有几个原则需要注意，一是要与医院战略发展目标一致，指标设置要能支持医院中长期发展。二是要注意权责应对，责任主体的职责和权利要明晰且责权对应。三是指标要明晰，就是指标要可获取、可量化、可测评的。四是定性与定量指标相结合。定性KPI必须反映管理人员对医院的经营、管理水平的改善与提高，定量KPI必须由战略目标、年度经营目标分解而来。

在KPI模式下，绩效考核体系既可以包括工作数量数据也可以包括工作质量数据，甚至包括医德操守、患者满意度、医疗成本、经济效益等综合考核指标。

在临床科室指标设置中，可以根据工作数量和工作质量制定具体的考核标准。①工作数量标准可以围绕科室接诊患者数量、病床使用率、周转率、科室总手术台数、四级、微创手术台数等数据进行考核；②工作质量标准可以围绕并发症发生率、医院院内感染发生率、医疗差错和纠纷例数、还有病案首页质量等数据进行评估；③成本控制，即科室的运营成本需要控制在医院的预算范围内，其单病种的费用标准的超标比率、机器设备使用率、不可收费耗材的配比率等；④科室科研教学，着重在科研立项、核心期刊的发表量以及是否定期完成教学任务。

在行政职能部门设置中，主要围绕：①行政人员的工作品德（即违规违纪行为、员工和患者的投诉情况等）；②工作按时完成情况；③临床对行政后勤工作满意度；

④无违反院内保密纪律和损害医院名誉的行为；⑤完成与部门工作相关的论文发表数量；⑥部门工作计划完成比率等。

因此我们可以看到，KPI体系的优势在于：一是把绩效考核建立在量化的基础上，体现了公正和公平的原则；二是聚焦有效的考核指标，符合重点突出和简便操作的原则；三是把医院的总体目标层层分解到科室和部门，真正发挥绩效考核的牵引和导向作用，并易于实现效益和质量的兼顾发展；四是考核的不只是结果，更注重从关键工作流程选择关键指标，医疗质量控制指标可以得到足够的重视。

但是KPI也有自己的不足之处，比如，知识型和周期性较长的指标是很难定期地进行量化。还有就是指标之间可能会有冲突，需要进行平衡。如果过分地依赖考核指标，而没有考虑弹性因素，可能会陷入机械的误区。另外，KPI考核更多地在关注结果上面，很容易忽略过程，如果科室找到漏洞，可能会以领导者并不愿意的方式达到目标。

第三节　BSC平衡计分卡

1992年哈佛商学院罗伯特·卡普兰（Robert S. Kaplan）和美国复兴全球战略集团创始人戴维·诺顿（David P. Norton）在《哈佛商业评论》上发表了里程碑性的文章《平衡记分卡——驱动绩效的衡量体系》，正式提出了平衡记分卡的概念，从财务、客户、内部流程、学习与成长四个具有因果关系的维度衡量和驱动组织绩效升（Kaplan & Norton，1992）。平衡计分卡强调了绩效考核的“平衡”，为组织提供了切合实际和可操作性的绩效管理框架（图9-3-1）。财务维度反映组织的财务状况和经济效益；客户维度反映客户的忠诚度和满意度；内部流程反映企业擅长的方面，需要在某些流程上表现突出；学习和成长维度反映组织持续改进和创造价值的能力。

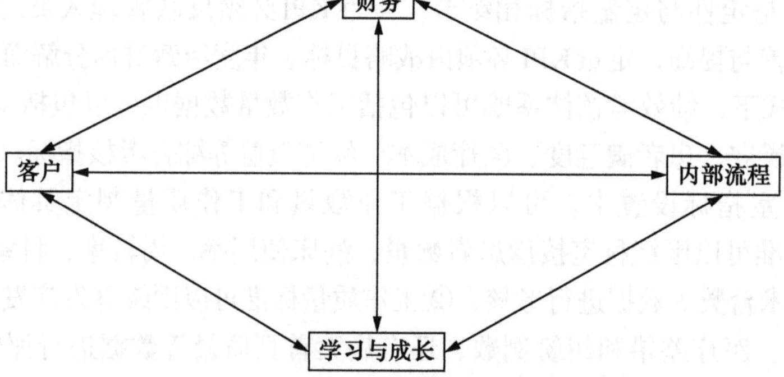

图9-3-1　平衡计分卡在管理绩效体系的应用
资料来源：（Kaplan & Norton，1992）

平衡计分卡作为绩效评价工具，其特点如下：①实现有效的平衡。平衡计分卡的核心原则是“平衡”，可以实现财务与非财务、长期目标和短期目标、内部与外部、领先指标与滞后指标这四个方面的动态平衡，帮助组织建立多维度平衡兼顾的绩效考核体系，有利于组织的长远发展。②关注核心利益相关者。平衡计分卡通过四个具有因果关系的维度实施组织绩效考核，关注股东、客户和员工等核心利益相关者的需求。③以战略为核心，强化战略与绩效管理的连接。平衡计分卡强调以战略为核心，通过可衡量的指标和目标值推动战略目标得到有效执行，使得组织战略目标具体化，最后通过定期回顾绩效考核结果，引导管理层对战略的指标和目标值做出调整，推动战略的实施和改进。四、重视组织协调和沟通。平衡计分卡明晰了组织协同的逻辑关系，将公司的战略目标链接到公司、部门和个人不同层面，明确界定组织各个部门责、权、利，减少组织内部的跨部门沟通摩擦，可以促进不同部门通过了良好的沟通和协作，提高管理的效率，达到良好的沟通效果。

平衡计分卡最早在发达国家的医疗卫生领域成功应用。1996年美国杜克儿童医院是第一个成功应用平衡计分卡的并取得了良好的效果的医疗机构。加拿大安大略皮奥纪念医院在实施平衡计分卡之后，患者满意水平从89%上升到95%，随后这个绩效考核工具逐渐被英国、瑞典、加拿大、澳大利亚、新西兰等国家的医疗卫生领域逐渐应用。BSC引入中国比较晚，在医疗卫生领域的应用仍处于探索阶段。台湾省是我国最早在医疗卫生领域引进并实施平衡计分卡绩效考核体系的地区。2002年，台湾马偕医院最早在医院绩效管理方面引进平衡计分卡工具，随后台湾荣军总医院和长庚医院也先后运用BSC进行医院绩效考核，均取得了明显成效。BSC之所以对医院的绩效管理产生了重要影响，一个十分重要的原因是其构建了财务与非财务指标平衡的绩效考核体系。公立医院是非营利性组织，利用平衡计分卡工具进行绩效考核，有助于公立医院实现功能定位，突出患者、员工以及内部流程的重要性，最终实现社会效益和经济效益的平衡。MacStravic认为一个真正的平衡计分卡有利于医疗卫生领域关注内部运营、激发内部利益相关者提高客户忠诚度以及加强客户关系。

理论层面，平衡计分卡已发展得非常完善，但是到目前为止中国成功运用平衡计分卡的医院并不多，一方面医院的绩效评价比企业所遇到的问题要复杂，另一方面医院管理者对平衡计分卡的认识还需进一步提升。张金华、彭学韬等人在广东省二甲规模以上的医院做了一项关于《平衡计分卡在公立医院应用的现状》的调查问卷，随机抽取40家医院和72名医院管理人员，结果显示：仅有7家医院正在使用或曾经使用平衡计分卡，打算未来使用平衡计分卡的医院也仅有9家；医院管理者对BSC比较了解的只有20名，仅占28%，其中还有大部分医院管理者没听过BSC的绩效管理工具。可见大多数医院管理者们对平衡计分卡的认知不够。

医院应用平衡计分卡的局限性主要表现在：①实施难度高，要求管理者具备很强的战略制定、规划和沟通能力，如果医院的管理基础差，组织、团队、个人三者之间绩效存在差异，指标难以分解，实施就会遇到很大的阻力；②指标数量多，建立指标体系困难。涉及财务、客户、内部业务流程、学习与成长四个方面，指标的选择、管理应用和平衡性具有一定的困难；③医院信息化程度的低，导致量化的指标数据难以收集；④实施成本高。平衡计分卡需要结合自身战略目标，对每个指标设定目标值和行动方案，消耗大量时间、人力、物力，施起来成本高。对于医院而言，应用平衡计分卡工具设计适合自身发展需求的考核指标非常关键，考核的指标数量涉及在评估过程中收集和分析数据所需花费的成本或时间资源，数量太多会导致注意力分散。Kaplan和Norton在他们的著作《平衡计分卡—化战略为行动》建议平衡计分卡的每个维度所得指标数不能超过4～5个，指标总数应该控制在20～25个。

第四节　PDCA循环

PDCA理论是一种科学严谨的工作方法和工作程序，它最早是由美国质量管理专家沃特·阿曼德·休哈特（Walter A. Shewhart）在全面质量管理应用中提出的，后来由戴明采纳、宣传，获得普及，因此又称为戴明环。PDCA是英语单词计划（Plan）、实施（Do）、检查（Check）、处理（Action）的第一个字母，PDCA循环就是按这四个单词的顺序进行质量管理，并且循环不休地进行下去的科学程序。

PDCA最早应用于企业质量管理领域，1950年，戴明到日本担任产业节的讲师及顾问，帮助其整顿、创立日本产业制度，塑造了风靡世界的日本企业管理模式。在其工作期间，PDCA被广泛应用在企业质量管理持续改善的过程中。PDCA反映了质量管理活动的规律。在我国，这一方法也被应用到管理的诸多领域。

在PDCA的运行过程中，我们可以把它分为四个阶段：计划（Plan）、实施（Do）、检查（Check）、处理（Action）。而在这四个阶段中，大体上又可分八个步骤，即在计划阶段，第一步：分析现状找出存在的主要问题；第二步：找出存在问题的原因；第三步：找出诸原因中最关键的原因；第四步：制定计划和措施。在实施阶段，第五步：执行计划和贯彻措施。在检查阶段，第六步：检查效果。在处理阶段，第七步：巩固措施，把效果好的标准化，把失败的进行防止与修改；第八步：遗留的问题转下一个循环解决（图9-4-1）。PDCA循环每转动一周就上升一个台阶，犹如在爬“楼梯”。每经过一次循环，一些问题就会得到解决，质量水平就会上升到一个新的高度，如此循环往复，质量问题不断得到解决，产品质量和管理水平就会不断得到改进和提高。

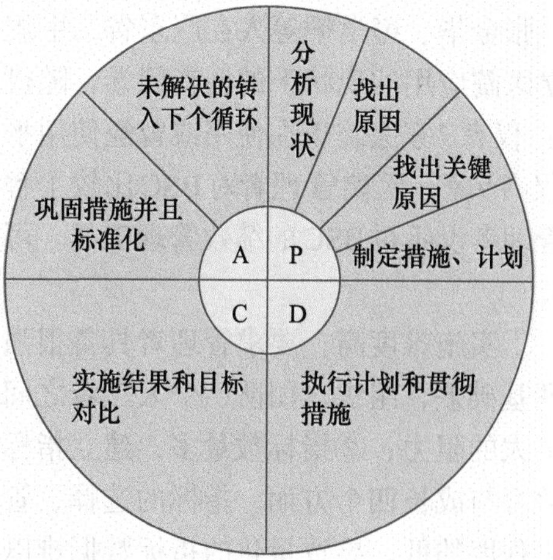

图9-4-1　PDCA的四个阶段和八个步骤

在医疗领域，PDCA循环法已经被广泛应用于医疗质量管理、绩效管理、药品管理等多个医疗管理领域，取得了良好的实际效果。

在绩效管理方面，由于PDCA循环和绩效管理都具有不断向前推进、螺旋式上升的闭环结构，绩效管理的绩效计划、绩效实施辅导、绩效考核和绩效反馈应用等流程又和PDCA循环过程高度相吻合。因此，若将PDCA循环应用于医院绩效管理，PDCA循环就被赋予了符合医院管理的内涵：P（Plan），为医院制定合理的绩效考核目标做计划；D（Do），为实现绩效考核目标建立相应的信息收集和反馈渠道；C（Check），检查理想的考核目标与实际工作之间的差距问题；A（Action），对上一轮的绩效管理模式进行改善，为开始下一轮绩效管理做铺垫。它们之间是相互关联的一个循环体，每一项也可单独成立，在绩效管理中形成问题分析-目标制定-组织实施-检查总结-逐步改善的科学管理过程，促进医院整体战略的达成和绩效管理水平的提高。

在PDCA循环的各个步骤中，我们常常用到各种不同的质量改善工具以及方法。比如在确认问题时，我们可以用5W1H和流程图；在收集和整理数据时，我们可以用控制图、直方图等；在分析原因时，可以用到头脑风暴法、鱼骨图、柏拉图等；在实施过程中，我们可以用到甘特图等。这些管理工具能有效提高分析效率和质量，推动PDCA循环顺利进行。

PDCA的优点在于有目标、有计划、有执行的情况和进度，能正确地落实到部门责任人，能及时地发现存在的问题，有及时的解决方法，也为后续的管理形成企业的标准量化。但是它最大的优点也是它最大的缺点，原因在于固化的流程很容易让人产生惯性思维，从而在工作中缺乏必要的创造性。因此，医院管理者们要深入理解，理解透彻，避免机械地生搬硬套。

整体来说PDCA和其他工具模型一样，提供了一种思维的方式而不是具体解决问题的方法，这也是大部分工具模型的特点，它们可以套用到各式各样的工作当中去，比如工程师可以依靠它提升整个的产品质量、运营人员也可以依靠它形成标准化的管理体系，但是所有的这些都依赖于我们日常的积累，就像PDCA循环一样，永远会有一个更大的循环等着我们去处理。

第五节　RBRVS以资源消耗为基础的相对价值体系

RBRVS是一种针对医师个人进行绩效评价的绩效管理工具，称为RBRVS（Resource-based Relative Value Scale）。RBRVS是以医疗服务过程中投入的资源消耗为基础，以相对价值为尺度，测量医师在医疗服务中资源投入的大小，并以此测量出的资源投入为标准计算所需支付给医务人员相关费用。

20世纪80年代末，美国医师的费用迅速上涨，医疗资源被严重浪费，社会医疗保险支付体系面临严峻挑战。据统计，1980年美国医疗卫生总支出是1956年的7倍，1975—1987年Medicare支付给医疗机构或自由执业医生的费用每年增长率高达15%，而同期美国国民生产总值的增速仅为7.9%。同时，医务人员之间的薪酬分配不公，也引发了医院内部管理的重重矛盾：由于医师费支付与劳动复杂程度无关，致使专科内医师之间在遇到对技术要求高、风险程度大的诊疗服务时便会相互推诿；过大的收入差距还导致非手术操作类医务人员拒绝配合外科医师的术前与术后工作。

因此，在1985年，美国国会决定改革医师费支付方式，并委托哈佛大学公共卫生学院萧庆伦教授（William Hsiao）的团队承担此项工作。在1985—1992年间，萧庆伦教授团队携手临床、统计、评估、心理等多个领域专家，在全美国范围内医务人员的劳动价值、资源投入展开度量研究，需要衡量的医疗资源的程序和服务（services and procedures（S/Ps））投入包括：①S/P所需时间，②S/P前和S/P后时间，③劳动强度，④操作成本，包括职业保险费用，⑤专业培训费用。这五个因素将结合起来，就产生了以非货币单位计价的RBRVS。

在1992年，经过不断优化与改进后，RBRVS理论获美国国会同意用以计算医生薪酬，自此被逐步广泛接受，目前已经发展成为成熟的测算医生工作量与支付薪酬的体系。该理论不仅在美国被广泛采用，亚洲、欧洲等多个国家都先后将其引入本土进行探索并逐步推广使用。在中国，当时台湾长庚医院首先将RBRVS试用于医技部门的绩效管理。国内数十家医院也尝试以RBRVS作为医务人员工作量绩效管理的方法。华西医院、中山大学附属肿瘤医院、山东千佛山医院都是实施RBRVS的先行者，并已取得了一些成果，譬如中山大学肿瘤防治中心以公平衡量医疗组、不同医疗科室之间的医疗工作贡献为目标引入了RBRVS。该院聘请专人将2012版*Medicare RBRVS*翻译成中文，并以此版本的RBRVS为基础，组织各医疗科室技术骨干，根据不同科室的学科优势，以及对诊疗项目的不同要求，修改并制定了具有本院特色的RBRVS点值表。对于在不同科室开展的同一诊疗项目，该院可能赋予不同的点值。中山大学肿瘤防治中心不同科室同一诊疗项目的点值如表9-5-1所示。

表9-5-1　不同科室同一诊疗项目的点值示例

科室	项目代码	项目名称	费别	RBRVS点值
头颈科	F00000002095	纵隔肿物切除术	手术费	37.12
胸科	F00000002095	纵隔肿物切除术	手术费	80
介入科	F00000001105	腹腔穿刺注药	治疗费	3.67
内镜激光科	F00000001105	腹腔穿刺注药	治疗费	4.771

来源：绩效革命大型医院绩效改革实例全案

在现代医院绩效管理中，我们可以借鉴RBRVS的原理和方法，设置劳动价值点数（劳动时间、工作强度、技术水平），并结合执业风险作为医务人员工作量的绩效评价的考量依据，制定计算模型。从各个角度评价医务人员的绩效，不使用与执业成本相关的器械和非器械类的点数。对不能与RBRVS建立对应关系的项目，根据项目消耗的资源，赋予劳动价值点数。根据计算模型，可以算出每个医疗服务项目的医师费支付比率，再按照医师提供的不同服务单价、数量乘以医师费比率，给予相应的绩效。

RBRVS将医师的收入与疾病诊治相联系，突破了以往绩效管理的局限性，它与药品和设备检查脱钩，将医务人员的工作价值在具体项目中以最为直观、简约的方式予以体现。改变了以往医院按收分配、多收多得的逐利倾向，更好地体现了多劳多得、多优多得的酬劳分配原则。有效杜绝了医务人员奖金和药品、收入挂钩的现象。由于绩效奖金分配重在体现每一个诊疗项目的劳务价值，医师不再开大处方、滥检查，而是积极钻研技术，通过实现自身价值获取高额酬劳。

在RBRVS的操作中，常常会遇到问题，最常见的是体系设置工作量大、评价方法不够科学、量化的评价标准单一。由于RBRVS本身的局限性，它对工作质量（治疗效果）存在者医保因素考虑不足的问题，因此有条件的医院也可以引入DRGs工具，两者能相得益彰，互补不足。

第六节　DRG和DIP

DRG（Diagnosis Related Group，疾病诊断相关分组），是指将住院患者按照疾病严重程度、治疗方法复杂程度以及资源消耗程度的相似性分成一定数量的疾病组。DRG模式下，医保不再按照患者在院的实际费用（即服务项目）支付给医疗机构，而是按照病例所进入的DRG组的付费标准进行支付。

DRG是在20世纪70年代，美国学者研发的一种管理工具，从1983年被美国医疗保障局用于Medicare（老年医疗保险）后，DRG作为医疗质量管理和医疗费用支付的革命性手段，迅速在全球推广开来。我国学者自20世纪80年代末开始关注DRG，2008年完成的北京版DRGs（BJ-DRGs）是我国第一个完整的本土化DRGs版本。2014年，北京市医疗机构住院服务的绩效评价中，引入“DRG”的分组方法。2015年3月，国家卫生计生委医政医管局正式指定北京市公共卫生信息中心作为国家DRG质控中心，开展全国DRG研究与推广工作，并以北京市公共卫生信息中心（北京市医院管理研究所）享有著作权的DRG分组方案为基础，等效建立CN-DRG分组方案（2014版）。2019年，我国发布了按疾病诊断相关分组付费国家试点城市名单，确定了30个城市作为DRG付费国家试点城市，同年还发布了疾病诊断相关分组（DRG）付费国家试点技术规范以及分组方案。2020年，国家医保局发布了疾病诊断相关分组（CHS-DRG）细分组方案（1.0版），对376组核心DRG（ADRG）进行进一步细化，确定了618个细分组，CHS-DRG标志着我国DRG付费国家试点顶层设计的完成，也标志着按DRG付费开始正式进入实际付费阶段。随着DRG付费改革在各地如火如荼地开展，作为国内主流的经过实践检验的DRG分组规范，CN-DRG迅速被北京、广东、陕西、辽宁等30多个省市的卫健委和医保管理机构所采用，开展基于DRG的医疗服务监管评价和医保支付管理。据不完全统计，CN-DRG被超过2 000家医疗机构用于医院内部成本管理和绩效评价。

DIP（Diagnosis-Intervention Packet，按病种分值付费）是基于DRG的原理进行的按病种点数付费，可以说是中国原创的一种付费方式。DIP是利用大数据将疾病按照“疾病诊断＋治疗方式”组合作为付费单位，结合医保基金总额确定每个病种的付费标准，并按此标准向医院付费。2020年10月、11月，国家医疗保障局办公室先后颁布了《区域点数法总额预算和按病种分值付费试点工作方案》《国家医疗保障按病种分值付费（DIP）和DIP病种目录库（1.0版）》，启动新一轮支付方式改革试点，首次确定了全国71个试点城市。这意味着按病种付费方式（DIP），成为与DRG支付方式改革平行推进的主要付费方式。我国的江苏省淮安市、广东省中山市、江西省南昌市、山东省东营市、宁夏银川市、福建省厦门市等地市先行探索了住院费用的按病种分值付费，并且在广州市全面应用过程中取得了良好效果并得到了总结完善，为我国按病种分值付费的实施积累了关键技术和实践经验。

目前，DRG/DIP在医院绩效管理中的应用内容主要包括医疗服务能力、服务效率和医疗安全三大部分（表9-6-1）。

表9-6-1　DRG/DIP在医院绩效管理中的应用内容

绩效评价维度	评价指标	内涵
服务能力指标	DRG/DIP组数	代表治疗病例所覆盖疾病类型的范围，能够体现出医疗服务的广度
	总权重	代表住院医疗服务的产能情况，通常总权重值越大，则医院住院医疗服务的"总产出量"越高
	病例组合指数（CMI）	评判医疗服务技术难度的重要指标，医院治疗某种疾病所消耗的医疗资源多、诊疗难度大则该种疾病的CMI值将比较高
服务效率	时间消耗指数	反映治疗同类疾病所花费的时间，通常治疗某类疾病的平均住院时间越长，则该医院的时间消耗指数的值越大，效率越低
	费用消耗指数	反映治疗同类疾病所花费的费用，通常治疗某类疾病的平均住院费用越高，则该医院的费用消耗指数的值越大，效率越低
质量安全	低风险组死亡率	指疾病本身导致死亡的可能性极低的病例类型组在临床过程中出现了失误和偏差而导致死亡的情况

DRG/DIP应用在绩效管理中有明显的优势。第一，DRG/DIP可以使复杂的医疗行为计量化、可比化、标准化，让主诊组之间、科室之间、机构之间各项医疗服务绩效评价更加地科学。第二，基于DRG/DIP的绩效分配方案，更能体现绩效管理的公平性与权威性，具有较高的认可度和指导性。第三，DRG/DIP可以引导科室挑战疑难重症病例，将常见病、非急性发病期的患者转诊至下级医院，承担起大型公立医院的社会责任。第四，DRG/DIP评价指标丰富了绩效管理体系，促进了医院和科室不断加强自身经营能力和管理效率，缩短平均住院日，降低平均住院费用，既可以获得绩效提升，又可以优化内部成本结构。在总额预付时代，对公立医院未来的运营影响更多的是同行之间展开的竞争，基于DRG/DIP方式的绩效管理模式，将医院费用、收入相融合，以病组或病种为单元比较绩效考核指标，在医院各科室及不同医院相同专业形成良性竞争，不断提升医院的竞争实力。

医院在绩效管理中应用DRG/DIP需要注意的是，DRG/DIP并不适用于医院所有的业务，比如医技科室和门诊工作，就无法通过DRG/DIP进行绩效薪酬的分配。DRG/DIP是建立在住院病案首页数据基础上的分组工具，因此对数据的准确度及医院信息化程度要求比较高。DRG虽然可以有效控制组内费用，但较难核查高编高套情况；DIP更侧重于对手术及临床治疗操作的计算，但难以避免诱导医疗和过度医疗。

第七节　小　　结

绩效考核工具的应用是推动绩效管理革命的关键，医院需要根据自身发展阶段，结合医院的战略发展目标，选择适合医院管理需求的绩效考核工具。绩效考核工具也不是独立的，在医院实践中发现，单一种工具往往难以满足医院绩效管理的需求，医院在实际管理中可以选择多种工具，相互补充，从而构建完整的绩效管理体系。

（姚淑芳　陈启康）

第十章

实战案例：运用DRGs管理工具推进医院高质量发展

第一节　管理痛点梳理

一、医院简介

佛山市妇幼保健院是三级妇幼卫生健康机构，佛山市妇幼保健业务指导中心。2020年加挂“佛山市妇女儿童医院”“佛山市产科医院”牌子，下设佛山市胎儿医学研究所。2011年通过三级甲等妇幼保健机构等级评审，2015年通过德国KTQ医疗质量认证。先后成为南方医科大学非直属附属医院、广东省普通高等医学院校教学医院、中山大学公共卫生学院研究生培养基地、暨南大学医学研究生培养基地、广东省博士工作站、广东省博士后创新实践基地、佛山市企业博士后科研工作站分站、广东医科大学研究生教学点等。2018年、2019年、2020年全国公立医院绩效考核“国考”成绩全国排名（妇产类医院）前30名内，2020年全国妇幼保健机构绩效考核成绩全国排名第20名。

医院始建于1951年，现已形成了新城院区、禅城院区和城门头院区“一院三区”发展新格局。全院总占地面积8万平方米，作为产科医院分娩量多年来稳居佛山第一。

二、案例背景

2015年广东省卫健委发布了《关于印发广东省开展疾病诊断相关分组（DRGs）协作工作方案的通知》粤卫办函〔2015〕673号，明确“在全省建立推广、应用、维护DRGs的工作机制；实现各级卫生计生行政主管部门能够通过应用DRGs对省内公立和民营医院开展住院医疗质量监控、医疗服务及质量绩效评价工作；探讨利用DRGs进行付费和控费的工作机制。”通知的下发意味着广东省用DRG开展绩效考评工作的开始。

2019年《佛山市人民政府办公室关于实施高水平医院建设“登峰计划”的意见》（佛府办〔2019〕1号）正式发布，《意见》提出佛山将实施高水平医院建设“登峰计划，建设集医、教、研、管理与国内一流水平相当的高水平医院。医院作为市级三间入选医院之一，开始了登峰计划的各项准备工作。

2019年国务院办公厅印发《国务院办公厅关于加强三级公立医院绩效考核工作的

意见》(国办发〔2019〕4号)，随着《意见》的下发全国三级公立医院绩效考核工作开始启动，《意见》中对三级公立医院在质量、运营、可持续发展与服务各方面都提出了较高的要求，明确了三级公立医院的发展定位。

在这些背景下，医院如何抓住佛山市实施登峰计划建设这一契机，通过与广东省DRG住院医疗服务评价体系相结合，运用DRGs管理工具加强医院精细化管理与重点专科建设，提高技术、效益、科研与管理水平，顺利完成登峰计划中的各项任务，成为医院重点管理工作之一。

为此医院决定以登峰计划项目与公立医院绩效考核为契机，成立医院精益管理项目小组，其目的是在DRGs评价管理体系与登峰计划、公立医院绩效考核背景下，促进医院高质量发展，提高医院学科建设水平，完成项目设定的总体目标：①在运营管理方面：医院运营效率与效益提升明显，不断优化各专科的DRG管理核心指标；②在医院质量方面：医院运行质量和病案质控成效显著，相关质控指标得到进一步改善；③在学科建设方面：重点学科建设有成效，科研能力不断提升。

三、问题分析

2019年广东省公布了《2018年广东省DRG住院医疗服务综合评价分析报告》，报告中对2018年全省各家医院DRG住院医疗服务综合评价考核结果进行排名。医院在全省妇幼医院中的考核结果如表10-1-1、表10-1-2所示。

表10-1-1　广东省DRGs住院医疗服务综合评价排名

指标	2018年排名
综合能力排名	5
学科能力指数排名	8

表10-1-2　广东省DRGs住院医疗服务综合评价亚专科建设排名

亚专科	2018年排名	亚专科	2018年排名
感染专业评分	51	呼吸专业评分	21
神经专业评分	22	消化专业评分	9
循环专业评分	25	肝胆胰专业评分	11
肌肉骨骼专业评分	14	肾脏泌尿专业评分	8
多发创伤专业评分	12	皮肤专业评分	8
眼科专业评分	13	女性生殖专业评分	5
耳鼻喉口专业评分	6	妊娠分娩专业评分	5

从表10-1-1、表10-1-2可知，医院在广东省DRGs住院医疗服务综合评价考核中综合能力排名与标杆医院之间还有差距，尤其是学科能力指数排名还有待提升；另外医院各亚专科建设发展不均衡，有些亚专科建设水平相对其他医院落后较多。

主要表现在：

(1)科室发展重量不重质，仍以工作量提升为主；

(2)科室亚专科建设未细化，专科发展较单一，比如只设置儿内科，未进一步开展儿内科各亚专科建设；

（3）病种结构不合理，CMI值相对较低，DRG组数相对较少，未能体现三级公立医院的功能定位；

（4）人才梯队建设不够完善，科室技术力量的提升受到限制；

（5）运营效率仍有提升空间，有些科室时间消耗指数、费用消耗指数＞1且呈现增长趋势；

（6）科研能力还较弱，国自然杂志、省自然杂志等代表高水平科研能力的作品还未实现0的突破；

（7）科主任管理理念与管理方式未能随时代的变化及时更新。

第二节　管理方法与路径

一、解决思路

（一）成立医院精益管理项目组

医院决定以登峰计划项目与公立医院绩效考核为契机，结合广东省DRGs评价指标体系，成立由院长牵头、主管院长主抓，相关职能与临床科室负责人组成的医院精益管理项目组，通过DRGs管理工具的运用解决医院在发展建设过程中面临的上述问题。

（二）制定项目总体目标

医院精益管理项目组根据医院发展总体战略目标“以建设国内一流、广东领先、具有国际规范管理的妇幼保健院、妇女儿童医院和产科医院为目标”，在医院运营、质量、学科建设三方面设定本项目的具体目标：在运营管理方面，医院运营效率与效益要提升明显，不断优化各专科的DRG管理核心指标；在医院质量方面，医院运行质量和病案质控成效显著，相关质控指标得到进一步改善；在学科建设方面，重点学科建设有成效，科研能力不断提升。

（三）运用质量管理工具查找原因进行原因分析

医院精益管理项目组组织医院专家就如何提升医院专科建设水平，提高医院运营效率、提升医疗质量展开了讨论，通过头脑风暴法查找分析产生问题的原因，制作鱼骨图如图10-2-1所示。

根据鱼骨图中所有问题进一步通过绘制柏拉图，寻找问题的主要原因，如图10-2-2所示。

结合柏拉图通过二八原则分析可知，医院缺少一个科学的评价管理工具、管理者精益化管理意识不够，由此引出医院管理重量不重质、人才梯队建设不健全、病种结构不合理等一系列问题。

查阅文献我们了解到“DRG其本质是一套‘医疗服务精细化管理工具’，是病例组

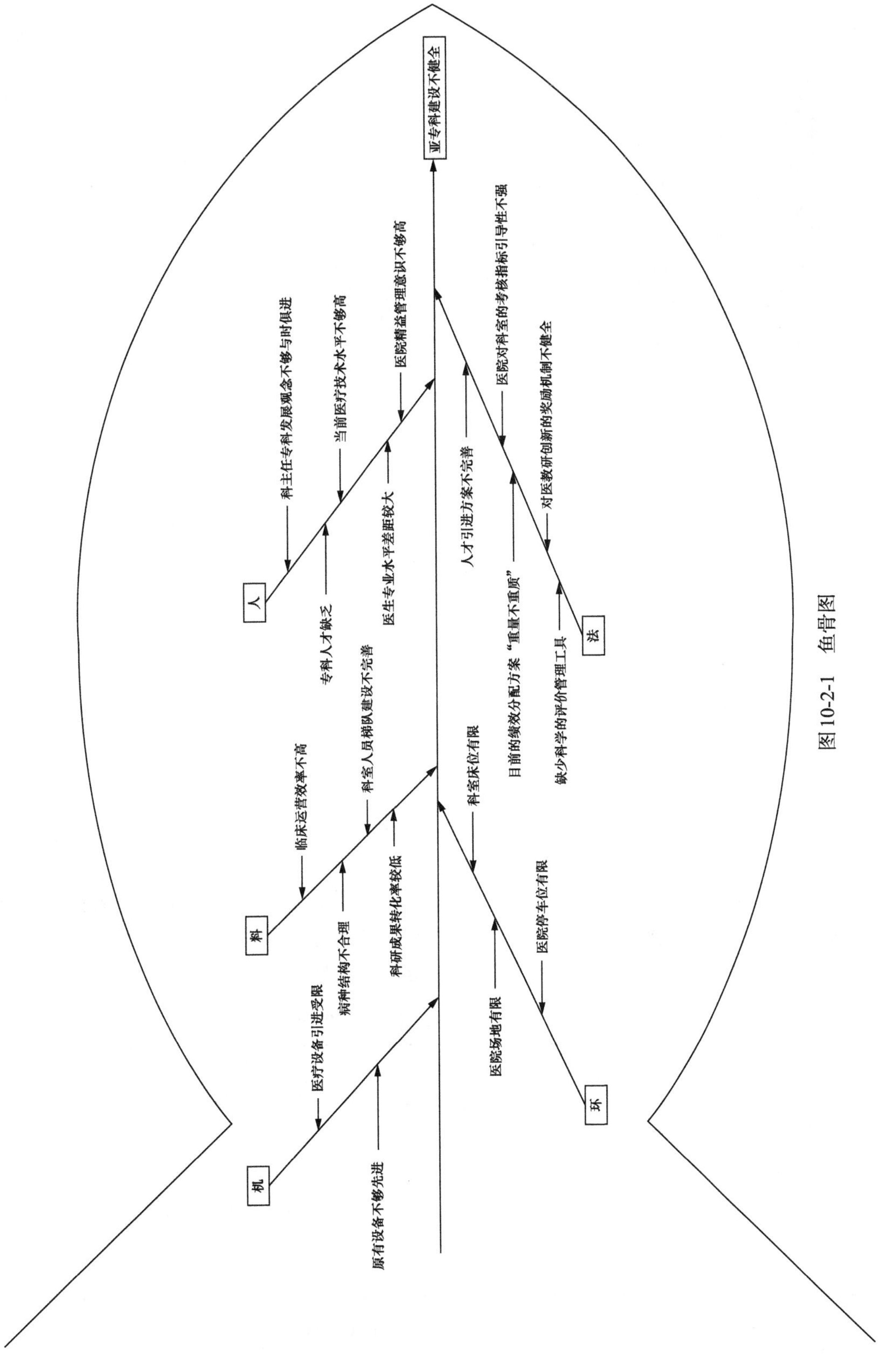
亚专科建设不健全
人
科主任专科发展观念不够与时俱进
专科人才缺乏
当前医疗技术水平不够高
医生专业水平差距较大
医院精益管理意识不够高
料
临床运营效率不高
病种结构不合理
科室人员梯队建设不完善
科研成果转化率较低
机
医疗设备引进受限
原有设备不够先进
法
人才引进方案不完善
医院对科室的考核指标引导性不强
目前的绩效分配方案“重量不重质”
对医教研创新的奖励机制不健全
缺少科学的评价管理工具
环
科室床位有限
医院停车位有限
医院场地有限

图10-2-1　鱼骨图

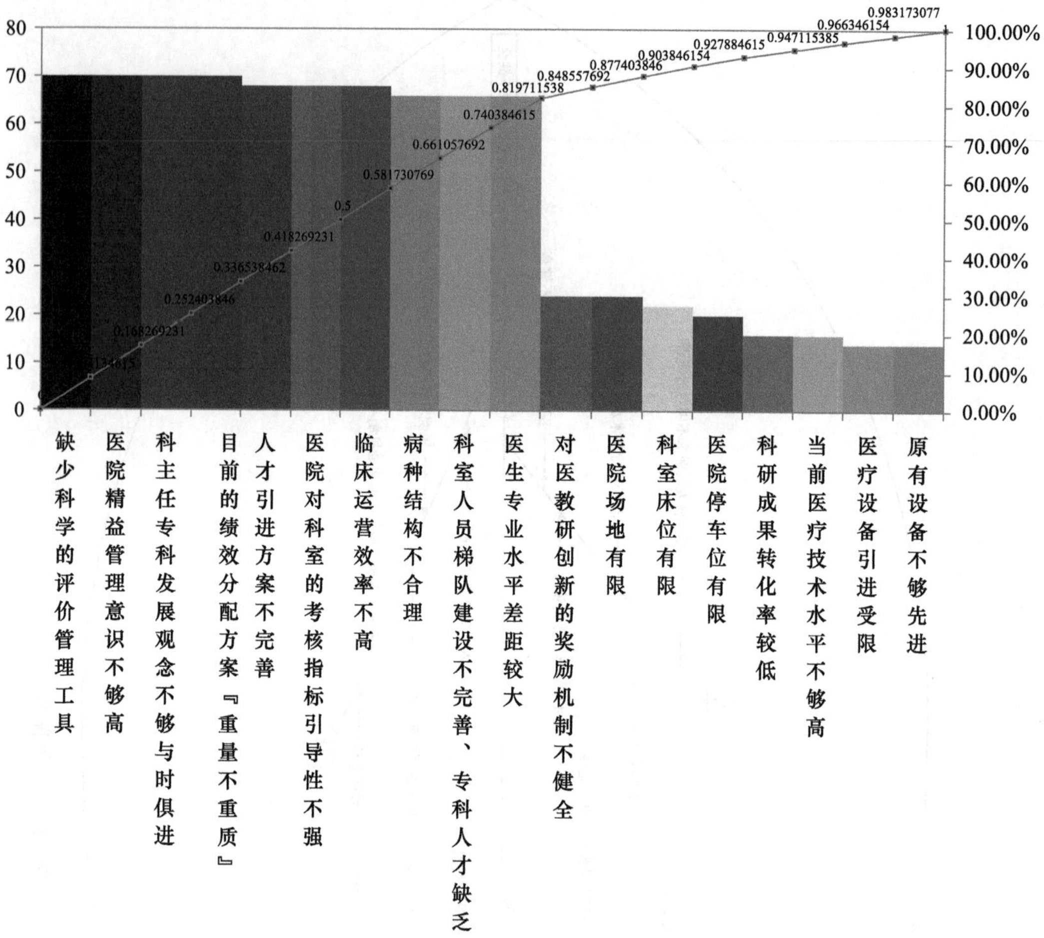

图10-2-2　柏拉图

合中最著名的一种，一是帮政府管理部门统筹医疗资源，为区域卫生管理者提供一具‘圆规’；二是帮医院衡量自己在整个医疗过程中的情况，为医院造一把‘标尺’，实现医疗服务同质化、可衡量的科学管理。”DRGs管理工具的核心指标如表10-2-1所示：

表10-2-1　DRGs管理核心指标

维度	指标	评价内容
产能	DRGs组数	医疗服务的广度，即病例覆盖的疾病类型范围
	总权重数	住院服务总的产出
	病例组合指数（CMI）	医疗服务的整体技术难度
效率	费用消耗指数	治疗同类疾病所花费的费用
	费用消耗指数	治疗同类疾病所花费的时间
质量	低风险组死亡率	临床上死亡风险较低病例的死亡率

广东省DRGs评价指标体系由3个维度、8个指标组成，如表10-2-2所示：

表10-2-2　广东省DRGs评价指标体系

维度	指标	评价内容
DRG能指数	DRGs组数	医疗服务的广度，即病例覆盖的疾病类型范围
	总权重数	住院服务总的产出
	病例组合指数（CMI）	医疗服务的整体技术难度
	学科建设	综合评价学科的治疗范围及治疗水平
	异地住院人次	医院收治异地疑难危重患者人次
效率	费用消耗指数	治疗同类疾病所花费的费用
	时间消耗指数	治疗同类疾病所花费的时间
质量	低风险组死亡率	临床上死亡风险较低病例的死亡率

可见DRG管理工具主要应用于医疗服务绩效管理和医疗费用管理两个方面，是推进公立医院改革强有力的工具，也是加强医院学科建设、提高运营效率和医疗质量的有效管理工具。鉴于此，医院精益管理项目组决定借助DRG管理工具加强对医院、科室的精益化管理。另外我们知道，DRG的正确分组以及权重的确定需要两种数据信息作为基础：一是病案首页所包含的医学信息；二是基于病历的成本信息。由此可见，病历尤其是病案首页的质量是DRG正确分组的前提。因此，如何提高病案质量是该项目第二个需解决的问题。

医院精益管理项目以问题为导向，制定任务计划见表10-2-3，各小组成员各司其职，负责相应领域任务的推进工作，每季度、半年、年度进行分析评价，并向全院进行通报、反馈。

表10-2-3　项目组工作任务及责任科室

序号	任务内容	责任科室
1	进行DRGs管理工具的宣教	质量管理科
2	制定DRG考核指标、建立DRG专科运营能力评价考核体系	质量管理科
3	建立医疗质量评价管理体系	质量管理科
4	建立病历质控评价体系	病案管理科
5	组织各临床科室就登峰计划专科建设项目进行申报及管理	院办
6	加强临床路径及MDT（多学科诊疗模式）的管理	医务科
7	配合临床科室开展新技术、新项目申报及管理，推动亚专科建设的开展	医务科
8	保障科室建设过程中的医疗质量	医务科
9	推进医院“人才树”工程，加强人才的引进与培训	人事科
10	各临床科室积极推进本科室亚专科建设	各临床科室

二、改进措施

（一）引入了DRG管理工具提高医院精细化管理水平

为了解决医院管理者精益化管理意识不够的问题，医院引入了DRG管理工具，旨在通过工具的运用引导各科主任改变管理理念，学会用数据说话，提高医院精细化管理水平。

为了方便大家更好地运用DRG管理工具，质量管理科对临床科室医务人员进行深入的宣教与培训，让他们了解DRG的入组方式与分组规则。同时培训临床科室学会通过DRG管理工具了解本科室诊断相关组覆盖情况、对本科室亚专科建设、缺失病组、技术实力（CMI）等进行综合分析、客观评价，做到有的放矢，从而有针对性地采取改进措施，提升专科建设水平、提质增效。

结合广东省DRG住院医疗服务评价体系中的DRG考核指标，建立医院DRG专科运营能力评价体系。通过该体系引导科室管理者解决医院目前发展中轻质重量的问题，不断完善病种结构，提高临床运营效率与医疗质量。

结合公立医院绩效考核各项指标与医院DRG专科运营能力评价体系，不断完善医院现有的全面质量管理评价体系，从而加强医院对科室管理的指引作用，使医院质量不断提升。

定期对DRG专科运营能力评价体系及全面质量管理评价体系中各项质控指标进行数据挖掘与分析，通过数据分析找到医疗各环节存在的节点和堵点问题，有针对性地提出建议及改进措施，指导临床科室的管理工作。

医院将DRG考核指标纳入医院绩效奖金分配方案中，通过绩效考核指挥棒的作用引导科室重视DRG管理指标，主动调整病种结构，加强科室专科建设，推动科室效率的提升。

（二）持续改进医院病案首页质量提高病案质控数据的精准性

病案管理科实施编码员轮转临床科室的措施，通过轮转一方面加强与临床科室的沟通，另一方面进行自身临床专业知识的培训学习，为以后的准确编码奠定基础。质控员做好首页日常质控工作，制定了病案首页查验表，通过病案质控系统检查与质控员自查，及时发现问题并进行修改处理，保障首页的质量，为DRG准确分组奠定基础。同时积极开展全院性首页填写和病历书写规范化培训，建立病历质控评价体系，定期检查分析督导与反馈，并与科室绩效挂钩，引导科室主动加强病历质量的管理。

（三）不断提高医院医疗质量是医院发展的根本与保障

医务科加强对常见病与多发病的临床路径管理，将临床路径管理作为医疗质量管理工具，规范诊疗行为，不断降低费用消耗指数与时间消耗指数，提高诊疗效率。另一方面为配合临床科室的专科建设，医务科积极协助临床科室进行新技术、新项目的申报，加强对新技术与新项目的伦理审查及管理，推动亚专科建设的开展。为不断完善医院医疗质量管理，医务科还采取各种举措：开展危重病历、特殊病历、典型病历研讨会，从而不断提高医务人员的管理意识；举办各种专题学术会议及质量培训会议，提升医务人员的技术能力；同时加强医院MDT（多学科诊疗模式）的管理与建设等等。

（四）解决人才梯队不完善推动“人才树”建设项目

人才是科室发展之本，人事科为解决人才梯队不完善问题，制定了各种方案：修订了《佛山市妇幼保健院高层次人才管理办法》，大幅增加科研配套经费，提升新引进人才的待遇；制订了《“卓越青年管理人才”培养项目方案》，为医院培养后备人才；通过“引进来”、“送出去”等多种方式加强人才队伍的建设；组织各科室召开人才引进经验分享会加强交流，通过分享拓展人才引进思路。另外医院还聘请多名知名专家担任顾问，与国内外知名高校、医院及科研机构建立合作，开展博士后培养工作等，从而不断提高产学研意识，积极推进目前已获成果的推广应用及市场转化工作，提高转化效率。

（五）极推进医院“登峰计划”各项工作的部署与实施

由院办牵头的“院登峰计划领导小组”协助各科室做好各项目的申报工作；通过制定“登峰计划”实施进度表，加强对项目的管理，定期对各科室的项目进度进行核查与督导，保障各项工作的有效推进；“院登峰计划领导小组”实行登峰计划工作例会制度，定期总结汇报各科室“登峰计划”专科建设工作情况，对不达标的科室进行督导反馈，确保各项工作的有效推进。

各临床科室围绕本科室登峰计划项目，不断加强本科室各亚专科建设，做好本科室亚专科建设规划、落实本科室登峰计划各项任务、运用DRGs管理工具做好科室精细化管理。

第三节　管理果效与价值

一、案例果效

（一）医院运营效率效益提升明显

近年来医院DRG专科运营能力评价体系中各项指标趋向良好，如表10-3-1所示。

表10-3-1 DRG专科运营能力评价指标

项目	2018年	2019年	2020年	2021年
诊断相关组数	366	394	410	521
权重	28 699.57	30 997.07	30 351.5	41 044.36
CMI值	0.758	0.773	0.779	0.782
低风险死亡率	0	0	0	0
时间消耗指数	0.945	0.92	0.867	0.869
费用消耗指数	1.154	1.172	1.155	1.156
药品消耗指数	1.05	1.03	0.95	0.95
耗材消耗指数	1.28	1.24	1.24	1.20
入组率/%	97.68	98.50	98.94	99.63
医疗服务收入（不含药品、耗材、检查检验收入）占医疗收入比例/%	30.42	31.36	30.06	30.16

通过精益化管理，各临床科室不断调整病种结构，加强亚专科建设，扩大诊治范围，全院诊断相关组数持续上升，如图10-3-1所示。

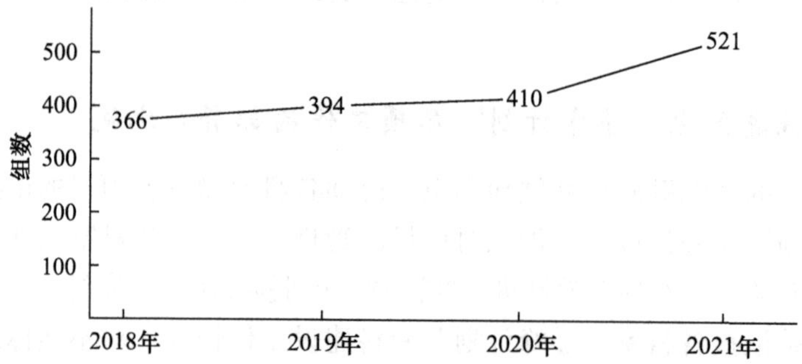

图10-3-1 诊断相关组数趋势图

在扩大诊治范围的同时，不断提升技术实力，疑难危重病例诊治能力不断提高，全院CMI值呈现上升趋势，如图10-3-2所示。

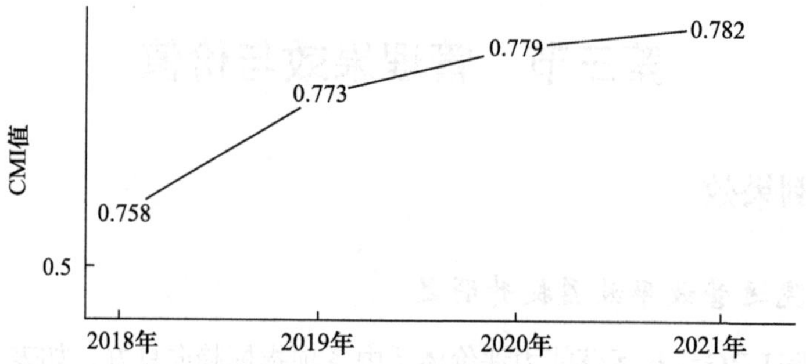

图10-3-2 CMI值趋势图

在技术能力不断提高的同时，医院的运行效率也在不断提高。就诊流程不断优化，患者周转加快，全院时间消耗指数不断下降，如图10-3-3所示。

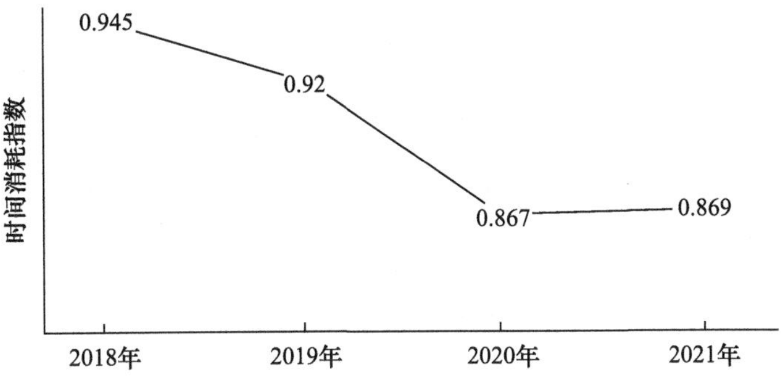

图10-3-3　时间消耗指数趋势图

医院收入结构不断调整优化，药品消耗指数、耗材消耗指数持续下降，如图10-3-4、图10-3-5所示，有效医疗收入得到上升。

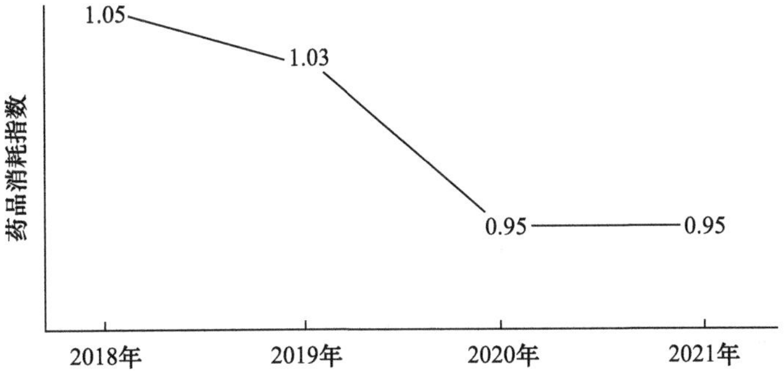

图10-3-4　药品消耗指数趋势图

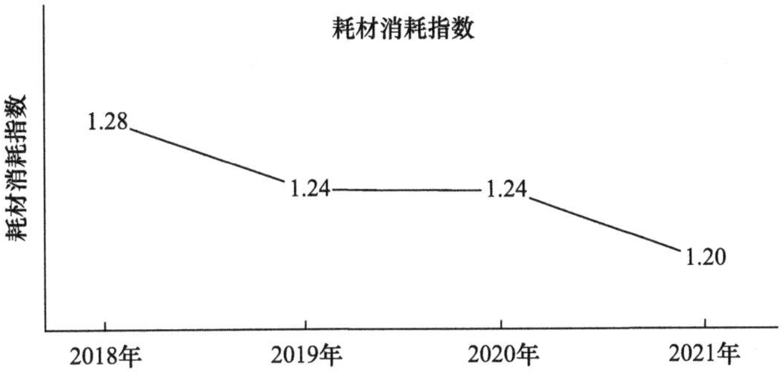

图10-3-5　耗材消耗指数趋势图

（二）医院运行质量和病案质控成效显著

医院质量评价指标趋向良好，如表10-3-2所示。

表10-3-2 医院质量评价指标

项目	2018年	2019年	2020年	2021年
低风险死亡率	0	0	0	0
入组率/%	97.68	98.50	98.94	99.63
抗菌药物使用强度/DDDs	27.47	29.48	23.70	22.33
医院感染发病率/%	1.21	1.22	0.86	0.67

医院医疗质量保持良好，低风险死亡率维持在0%；病历入组率持续上升，如图10-3-6所示。

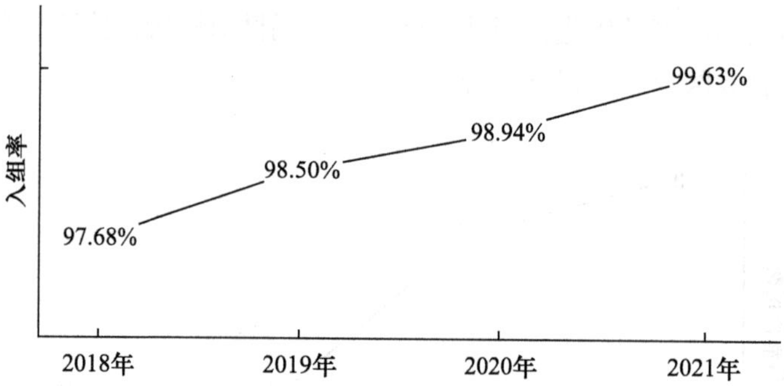

图10-3-6 入组率趋势图

药品使用监测效果良好，全院抗菌药物使用强度（DDDs）呈下降趋势，如图10-3-7所示。

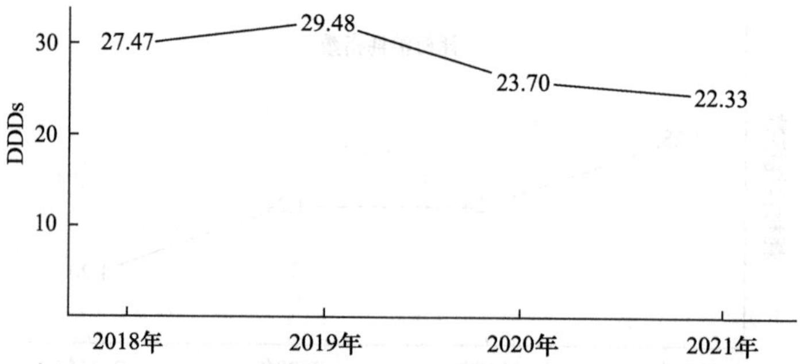

图10-3-7 DDDs趋势图

病案质量提高明显，病案首页质量得分呈上升趋势，如图10-3-8所示。

医院院感质量控制良好，感染发病率呈下降趋势，如图10-3-9所示。

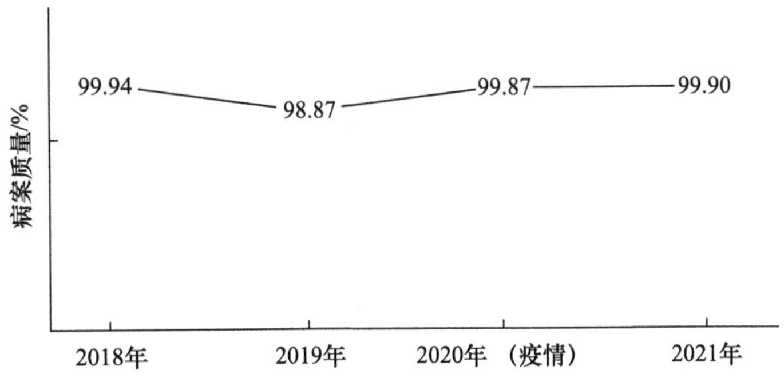

图10-3-8 病案质量趋势图

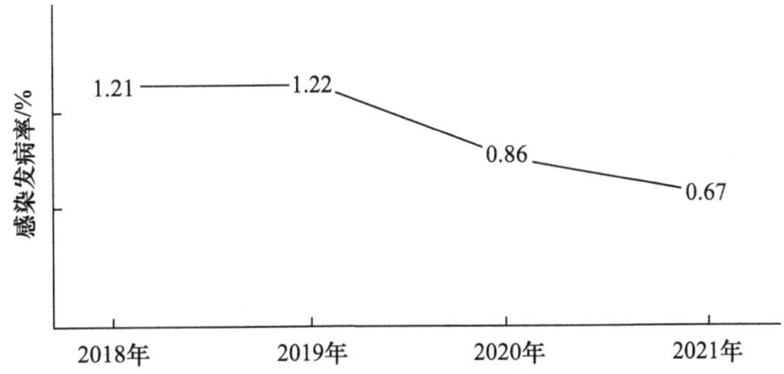

图10-3-9 感染发病率趋势图

（三）重点学科建设成效与科研能力提升

1. 学科建设取得突破

医院在佛山市“十四五”规划中的高水平医学重点专科数量位居全市12家三甲医院的第二位。医院产科、妇科、儿科为广东省临床重点专科；新生儿保健、孕产期保健、更年期保健是广东省保健特色专科；妇科、产科、儿科、中医科、小儿外科为佛山市高水平医学重点专科；生殖医学中心、新生儿科、口腔科、重症医学科、护理专科为佛山市医学重点专科；乳腺外科、妇女保健科、儿童保健科、耳鼻喉科、急诊医学科、皮肤科、麻醉科为佛山市培育医学重点专科。

2. 一批专科分别成为国家、省、市级的培训基地

获得国家级培训基地有：卫生部四级内镜手术培训基地、中华医学会麻醉学分会产科麻醉培训基地、中国妇幼保健协会妇科阴式手术培训基地、中国妇幼保健协会专科助产士临床培训基地；省级培训基地有：广东省助产专科护士培训基地、广东省新生儿产专科护士临床实践培训基地、广东省儿科实践教育基地、广东省泌尿外科专科护士培训基地、广东省儿童早期发展示范基地；市级培训基地有：佛山市儿科专科护士培训基地、佛山市产专科护士培训基地。

3. 加强科研教学工作，国自然、省自然科研项目取得突破

医院研究所（胎儿医学中心、妇女儿童医学中心、科研实验室）承担了医院主要

的科研工作。近年来获得国家自然科学基金10项、中国博士后基金项目7项、广东省基础与应用基础研究项目14项；获专利授权112项；发表SCI论文112篇（影响因子最高16.971，影响因子大于10的有4篇）；国家核心期刊论文160余篇；主办国家级继续医学教育项目18项，省级继续医学教育项目68项。近三年医院获全国妇幼健康科学技术奖二等奖1项，科技成果奖6项。

（四）医院在2021年广东省DRGs绩效考核中取得进步

如表10-3-3、表10-3-4所示。

表10-3-3　广东省DRGs住院医疗服务综合评价排名

年份	2018年	2019年	2020年	2021年
DRG能力指数排名	5	7	5	6
学科建设排名	8	8	7	6

表10-3-4　广东省DRGs住院医疗服务综合评价亚专科建设排名

亚专科	2018年排名	2021年排名	排名上升
感染专业评分	51	28	23
循环专业评分	25	14	11
神经专业评分	22	13	9
眼科专业评分	13	5	8
肌肉骨骼专业评分	14	7	7
皮肤专业评分	8	2	6
多发创伤专业评分	12	7	5
耳鼻喉口专业评分	6	4	2
呼吸专业评分	21	19	2
肾脏泌尿专业评分	8	6	2
肝胆胰专业评分	11	10	1
女性生殖专业评分	5	4	1
妊娠分娩专业评分	5	4	1

二、应用价值

（一）引入DRG管理工具，加强医院精益化管理，引导医院从“量变”转为“质变”

“DRG其本质是一套“医疗服务精细化管理工具”，通过定期对DRG考核指标进行数据分析找到医疗环节存在的节点和堵点问题，有针对性地提出建议及改进措施，指导科室的管理工作：

1. 通过对科室CMI值的考核引导科室主动加强专科建设，调整病种结构，加强内涵建设，发展新技术新项目；

2. 通过对时间消耗指数的考核指标引导科室优化诊疗流程，提高诊治效率；

3. 通过对费用消耗指数的考核指标引导科室加强费用监管，保障合理收费；

4. 通过对低风险死亡率的考核指标引导科室加强质量管理，保障医疗安全。

（二）通过DRG加强精益化管理，引导临床管理人员由粗放式管理转变为精细化管理，引导各科主任改变管理理念，用数据说话

1. 通过对各科室DRG现有病组、缺失病组及病例RW值的分析，精准定位各科室亚专科建设水平，为科室的亚专科发展提供数据支撑，做好科室发展规划。

2. 通过分析各病组的时间消耗指数与费用消耗指数，寻找痛点与难点，梳理流程、加快周转，提高精益化管理水平。

（三）通过精益化管理，引导职能管理科室改变管理理念，由“被动”服务转变为“主动”服务

精益化管理不仅考核临床科室的管理水平，更多考核的是职能科室的管理水平。如何让临床科室转变原有的“重量轻质”的理念，需要职能科室的积极引导。

1. 质量管理科工作人员主动下临床宣教DRG管理工具，通过数据分析帮助科室了解现状，做好科室规划。

2. 编码员主动下临床轮转，一方面加强与临床科室的沟通及学习临床专业知识，另一方面为准确编码奠定基础。同时做好首页填写和病历书写规范培训。

3. 医务科加强对医疗质量的监管与培训，推动MDT（多学科诊疗模式）的管理与建设、加强对科室新技术、新项目的审核与管理等，为临床科室的专科建设保驾护航。

4. 院办、人事、科教科积极推动与配合临床科室专科建设的各项工作。

（四）DRG管理工作标准化并与绩效挂钩，巩固成效

将DRG考核指标引入医院全面质量管理体系中进行工作标准化管理，并与医院绩效管理挂钩，通过绩效考核指挥棒的作作，引导科室主动调整结构，加强效率，推动科室专科发展。

（五）推动加强信息化建设工作，为精益化管理提供建设平台

项目也推动了医院信息化的建设，因为信息化建设是精益化管理的基础与平台，是数据精准性与可靠性的保障。

三、案例点评

在现代医院管理实现精益转型的过程中，医院管理者除了必须实现思想理念的革

新与转外，更重要的一点就是要学会应用管理工具来进行医院管理的业务数据整理、运营动态分析和专科趋势研究，科学地制定医院的发展战略和解决运营中间的日常管理问题。该案例以国家公立医院绩效考核为契机，结合广东省DRG评价指标体系，首先通过精益管理工具（头脑风暴、鱼骨图、柏拉图等）查找原因，进行根因分析，找到医院发展建设过程中面临的问题，运用DRG管理工具进行干预，最终达到提高医疗服务质量、提升医院运营效率的目标。由此可以看出，通过DRG管理工具的使用，可以使医院的医疗质量管理、医疗服务管理和医院绩效管理更加趋于精细化与科学化。同时，也可以使得医院的动态管理和战略管理有机结合，形成现代医院管理新的发展走向。

（庞立静　薛　梅　陈寒冰　阮　浩　吴贵雯）

第十一章 实战案例：日间手术绩效管理创新与实践

第一节 管理痛点梳理

一、医院简介

郑州大学附属郑州中心医院始建于1954年，是一所集医疗、教学、科研为一体的综合性三级甲等医院。1996年获批成为三级甲等综合医院，2016年成立郑州市中心医院医疗集团。

医疗集团以桐柏路院区为核心，拥有高新院区、康复医院、豫欣医院、文化宫路院区（郑州市盆底功能障碍性疾病中心、盆底日间手术中心）、郑州市中心医院新郑分院（新郑市公立人民医院）及建设中的高新医院，绿东村社区卫生服务中心、沟赵社区卫生服务中心、郑州市五棉社区卫生服务站3家社区卫生服务中心（站），与郑州市骨科医院、二七区马寨镇卫生院合作建设急救站，形成了集团化发展的分级诊疗体系。

目前集团在职职工3 714人；设置临床和医技科室70余个，开放床位3 051张；全院年手术量4万余台，年日间手术量1.5万台。建院至今郑州市中心医院一直秉承从解决人民群众最关心最直接最现实的利益问题入手，深化医改，将医院医疗工作“做实、做细、做精”。

二、案例背景

日间手术指患者从入院、手术、出院在24小时（特殊情况下不超过48小时）内完成的一种新的诊疗模式，也可概括为是对传统住院手术模式的创新，是通过流程再造提高医院运行效率的一种手段，在欧美先行国家开展已有近100年历史。但日间手术在我国尚属新兴医疗模式。我国的日间手术起步较晚，我国香港地区于20世纪90年代开展，而大陆地区直至20世纪初才陆续开展。2001年，华中科技大学同济医学院附属武汉儿童医院开始对4个病种实施日间手术，开创我国日间手术先河。随后，上海交通大学医学院附属仁济医院、中南大学湘雅医院、四川大学华西医院、郑州大学附属郑州中心医院等陆续开展，我国的日间手术正式进入发展起步阶段，仅上海申康医院发展中心已有28家医院开展日间手术，年手术量7.31万例，开展后的平均住院时间降低1.85～4.36天，平均次均住院费用下降15%～60%。2018年，上海交通大学医学院附属仁济医院完成日间手术35 411台，占同年医院手术总量的40.5%，其中三、四级手术比重为50.2%；同年，四川大学华西医院为24 960台、占比25.11%和60.1%。但日间手术在我国整体尚未普及开展。根据2014年统计，全国仅100多家医院开展了日间手术，且大多数医院开展的手术病种少、手术例数少。至2016年底，我国有396家医院开展了日间手术，日间手术量占同期总手术量平均达到11%。近年来，开展日间手术的医院明显增多，至2018年底，已有1 340家医院开展，并且出现了参照国外模式独立运营的日间手术中心。

2016年国家卫生健康委与人力资源社会保障部联合下发《关于印发开展三级医院日间手术试点工作方案的通知》（国卫医函〔2016〕306号），标志着我国日间手术正式从国家层面开始推进。2019年国务院办公厅发布《关于加强三级公立医院绩效考核工作意见》（国办发展〔2019〕4号），简称“国考”，以引导三级公立医院进一步落实功能定位，提高医疗服务质量和效率。其中日间手术作为绩效考核建设重要工作之一，不仅仅因为它属于三级指标之一，它还关系到其他考核指标，包括医疗服务收入占比、住院次均费用、住院患者满意度、住院收入占医院收入比例（提倡床位高效使用）等，因此做好日间手术建设，是做好三级公立医院考核建设工作的重要任务。2020年1月13日，首个国家层面的规范性文件《国家卫生健康委办公厅关于印发第一批日间手术病种手术操作规范（试行）的通知》（国卫办医函〔2020〕1号）发布，进一步保障了日间手术的规范开展。

基于大数据病种分值付费（DIP）作为我国医保制度改革中的重要措施之一，已经在我国大部分省市进行试点并投入使用。其目标是实现政府、医保、医院、患者四方的平衡，达到医保有结余、医院有结余的良好状态。按病种分值付费不仅激发了医院主动降低成本，合理配置卫生资源，更是医院提质增效的内驱动力，日间手术更是因可提高科室运行效率、降低患者就医费用、缩短就诊时间、提升患者满意度等优势，其开展对当前适应新形势下的医保付费方式显得更加突出和尤为重要。

为了加快推进日间手术的开展，郑州大学附属郑州中心医院采用“分散收治，集中管理”模式，实施日间医疗“院科两级全过程管理”；全面推行日间临床路径，构建三级管理质控架构；运用PDCA持续流程优化，建立健全医院包括术前、术中、术后一体化的日间手术完备体系。

同时，郑州大学附属郑州中心医院也正在进一步支持日间手术相关科研发展。2019—2021年论文统计共计324篇（SCI共30篇，中华核心15篇，中文核心18篇）；近3年外科系统及相关科室课题立项37个，国家级1个，省部级6个，市厅级24个，院内项目6个。

三、问题分析

郑州大学附属郑州中心医院日间手术的开展，采取“集中管理，分散收治”模式，涵盖全院54个病区，开展日间病种300多种，三四级手术占比高达80%以上，年手术量达1.5万台。自开展之初，医院领导高度重视，自上而下建立了完整的日间医疗管理体系架构，设立专用手术间及相关配套设施；PDCA自循环改进，进一步优化服务流程，在门诊楼三楼整层区域集中进行准入和评估，以及入院手续办理，医疗运行效率显著提升。现对以下几方面问题做重点分析：

（一）全面质量管理

树立全面的院科两级质量管理理念，健全科室层面日间手术质量管理体系，做到制度落实有留痕。全院进一步加强集团化管理，健全各科室层面日间手术的质量管理体系，强化院科两级，明确各临床专科制度落实、留痕，充分运用PDCA管理工具，全面强化质量数据分析与医疗质量持续改进，助力医院日间医疗高质量发展。

全面质量管理是指工作期间将相关质量管理作为核心部分，将专业类型、管理类型与数据处理类型的技术有机整合在一起，使用合理的方式创建相关质量保障机制，在一定程度上能够针对质量的影响因素进行严格控制，提升整体工作效果与水平。其核心目的在于正确使用PDCA管理工具以循环方式开展工作。在使用质量管理方式的过程中，应树立正确的观念意识，在工作中及时发现其中是否存在问题，采用合理的措施改进工作方式与解决问题，并促使整体工作质量水平的提升。对于日间手术而言，应用效率高是前提，其主要工作就是患者在住院以及手术过程中，可以进行更多地合理观察与监测，了解手术前后实际状况，更好地加快康复速度。

（二）科室质控活动完整记录质控内容

依据院级质控数据和指标，分解细化到各科室，增加科室质控小组具体活动内容，加强各科室质控数据分析，保障工作可量化、可考核，质控分析以及持续改进需要进一步材料支撑。科室质控每月上报和留存数据要显示持续改进内容，促进临床科室质量持续提升；修订日间术式医师和术式的动态评估机制，每年进行一到二次的动态调整，以平均6个月时间为间隔。

（三）日间手术目录进一步梳理

参照医院日间手术做法，通过不断修订日间手术医师和术式准入机制及流程，每年对准入医师及术式进行动态调整。所有调整均经过医院日间医疗质量与安全管理专家委员会充分评估后审批通过，将日间手术“三大准入”工作的重心，从增量、创新转移至优化、提质。

（四）医院信息化建设同步跟进

医院要定期对日间手术信息系统迭代升级，在进一步加强原有日间手术信息化建设的基础上，加强数据整理与分析。同时不断强化对集团内各分院和各临床科室末节的同质化管理，定期整合每月基础数据进行质量分析，查摆问题优化流程，形成PDCA闭环管理。信息化系统建设要整体推进，要有针对日间智能随访功能的建设，随访内容要采用表单化，发现问题后可以通过信息系统及时报告，专科医生后期能定期进行随访并解决问题。

（五）注重人员全方位培训

通过强化培训，树立院科两级全面质量管理理念，加强医院层面日间医疗质量与安全管理委员会的精细化管理，保障全院日间医疗安全，助力医院高质量发展；健全科室层面日间手术质量管理体系，进一步加强科室PDCA管理工具的运用，强化质量分析与持续改进，真正形成闭环。

（六）加强患者并发症救治和强化不良事件管理

通过进一步规范并发症患者救治流程，规范三级医师报告和职责，提高手术质量和救治成功率；建立并严格落实手术术后并发症等不良事件报告制度，不瞒报和漏报，近年上报量见图11-1-1。开展日间手术的科室应制定本专业应急救治流程，通过不断培训和演练，加强医务人员应急救治能力。发生不良事件，有主动报告医疗不良事件的登记、整改记录；对有差错的不良事件进行原因分析、记录、改进。

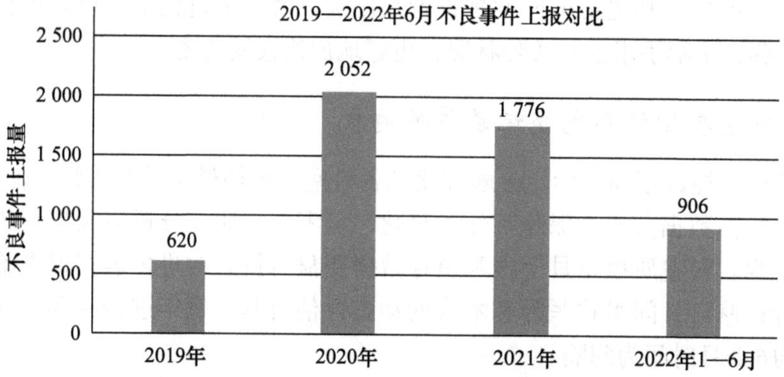

图11-1-1　2019—2022年6月不良事件上报对比

（七）制定重点管理指标

运营效率指标：包括日间手术手术室使用率、日间手术开展手术台次（图11-1-2）占医院总手术台次比、三/四级手术占比（图11-1-3）、患者当日手术取消比例、手术当日停台率、入院前平均等待时间等。

质量控制指标：包括入院前完成评估患者比例、延迟出院患者占比、30 d患者死亡率、2～31 d非计划重返率、24 h内非计划再次手术发生率、不良事件发生率等（不良事件包括24 h内术后出血，难以控制的疼痛、恶心和呕吐，胃肠道穿孔，发热，切口裂开，切口感染等）。

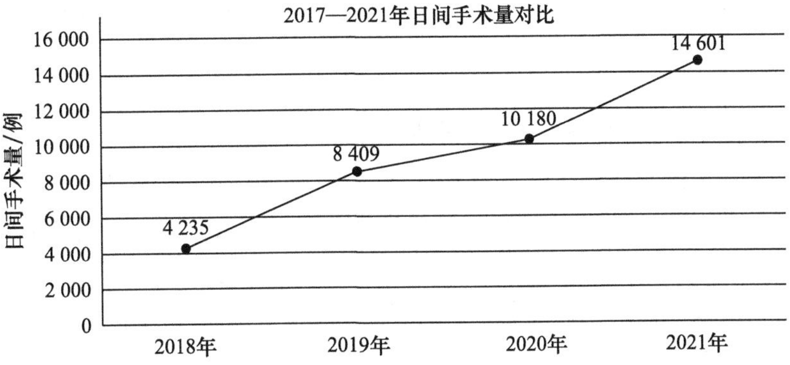

图11-1-2　2017—2021年日间手术量对比

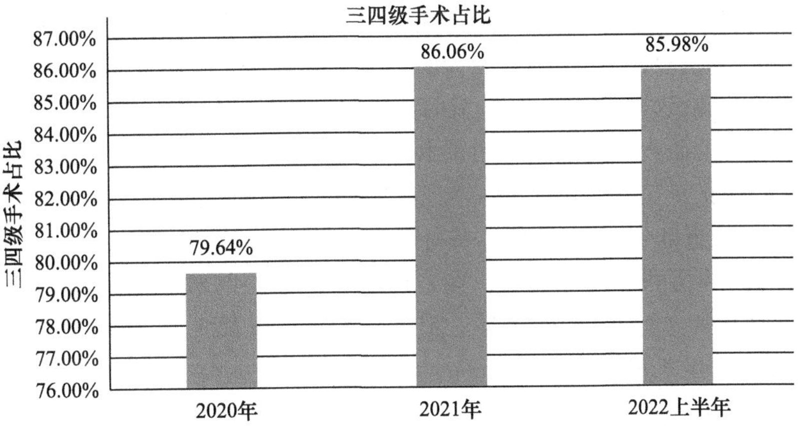

图11-1-3　日间手术三四级手术占比

第二节　管理方法与路径

一、解决思路

日间手术推行过程中，要更多运用PDCA管理。同时，创新始终是日间手术持续发展的内驱力所在，要更多地运用创新思维和理论，并不断演化、迭代、升级。

（一）ERAS的全面引入

日间手术和ERAS都是属于创新临床医学模式的一种。日间手术的蓬勃发展可以促进ERAS理念的广泛传播，ERAS理念的充分贯彻与实施可以进一步促进更多病种和术式进入到日间手术中来，两者相辅相成、相得益彰。该院组建由技术精湛的手术医生、麻醉医师、护理人员组成的ERAS团队，将ERAS理念引入日间手术全领域，通过术前、术中和术后三阶段来促进日间手术的发展。相信随着日间手术各环节的进一步优化以及全面推广实施，将会有更多手术采用日间手术模式开展，日间手术占择期手术比例也将进一步提升。

（二）区域协同双向转诊体系的建立

日间手术患者出院后并不意味着医疗活动终止，很多时候患者出院后仍需在家或者社区继续身体功能康复。通过医院-社区一体化服务模式的建立，由三级医院的医师协助社区医生和护士为患者提供社区门诊或家庭上门访视等，最大程度解决了患者术后安全隐患和健康恢复问题。随着体系的日趋完善，这一模式通过孵化今后可以在全国多数地区加以复制和推广。

（三）实现与各信息化系统互联互通

随着医院信息化的发展，特别是近几年在医院信息平台互联互通的推动下，医院日间手术信息系统已成为一个整体，为医、患、管三类人群提供了数字化、一体化服务。2019年，郑州大学附属郑州中心医院充分依据医院信息化现状，完成了日间手术相关应用系统的研发，搭建了日间手术专有信息系统平台。医院日间手术管理信息系统包括日间登记（信息登记、准入）、手术申请（手术预约、手术排程）、日间随访（中心随访、随访查询）、病案管理（书写管理、表格化病历）、统计分析五大内容，该系统与医院HIS病历系统互联互通，融入以患者为中心的数字化生态系统建设方案，通过患者行为追踪、个性化康复指导、AI术后随访，以及线上咨询等手段，保障了人民群众实实在在的医疗服务需求。

（四）日间手术表格化病历实施

通过查找文献、外院学习、询问病案专家、专家讨论后形成共识，在《病历书写基本规范》的框架和前提下，该院于2020年10月初开始全面实施日间手术表格化病历。表格化病历的实施在保障医疗质量安全的基础下，大大减轻了医护人员病历书写工作量，让医生的宝贵时间更多地解放出来，更好的为患者服务。目前国内大多数医院的日间手术病历书写采用24 h入出院记录，以符合国家卫生行政部门病历书写规范的要求。24 h入出院记录虽然可以减少日间手术病历的书写工作量，但可能出现手术室安全核查时缺少可核对的术前病历记录。另外转专科或者延迟出院时需要作废原来的24 h入出院记录，并且重新书写新的完整入院记录，导致医疗隐患或者病历书写不规范。因此，医院日间手术管理部门组织相关部门制订了日间手术病历书写规范，日间病房护理SOP等，其中要求必须有日间手术入院记录、术前讨论（二类以上手术）、手术记录、术后记录和出院记录等，并且书写说明内容中明确规定当延迟出院时需要书写病程记录，转专科时书写专科记录等。

（五）日间手术临床路径管理

临床路径是美国医疗机构为顺应医院内部和外部环境的改变而产生的一种全新的

医疗服务模式，由专科医师、护理、药学、心理、营养师、检验人员等领域专家和其他行政管理人员共同针对某一病种的监测、治疗或手术、康复和护理所制定的一个有严格工作顺序、有准确时间要求的照顾计划，以减少康复延迟和资源的浪费，使服务对象获得最佳的医疗、护理服务质量。日间手术以有计划的择期手术为主，诊断明确单一、手术方式确定，术前检查和手术流程清晰，能够较好地实施临床路径管理。医院日间手术管理中心组织各临床专科、麻醉、临床药学、医疗质量控制专班、医院感染控制中心、护理等相关专科的专家共同制订了各个病种和手术方式的临床路径，包括术前准备、抗菌药物选择和使用时间、预防性镇痛与预防性止呕等药物选择和相关治疗措施、伤口引流物处理、术后评估等内容。目前医院成熟开展的日间手术术式（以100台次为基础值）均已建立各自临床路径，对于新开展的日间手术病种和术式，待流程理顺后尽快建立。需特别指出的是：日间手术临床路径需要覆盖到预约阶段以及延伸到出院后的随访，实现全病程管理。

（六）间手术安全质量与效率监测

日间手术病房需要建立体现日间手术效率和质量安全的质量控制指标，并强调全员参与和全病程管理。各环节质量直接影响终末医疗质量，通过加强对环节的质量管理，有助于及时发现医疗、护理全过程中的问题并及时补救。参照医院管理，可以建立日间手术效率和安全质量为目标的周报与月报指标报表，包括从日间手术预约、三大准入管理为开始的院前、院中、院后各项指标。

周报表及月报表统一汇总，每月进行考核、每季度进行讲评。院方要制定相应的指标考核目标，通过探索日间手术效率和安全质量指标，建立起“以数据说话”为核心的质量管理体系。其主要质量关注点以适合的患者选择；早期识别及避免并发症；减少术后不良反应（术后恶心、呕吐及疼痛）；高效率，低费用等，并定期进行分析。在实际工作期间，应正确使用循环模式，针对日间手术的相关制度内容与流程进行修订完善，通过正确的循环管理方式开展各方面工作，严格执行各方患者准入，并减少手术之前的禁食工作时间，降低疼痛感，预防术后出现恶心呕吐现象，以此形成良好的管理模式。在此过程中，还需正确开展麻醉药物管理、手术流程管理、术后病房管理、出院康复指导等。只有不断对涉及模式、流程、内容等环节及对应指标修改完善，才能使得各方面工作的效果与水平有确定性提升。

二、改进措施

（一）日间手术流程优化

1. 成立日间手术管理中心。中心集成日间准入、预约、入院宣教、术前准备、术后随访功能，以日间手术管理中心为起点，在全国首个创新采取“跑道式”管理流程向各个病区延伸（图11-2-1），实施入院、检查、手术、出院全程无折返，重构医患之

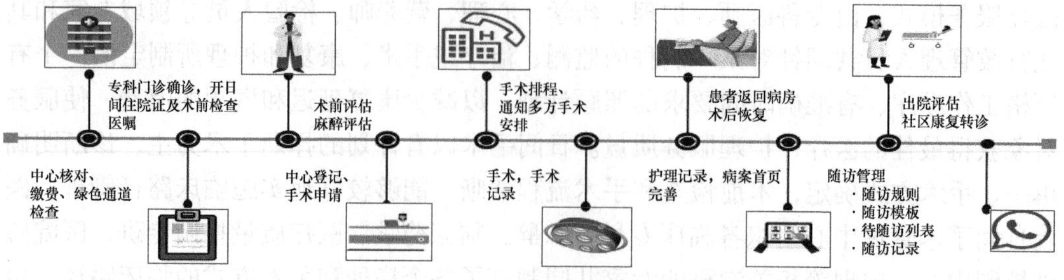

图11-2-1　日间手术流程

间就医模式，提升患者就医体验。

2．设立专属日间手术检查检验“绿色通道”，大大减少患者等待检查、检验时间。

3．医院“一站式”住院服务中心并轨日间手术模式，优化患者就诊流程，加快患者病情检查和治疗，提高医院运行效率。

（二）日间手术临床管理

1．将新技术新业务、微创手术的开展率先纳入科室基础管理考核项目，以期切实提升医院日间手术技术能力、降低手术时间成本与术后并发症风险。

2．建立由医生、护士和其他相关专业人员针对某一疾病而建立的标准化临床路径，以循证医学为依据，相关专业指南为指导的临床疾病管理，将最大限度规范日间医疗行为、减少医疗资源浪费，确保医护人员在以小时为计量单位的日间手术运行过程中有序、高效、规范地完成各项医疗活动，从而确保诊疗关键节点的质量、费用、相关指标的稳定性。

3．全院ERAS理念的推行。ERAS理念的推行极大地推动了日间手术的开展，医院已将ERAS理念引入日间手术全领域，通过一系列围手术期优化，进一步减少外科应激反应，有效加速术后患者康复。

（三）日间手术质量管理

1．严格贯彻三准入、三评估的日间手术管理体系，精准提升日间医疗术前、术中质量。三大准入制度包括：医师准入，患者准入，术式准入；三评估指：术前评估，术后评估，以及离院评估。

2．建立健全医联体内日间手术区域协同体系。区域协同双向转诊体系的建立，“手术在三甲，康复在社区”的模式构建，使患者手术质量得到三甲医院技术支撑，术后康复相较以前能得到更全面、细致的健康指导。体系的建立，也是术后质量管理的延伸，既充分整合了医疗资源，有效提高了区域内医疗资源的利用率，又促进术后康复质量得到保障。

（四）专家梯队建设

医院开展日间手术相关科室的多名医护、管理人员在国家、省、市医学会及管理协会任重要职务，有较高知名度。其中国家卫生健康委医院管理研究所日间手术管理评价体系项目组专家2人，中国医学装备协会日间手术中心建设与管理专业委员会常委2人，中国医师协会外科医师分会委员1人，中国医院管理协会全国门急诊协会委员1人，中国医院管理协会河南省门急诊协会常务委员3人，河南省医师协会外科专业委员会委员8人，河南省医院品质管理联合会第一届专家委员会学组专家1人，郑州市医学会外科专业委员会主任委员1人，副主任委员8人，常务委员28人，委员45人，临床医学导师40余人。近3年内医院各科室共发表日间手术相关论文67篇，其中SCI 3篇，中华核心6篇，中文核心11篇。专著5部，科研立项6项，获得省部级科研成果2项。

（五）医疗团队建设

日间手术开展科室涵盖医院肝胆胰外科、胃肠疝外科、血管外科、泌尿外科、肛肠外科、乳腺甲状腺外科眼科、心血管内科等45个病区，截至目前已准入临床医师532人，其中主任医师46人、副主任医师88人、主治医师153人；准入临床护理人员743人，其中主任护士3人，副主任护师6人、主管护师67人。

（六）健康宣教和护理关口前移

建立和实施覆盖日间手术全过程的健康教育体系。日间手术实施的是当天住院、当天手术模式，入院前完成各项术前检查和准备，一般在入住病房后约1 h内完善所有的术前准备，进入手术室。常规住院患者在手术前一般有2 d以上的手术前准备和等待时间，在医护人员的多次查房、沟通交流下进行手术麻醉方法要求的术前饮食调整和按照专科手术要求进行准备。与之相比，日间手术患者与医护人员的沟通时间很有限，这些术前必要的准备工作必须在家完成，其符合情况成为能否按计划实施手术的重要因素。为降低日间爽约率和手术取消率，医院日间手术管理中心护理工作前移，建立了模式化的院前评估和预约宣教，以及覆盖日间手术康复全程的健康教育体系。

（七）医疗安全管理向院后延伸

利用医联体平台完善随访和及时处理不良事件。日间手术意味着患者术后不超过24 h需要离开医院，脱离了医护人员的严密照护。出院不代表完全治愈，难免会发生患者或家属不能处理的术后并发症，因此延续性服务已成为日间手术能否正常开展并持续发展的重要支撑。为保障患者出院后安全、解决手术医师及患者和家属的后顾之忧，医院日间手术管理中心实施医护一体化出院随访，并设立专职随访护士；制定了完整的出院随访流程并规范随访用语，建立了以信息化为支撑的《日间手术出院患者随访登记表》《日间手术出院患者回访异常情况登记表》；建立了不同手术方式的表格化随访内容和可动态调整的随访频次，最终完成出院后随访率达到100%。随访护士根据患者手术方式的预设，对随访时间节点进行电话或线上语音随访，并评估随访过程中发现的手术并发症和患者术后疑问，给予解答或者指导治疗，有时需要多次反复随访。随访发现患者病情变化或者较严重的手术并发症，会采取标准化沟通模式向手术医师及时准确地汇报患者病情并根据手术医生，为其提供专业的建议及采取相应措施进行处理，同时第一时间建立医患就诊沟通渠道，以提高沟通效率和降低不安全事件发生率。日间病房专职医师收到患者手术病理检查结果后，要对患者进行：1次电话或者线上语音随访；告知病理检查结果并指导下一步治疗。

（八）完善不良事件报告制度

发生不良事件后，主动报告医疗不良事件的登记、整改记录；对有差错的不良事件进行根因分析、记录、改进。加强出院标准和术后随访以及术后应急预案管理。医疗机构还应加强日间手术患者的出院标准管理，医院目前出院标准包括以下项目：患者生命体征平稳不少于2 h；认知力、定向力好，有自主的言语和行为能力；无恶心、呕吐、难以控制的疼痛或术后出血等手术并发症；患者须由麻醉和手术医生共同查看与评估后，在没有手术和麻醉相关风险的情况下才能出院；通过宣教，患者家属须有对患者进行相关护理的能力；建立完善的术后随访制度，专人专档管理。数据分析，很多出院后的不良事件是通过对术后出院患者的随访发现的。若患者出院后出现紧急情况，随即启动出院后患者应急预案管理，积极主动联系主刀医师，指导患者来院就诊，同时畅通日间再入院绿色通道，提高日间医疗质量与安全。

（九）严格执行术式准入和临床路径管理

日间手术应选择技术成熟、风险较小的病种和术式进行开展，门诊手术/操作不能纳入日间手术管理。在患者选择的指征上应该严格把握，并充分评估病情，遵循诊疗规范制定诊疗计划。已开展成熟的日间手术应有详细的临床路径；未开展临床路径的病种和术式，不允准入；新准入开展的日间手术，应尽快完善和实施临床路径。

（十）严格执行医师准入、医师分级管理制度

医疗机构应制定相应的日间手术分级管理制度，对临床医师的手术实行分级管理，严格落实日间手术医师资质准入制度，按医师手术权限实施手术。开展日间手术的医师依法依规实行审批制度，审批内容有：允许开展的手术级别，手术医师的级别，有无成熟的临床路径方案。经医务科、麻醉科、日间手术管理中心等部门讨论，出具意见并附有原始资料、记录。管理部门应定期检查手术资质准入和分级管理制度落实情况并动态调整。

第三节　管理果效与价值

一、案例果效

在医院全集团一体化、规范化基础上，打造“日间手术全过程精细化管理”，实现“日间手术全程质控和效能提升”。

（一）手术病种覆盖范围及手术术式不断增加

目前，医院日间手术已涵盖45个病区、391种术式。2021年全年共开展日间手术14 601例，占全院择期手术比例46.07%，日间手术三四级手术占比达85%以上。

（二）医疗服务效率不断提升

2021年患者平均住院费用降低24.02%，人均住院天数1.8天，术前检查时间平均缩短45%。自开展日间手术以来，有效提高了医疗效率，时间消耗指数及费用消耗指数均小于1；日间手术三四级手术占比由2020年79.64%增加到2021年的86.06%。

（三）住院费用构成更加合理

随着分级诊疗日渐成熟，双向转诊给医疗资源共享带来可能，通过不断延伸日间手术临床路径服务链，实现日间医护一体化模式。日间手术＋临床路径管理作为新的医疗服务供给方式体现一种共赢的理念，最大限度地体现公立医院的公益性。日间手术＋临床路径模式组的病种权重、医疗资源消耗、次均住院费用、药占比、医疗服务收入占比、平均住院日、术前住院等待时间等多方面均低于其他管理模式组。这种模式的有效运行，有助于提高病床周转次数、医疗服务质量和诊疗效率。日间手术全面进入临床路径管理，资源消耗降低，药占比及耗占比的下降，可减少不合理医疗行为，更好地体现医务人员劳动价值，使住院费用构成更加合理。

（四）医疗服务能力不断加强

2016—2021年，医院每年开展日间手术的例数逐年增加，从年300例到年近15 000例，医院资源充分利用，患者就医更加方便，就医费用进一步降低。医院经历了初期探索、进阶开展、开拓创新三个逐步提升的阶段。

（五）服务影响力不断提升

2017年，医院被国家认定为“全国日间手术试点单位”。

2018年11月，经中国日间手术合作联盟验收，正式成为全国第79家中国日间手术合作联盟会员单位，2022年被中国日间手术合作联盟推选为“中国日间手术合作联盟-常务理事单位”。

2019年，为医院日间手术发展的关键之年。这一年，国内首家日间手术管理质量控制中心依托医院成立，中心的成立对于制定科学的日间手术质量控制与评价体系，执行日间手术的相关规范，凝练专业质量指标，开展监测、收集、反馈，推动医院日间专业工作不断改进，都具有深远意义。

2020年，医院参与了国家卫生健康委人卫版《日间医疗规范化管理理论与实践》书稿编写，以及作为主要参与人参与了国家卫生健康委日间医疗质量与安全管理规范制订。

2021年10月，医院携手大象新闻·东方今报等多家媒体，对医院日间手术从术前到术后进行了全程直播，以大众视角让百姓通过更加直观的方式了解到用24小时就能完成“入院-手术-出院”这一系列操作的日间手术是如何实现的，直播期间在线人数逾30万。

2021年12月，国家卫生健康委医院管理研究所主办的“首届全国日间医疗质量与安全管理高峰论坛”上，医院作为大会协办单位和主席单位，成功举办了主题为：日间医疗全流程管理——打造“简、便、廉、验”全流程管理体系的第五分论坛，本届论坛上医院“区域协同、一日行疝”案例还同时荣获2021全国日间医疗十大优秀案例。

2022年，国内多家主流媒体联合医院重磅开启国内首档日间医疗直播栏目——《走近日间》进行首播，人民网、抖音、新浪、百度、今日头条等同步播出，影响力不断提升。

二、应用价值

正确应用PDCA，针对日间手术的相关制度内容与流程进行改革完善，通过正确的循环管理方式开展各方面工作，以此形成良好的管理效能。

全面强化院科两级质量管理，健全各科室层面日间手术质量管理体系。全面质量管理是指工作期间将相关质量管理作为核心部分，将专业类型、管理类型与数据处理类型的技术有机整合在一起，使用合理的方式创建相关质量保障机制，在一定程度上能够针对质量的影响因素进行严格控制，提升整体工作效果与水平。

实施日间手术表格化病历，制订日间手术病历书写规范与质量控制制度，进一步加强病历监控与管理，提高日间医疗质量与安全。明确各级医师病历书写的要求，严格遵守病历书写相关规定，病历诊断及时、检查合理、治疗恰当，知情同意书完备。日间手术管理部门及时检查、评价、监督、保障病历及医疗质量，发现问题及时整改。

通过医院—社区一体化服务模式的建立，最大程度解决患者术后安全隐患和健康恢复问题。日间手术的开展不仅可以提升医院的运营效能，而且能够极大地缓解简单轻症患者与疑难危重患者争夺医疗资源的矛盾，使综合性医院可以收治更多的疑难复杂病例。

组建ERAS团队，将ERAS理念引入日间手术全领域。临床实践进一步证实，将快速康复外科理念融入日间手术模式中，可以达到保障患者安全、加速术后康复、降低并发症的效果。对实施日间手术后的患者，更多强调重视入院前宣教、围手术期及出院后延续性管理，对保障日间手术的安全性，控制医保住院日的管理等方面，都有重要和积极意义。

建立标准化临床路径，确保医护人员在以小时为计量单位的日间手术运行过程中有序、高效、规范地完成各项医疗活动。日间手术临床路径结合日间模式在确保综合医疗质量和保障安全的同时，有效提高医院整体运营效率，缓解就医难题，最终更好体现医务人员劳动价值，使住院费用构成更加合理。

采取“跑道式”管理流程向各个病区延伸，实施入院、检查、手术、出院全程无折返，提升患者就医体验。

日间手术信息平台的建设是现代医院日间经营模式变化中产生的新需求，也是整个数字化医院建设的重要组成部分。在日间手术信息平台建设过程中，通过紧密与日间手术模式的发展相结合，将有助于促进日间手术模式的进一步推广。

日间手术在医药卫生体制改革中具有重要的创新意义，创新成果形成“四赢”局面：一是日间手术的开展可以使患者的直接医疗费用大幅度下降，下降的比例可以达到20%甚至30%；二是可以使医疗保险支付总额明显下降；三是可以提升医院的运营效能，缓解简单轻症患者与疑难危重患者争夺医疗资源的矛盾，使综合性医院可以收治更多的疑难复杂病例；四是由于医院采用的一些激励措施，如提高日间手术绩效奖金比例，从而提升医护人员的积极性和医护职业获得感。

三、案例点评

综合性医院日间手术中心在建设和运营过程中还需要通过不断探索，引入精益思维策略，通过职业培训塑造凝聚力更强的专业日间手术团队，建立日间病房与专科之间良性互动的协调和激励机制。制订日间手术运行和质控的系列规范，夯实日间手术质量和安全基础，建立符合我国医疗特点和医院学科特色的日间手术发展模式。

日间手术在我国还尚属新生事物，作为该领域的医疗从业者不能仅看到它的益处，更要清楚管理的难点与挑战。既要激励医疗机构积极地开展，又要注重医疗质量安全；既要促进其健康良好的发展，亦不能拔苗助长终害其及。因此，对日间手术必须实现精细化管理、客观科学评价、流程和指标评价规范，才能趋利避害使其持续健康发展。总之，不断探索和创新，持续提升医疗品质，成就卓越的医疗服务永远是日间手术持续发展亘古不变的动力源泉。

（连鸿凯　展　翔　王丽君　吕研青　乔　蕾　张闪闪）

第十二章 实战案例：绩效改革助力医院高质量发展

第一节 管理痛点梳理

一、医院简介

百年协和，源远流长。福建医科大学附属协和医院前身是福建基督教协和医院（又名Wilis F. Pierce Memorial Hospital），为创建于1860年的福州圣教医院与创建于1877年的福州马高爱医院合并而成，为八闽现代医学的发祥地。现已成为一所集医疗、教学、科研、预防和保健为一体的大型三级甲等综合性医院。医院坐落在福州市中心风景秀丽的于山之麓，现有床位2 500张，年门诊患者近200万人次，年收治住院患者13万余人次，开展各类手术15万余台（其中住院部Ⅲ、Ⅳ级手术达85%以上，Ⅳ级手术达45%以上）。现有员工4 300余人。其中正、副高职称（含教授、副教授)500余人。拥有国家级、省部级、享受政府特殊津贴专家等高层次人才百余名，多位专家进入中国名医百强榜、学术影响力百强榜。除院本部于山院区外，还拥有旗山院区、平潭院区两个院区，编制床位2 700张。

医院综合实力雄厚。跻身“亚洲华人地区最佳医院百强”“中国·东盟最佳医院百强”“全国医院综合实力百强榜”“中国医院科技影响力百强榜”“中国医院竞争力·顶级医院百强榜”“转化医学全国五十强”。系国家综合类区域医疗中心、国家心血管病区域医疗中心、国家首批疑难病症诊治能力提升工程、福建省高水平医院。拥有7个国家临床重点专科、4个福建省高水平临床医学中心、17个福建省临床重点专科、5个省级重点实验室。在国家卫生健康委已开展的三级公立医院绩效考核中，成绩为A^{+}。尤其可喜的是CMI值（Case Mix Index，国际公认的衡量一所医院疑难危重症疾病救治能力的客观指标）居全国前列，福建省首位，标志医院救治疑难危重疾病的能力达国内先进水平。

二、案例背景

（一）政策背景

按照党中央、国务院关于实施健康中国战略、深化医药卫生体制改革的决策部署，坚持以人为中心的发展理念，适应现代医院管理制度需要，与“三医联动”改革相衔接，落实“两个允许”要求，实施以增加知识价值为导向的分配政策，建立适应医院实际情况的绩效分配制度，强化公益属性，调动员工积极性，不断提高医疗服务质量和水平，更好地满足人民群众不断增长的医疗服务需求。

根据《关于加强三级公立医院绩效考核工作的意见》国办发〔2019〕4号、《关于印发〈福建省省属公立医院工资总额管理办法（试行）〉的通知》闽人社文〔2019〕8号、《关于开展按疾病诊断相关分组收付费改革试点的通知》闽医保〔2019〕117号、《关于推动公立医院高质量发展的意见》国办发〔2021〕18号、《关于印发医疗机构工作人员廉洁从业九项准则的通知》国卫医发〔2021〕37号、《关于深化公立医院薪酬制度改革的指导意见》人社部发〔2021〕52号等文件要求，为认真贯彻落实党中央、国务院决策部署，加强公立医院统筹协调能力，形成改革发展合力，以绩效考核为抓手，加快建立分级诊疗制度和现代医院管理制度，推动公立医院综合改革落地见效。根据国务院办公厅《关于进一步深化基本医疗保险支付方式改革的指导意见》（国办发〔2017〕55号）要求，省医保局、省卫健委联合发文确定医院作为首批C-DRG“三+3”试点医院。医院于2020年3月15日在“医保端”“患者端”均按DRG进行收付费，实现了DRG收付费的闭环。

因此，公立医院需要建立并完善绩效改革机制，通过科学合理的绩效管理制度和考评体系，正确处理公平与效率之间的关系，让医院回归公益性，促进医院贯彻以人为中心的服务理念，与国家战略发展同向而行。

（二）社会背景

随着三级公立医院绩效考核的加强、DRG收付费制度的落地实施，医保改革的深化给医院管理带来了新挑战，如何转变管理理念，适应医保改革，保障医院高质量发展，医院决定充分发挥绩效的导向作用，开始新一轮的绩效改革。

医院明确医改导向，坚持公益性的办院方向，立足于医院的发展方向，推动绩效考核工作成为构建新型公立医院经营者激励约束机制，通过运用RBRVS理论、结合医院绩效考核和DRG成本管理要求，建立健全绩效考核与DRG相结合的质量考核体系，促进三级医院提升专业化管理水平、转变内部运行机制兼顾内涵质量发展的有效手段，以开展绩效考核工作为目的，实现深化医药卫生体制改革要求的“三个转变，三个提高”。

医院为认真贯彻落实党中央、国务院决策部署，加强公立医院统筹协调能力，形成改革发展合力，以绩效考核为抓手，加快建立分级诊疗制度和现代医院管理制度，推动公立医院综合改革落地见效。经过七年的摸索探讨，医院逐步建立RBRVS评价体系、将DRG管理工具、三级公立医院绩效考核、省属医院院长绩效考核与自拟考核相结合，构建全面质量考核的绩效分配方案，建立更为完善的激励机制，以激励机制改革促进医务人员满意度的提高，助力医院提升专业化管理水平；吸引优秀重点人才，提升医院诊疗水平，转变内部运行机制，推动内涵质量发展。

三、问题分析

协和医院明确政策医改导向，强调RBRVS＋DRG绩效考核的可操作性，通过三级公立医院绩效考核制度，引导现代医院坚持公益性的办院方向，运用RBRVS理论、三级公立医院绩效考核管理制度和DRG成本管理等改革工具，促进三级医院提升专业化管理水平、转变内部运行机制兼顾内涵质量发展的有效手段，以开展绩效考核工作为目的，审查医院战略基础、衡量医院战略绩效、纠偏医院战略行动，从医院战略评价的角度出发：

外部环境：①政策推动。国务院发布《关于加强三级公立医院绩效考核工作的意见》国办发〔2019〕4号，绩效考核成为推动公立医院高质量发展的“指挥棒”。在此情况下，医院原有的考核指标体系的单一与考核体系的不全面，导致医院缺乏全面的质量考核指标体系，无法切合医院的战略发展需要，对医院的全面发展和功能定位推动不足。②制度实施。DRG收付费落地实施后，医院补偿方式的改变对医院管理提出了新的挑战，医疗服务收费项目转变为医院的医疗成本，如何在保障医疗质量的同时提高医院的运营效果，对医院的管理提出了新的挑战。

内部环境：①差异化战略有待改进。医务人员提供隐形医疗服务价值体现不足，医院自身诊疗技术难度和收治疑难重症的能力，对开展高技术、高风险的项目和新技术新项目的激励不充分。②缺乏精细化及信息化管理。原来的绩效考核通常采用医护之间成本分摊采用一刀切的分配方式，简单地将医护绩效混合核算，无法体现医护人员各自的工作特点，缺乏精细化及信息化的管控使绩效失去了应有的激励作用。③成本管控精细化不足。由于成本分配标准单一，导致职工对于成本管控的关注度不够，同时管控效果不明显，资源使用效率不足，存量资源未得到充分利用，久而久之会导致成本管控流于形式。

综上所述，继续实行原来的绩效管理体系对推动医院在发展方式上由规模扩张型转向质量效益型，从高速发展转向高质量发展的内生动力不足，加快绩效改革，形成维护公益性、调动积极性、保障可持续的运行新机制迫在眉睫。

第二节　管理方法与路径

一、解决思路

医院运用PDCA管理工具，将质量考核体系应结合三级公立医院绩效考核指标和省属院长绩效考核指标的关键指标，将院内考核体系同国家指导方向相结合，进行循环阶梯式的推进：

1. 计划-Plan，含Goal（目标）、Plan（实施计划）、Budget（收支预算）三个部分，通过对现行绩效方案的剖析，发现问题，分析影响因素，找出问题的主要原因，确定绩效改革的总体方向。

医院建立了由上而下的绩效组织架构，由医院领导组成绩效考核管理委员会，由分管院领导牵头，党办、院办、人事处、财务处、医务处、护理部、信息管理处、医改办、工会等相关职能科室负责人或相关工作人员组成的绩效管理工作小组。明确绩效管理委员会和绩效管理工作小组的相应职责，建立符合本单位管理需求的绩效考核管理制度，建立绩效考核长效机制，明确绩效考核的管理目标、管理原则、管理组织、核算内容、管理流程等内容，同时确立绩效考核的反馈机制，调整机制，从组织框架和流程制度方面建立完整的绩效考核机制体系。确立了绩效例会制度，固定时间讨论、汇总前期绩效改革进程、取得的成果及讨论对前期绩效问题的处理办法及下一阶段的工作部署。

2．执行-Do，按照预定的计划、标准，根据已知的内外部信息，设计出具体的行动方法、方案，进行布局。再根据设计方案和布局，进行具体操作，努力实现预期目标的过程。

在医院由绩效管理工作小组成员成立绩效访谈办公室，负责走访医院各临床科室和核算单元，采用问卷调查法，进行问卷调查，核对科室收费和成本项目、数值，对各系统报表数据进行梳理、采集、核对工作。绩效改革团队召开3场专题绩效改革方案宣讲会，走访56个科室、116个核算单元，充分让员工了解本次绩效改革方案的设计和特点，同时听取临床的意见和建议，集思广益，力求本轮绩效改革科学、合理、公正、公开，使得绩效方案能更加贴近临床实际情况。在绩效改革期间，共收集60余份意见表，140余条意见。团队会同信息管理处、软件公司等部门，完成了信息系统接口对接、收费项目整理、固定资产整理、点数匹配、科室代码和核算单元对照等系统工作，确保了对医院各子系统的自动对接，对绩效相关数据实现准确抓取。

3．检查-Check，含Check（检查）、Communicate（沟通）、Clean（清理）、Control（控制）四个部分。

采用比较分析法，将新确立绩效考核模型与传统的绩效考核方法进行对比分析，细化分析绩效数据间的差异性和偏差程度，采用了三年往期数据代入、新旧算法并轨测试两种方法进行数据测试以及模拟运行，对于新系统中有遗漏的项目，进行了补充调整，与相关科室再进行数据分析，对相关流程、数据进行梳理，确保数据的全面、真实、可靠，检验绩效方案测算结果是否符合改革的预期目标。

4．处理-Act，含Act（处理）、Aim（改善、提高）两个部分。根据检查结果，采取相应的措施，进行标准化，发现问题转入下一个PDCA循环去解决。

通过审议表决的新绩效方案落地实行，在运行期间对科室反馈的各项具体问题进行分析、梳理，并按相关流程组织讨论，形成讨论意见，给相关科室出具相关反馈意见和建议，同时根据国家相关政策与医院的战略调整，与相关职能、临床科室进行充分沟通，对方案实施细则进行进一步修正、调整和完善，实现循环管理。

二、改进措施

（一）总体目标及改进方向

绩效管理是当前医院管理工作中的核心内容，在改革过程中需要根据医院的发展战略目标进行制定，结合收付费制度等医疗改革，通过建立全面质量考核体系、加强成本控制、充分沟通协调等方面来进行绩效改革，提高员工的积极性，促进医院管理水平的提高，充分发挥绩效考核的导向性作用，提高医院的社会效益和经济效益，同时也是对公立医院的公益性的充分保障。

医院紧跟国家政策导向，直接工作量以RBRVS点数为主，而间接工作量的核算为结合DRG指标中RW、CMI值纳入全面质量考核体系，除“国考”“省考”指标外，根据自身情况需要和战略发展方向，制定了DRG结算率、临床路径率、MDT执行率、患者医技类等待时长等自拟指标，建立全面质量考核的激励机制。

（二）组织实施与持续改善

1. 绩效管理与DRG指标的融合，弥补隐形劳动价值衡量不足

随着DRG收付费制度的落地实施，结合DRG的管理指标，将DRG作为管理工具，应用于医院绩效管理中，检测平台页面见图12-2-1。主要实施办法是将DRG中的病例组合指数（下简称“CMI”）、病种权重（简称“RW”）纳入绩效考核体系，DRG指标的引入，将医务人员工作难度和病种复杂情况量化评估，体现绩效管理的公平性与权威性，具有较高的认可度和指导性，避免科室认为评价结果失之偏颇；引导科室挑战疑难重症病例，将常见病、非急性发病期的患者转诊至下级医院，承担起大型公立医院的社会责任；促进了医院和科室不断加强自身经营能力和管理效率，缩短平均住院日，降低平均住院费用，既获得绩效提升，同时优化内部成本结构，促进学科向更高层次的发展，有利于推进高水平医院和高水平学科的发展。

2. 将“国考”“省考”等指标嵌入绩效管理，健全质量考核体系

以三级公立医院绩效考核、省属院长绩效考核指标，结合与医院发展战略相关的自拟指标构建全面质量考核体系，参考平衡记分卡的分级指标和分类理念，建立“医疗质量、运营效率、社会效益、持续发展”四方面考核维度的关键业绩指标（简称“KPI”）考核体系，健全科室综合评价体系。对医师、护士、医技人员制定差异化的考核内容和标准，促进绩效考核更加公平合理，激励医务人员工作的积极性，绩效改革团队遵循管理学SMART筛选原则和关键业绩指标法等工具制定通用性和科室个性化两者相辅相成的绩效指标，按与科室或治疗组相关程度、绩效考核成绩结合考评结果筛选有操作性的指标，同时，根据职能部门的实际管理需要增加相关指标，合理设计构建考核指标体系（表12-2-1），力求从粗放的行政化管理转向全方位的绩效管理，助力医院实现高质量发展。

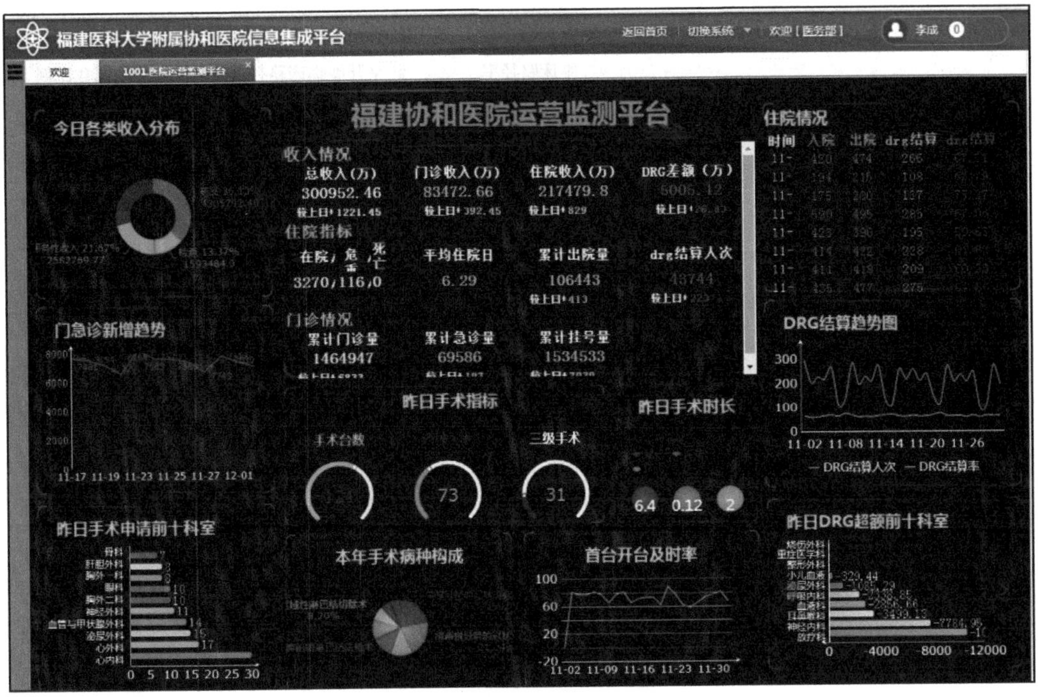

图 12-2-1　DRG＋绩效管理检测平台

表 12-2-1　全面质量考核体系中医疗质量考核指标明细

医生考核指标	国家三级公立医院绩效考核指标	功能定位	出院患者手术占比	计算方法：出院患者手术台次数/同期出院患者总人次数×100%
			出院患者微创手术占比	计算方法：出院患者微创手术台次数/同期出院患者手术台次数×100%
			出院患者四级手术比例	计算方法：出院患者四级手术台次数/同期出院患者手术台次数×100%
		质量安全	手术患者并发症发生率	计算方法：手术患者并发症发生例数/同期出院的手术患者人数×100%
			Ⅰ类切口手术部位感染率	计算方法：Ⅰ类切口手术部位感染人次数/同期Ⅰ类切口手术台次数×100%
			低风险组病例死亡率	计算方法：低风险组死亡例数/低风险组病例数×100%
		合理用药	抗菌药物使用强度（DDDs）	计算方法：本年度住院患者抗菌药物消耗量（累计DDD数）/同期收治患者人天数×100% 收治患者人天数＝出院患者人次数×出院患者平均住院天数
			门诊患者基本药物处方占比	计算方法：门诊使用基本药物人次数/同期门诊诊疗总人次数×100%
			住院患者基本药物使用率	计算方法：出院患者使用基本药物总人次数/同期出院总人次数×100%

续表

医生考核指标	自拟指标	质量安全	临床路径率	科室开展临床路径例数占同期出院例数比例
			首诊肿瘤患者MDT执行率	计算方法：执行MDT的首诊肿瘤患者数量/首诊肿瘤患者总数
			非计划再次手术例数和漏报例数	计算方法：统计每个科室非计划再次手术例数和漏报例数
			术中特、危、重病例漏报例数	计算方法：统计每个科室术中特、危、重病例漏报例数
			会诊及时率	计算方法：普通会诊及时次数/普通会诊总数
医技考核指标	自拟指标	服务流程	患者预约等待时间	反映患者检查等候时间情况
		质量安全	医技报告错误例数	统计各医技科室报告错误例数
麻醉考核指标	自拟指标	质量安全	PACU入室低体温率	统计PACU入室低体温率
			麻醉后监测治疗室（PACU）转出延迟率	统计麻醉后监测治疗室（PACU）转出延迟率：入PACU超过3小时患者数占同期人PICU患者总人数比例
			非计划二次气管插管例数	统计非计划二次气管插管例数
			手术安全核查单	规范填写手术安全核查单

3. 加强精细化成本管理，提升资源利用效率

绩效管理工作小组深入走访临床科室和核算单元，同临床一起挖掘精细化成本管控的可行性方案，有的放矢地提出成本节约方案，优化成本管控。从单一分摊方式走向复合分摊方式，探索精细化成本管控标准，转变分摊方式，复杂科室设置差异性分摊标准，提高科室成本管理的参与度，加强科室成本管理意识。通过区分各科室成本的性质，确定可控成本和不可控成本，确定了不同成本的分配比例，确定了平台成本差异性分摊规则，进而分别制定不同的科室绩效成本设置，合理降低医院运营成本。提高班外时间加成奖励，鼓励科室提高资源使用效率，通过额外增加绩效的手段加强存量资源的使用效率。例如增加手术室班外时间的绩效补贴，提高了平台科室设备的使用率，同时缩短了患者等待时长，缩短平均住院天数，提高患者的满意度。通过成本精细化管控和加强存量资源使用效率的左右手相互配合共同引导医院完成“从规模扩张性向成本效益性转变”的医改要求，实现公立医院的精细化管理。

4. 转变管理理念，提高医院运营效率

DRG收付费制度的落地实施，对医院的运营管理提出了新的要求，如何转变管理理念，从项目成本管理向病种成本管理转变，通过DRG管理绩效，提高医务人员对病种成本管理的参与程度，优化病种结构、费用结构，提高医院运营效率。DRG管理绩效与临床路径率考核的结合，既防止过度医疗或为了提高DRG结余情况而导致医疗不足的情况发生，又在保证医疗质量同时规范化了诊疗行为，为人民群众提供医疗安全和经济效益的保障，也使得医院DRG结余情况得到改善，降低了医院运营压力。

5. 加强沟通协调，调动医务人员积极性，提高工作效率，加快改革进程

通过专场宣讲、实地走访、问卷调查，设立绩效访谈办公室和访谈热线，保证沟通渠道的畅通，让医务人员对新绩效方案全面了解，调动医务人员参与绩效改革的积极性，听取、收集、归纳整理相关科室的意见和建议，完善绩效改革方案设计，通过对相关His子系统如收费管理、物资管理、PACS、LIS、手麻、考勤等系统的接口对照，完成对基础数据的采集、基期测算、差异分析，提高工作效率，加快改革进程。

6. 运用信息化数据平台，进行科学数据化管控

开展智慧医院联动管理。对接44个系统接口，完成116个核算单元及768个HIS科室代码对照，全面梳理收费项目和各项业务流程，实时监医疗收支结构变化情况。研发“本土化”的PMS医院绩效管理平台，将三级公立医院绩效考核、DRG管理、医疗收支等指标纳入平台建设，运用BI大数据，对医疗结构进行精细化管理。

综合以上改进措施，绩效改革形成以RBRVS直接工作量绩效、RW/CMI间接工作量绩效、成本、DRG管理绩效、KPI考核得分相结合的新绩效考核体系，即：

绩效总额＝（核算绩效＋DRG管理绩效）×（50%＋50%×质量考核得分率）

核算绩效＝工作量绩效核算总额（RBRVS＋RW/CMI）－成本

DRG管理绩效＝（DRG结算金额－按项目收费金额）×%

KPI考核得分率＝三级公立医院考核指标＋省属院长绩效考核指标＋自拟指标

效核算体系的RBRVS＋DRG指标核算体系中对医、护、技、药、采取不同的核算公式，具体如下：

医生岗位绩效＝（执行点值×单价＋∑RW×档位系数×出院病例点值＋DRG结余绩效－成本）×（50%＋50%×KPI得分率）

护理岗位绩效＝护理点值×单价＋（床日总量×CMI＋∑RW×档位系数×点值）×出院病例点值＋DRG结余绩效－成本

平台科室岗位绩效＝执行点值×单价＋∑等级台次×等级奖励标准－成本

医技科室岗位绩效＝（执行点值×单价－成本）×（50%＋50%×KPI得分率）

药学岗位绩效＝［（∑处方量×奖励标准＋执行点值）×单价－成本］×（50%＋50%×KPI得分率）

第三节　管理果效与价值

一、案例果效

（一）实现功能定位，助力医院高质量发展

绩效改革在方案设计过程中，结合临床实际情况，通过将RBRVS评价体系与DRG管理工具的有机结合，对医务人员的医疗服务付出综合进行收集整理、量化统计、制

定分级考核奖励，体现医务人员的价值医疗，提高医护人员工作积极性。将医院“创双高”，追求高质量发展的战略方向与医务人员工作努力方向有机结合起来，使得近年来医院医护人员的工作积极性不断提高，全院积极收治、诊疗疑难重症，促进了分级诊疗，实现医院的功能定位。医院三四级手术量明显上升（图12-3-1），2021年三四级手术量较2020年增长15.63%，其中反映医院整治危重症能力的病例组合指数CMI值，位居全国第6。2021年成为国家综合类区域医疗中心和国家心血管病区域医疗中心。

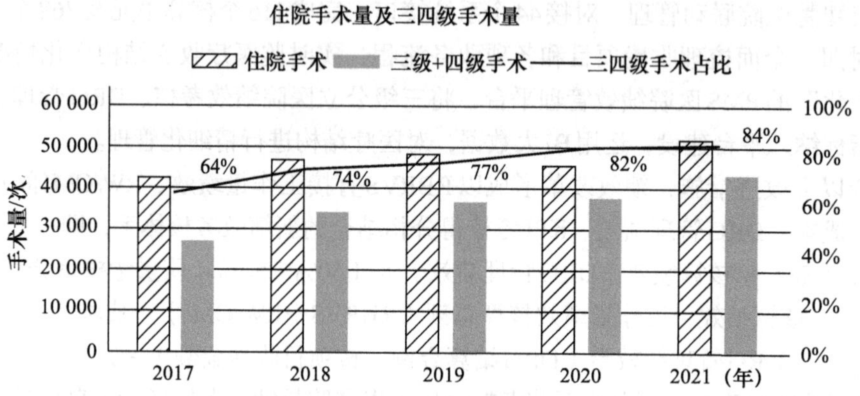

图12-3-1　医院三四级手术量

（二）加强绩效考核，发挥绩效考核的导向作用

绩效改革过程中，医院以三级公立医院绩效考核指标和省属院长绩效考核指标的相关关键指标为基础，结合临床管理需要，坚持公益性和提高医疗服务效率有机结合，增加设置了临床路径率、MDT执行率、会诊及时率、患者预约等待时间、报告阳性率等自拟考核指标，建立了医院的全面质量考核体系（图12-3-2），从较为单一的绩效方式转变为综合质量考核体系，使得国家的指导与考核方向同医院战略发展、院内员工的努力方向三者相结合，实现绩效评价中的价值判断和行为导向功能，充分发挥绩效

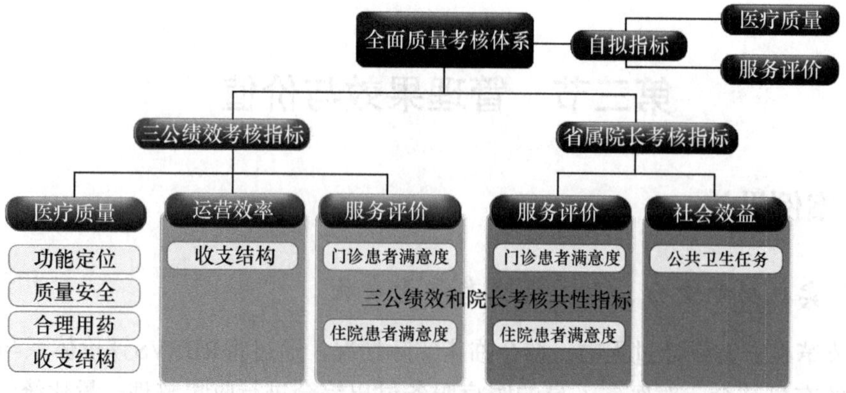

图12-3-2　医院绩效考核体系

的“指挥棒”作用，提高员工的积极性、创造性，从“牵着走”到“自己走”，激发医务人员内生动力，提升管理效率。助力医院实现社会效益和经济效益、当前业绩和长久运营、保持平稳和持续创新的结合。提高医疗服务能力和运行效率，服务深化医药卫生体制改革全局，强化绩效考核的导向作用，满足人民群众健康需求。

（三）加强运营成本管理，提高资源利用效率

通过加强科室运营成本管理，提高科室成本管理水平，实现节能减排、增质提效，同时对班外时间手术开台设置加成奖励绩效，激励果效明显，手术量平稳上升，住院患者平均住院天数持续下降，患者满意度持续提高，患者检查检验等待时长明显缩短，形成了患者等待时长减少，医技科室绩效提高，医院资产使用效率提升的良性循环，助力医院的内涵建设（图12-3-3）。

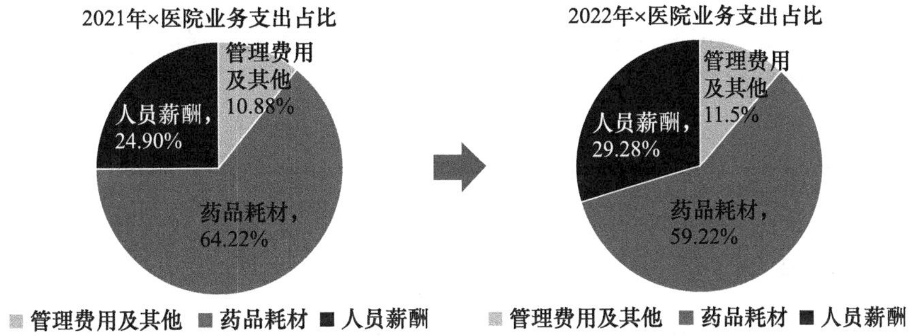

图12-3-3　医院成本变化结构图

（四）加强制度建设，强化DRG收付费监督管理

医院出台《福建医科大学附属协和医院绩效分配改革方案》，提高通过制度建设与绩效管理加强医院DRG收付费的管理工作，建立DRG收付费监督管理办法，制定DRG绩效考核方案，全面建立DRG收费付管理制度，同时将DRG管理绩效纳入医院绩效体系中，结合组织管理和制度建设、病案质量、医疗服务能力、违规医疗行为、医疗质量、费用控制和满意度等方面进行考核，转变临床成本管理理念，加强医疗安全与成本管控意识，大力地推动了DRG的成本管控，规范医疗行为、提供优质医疗服务的同时保障医院运营效率的提高，促进医院实现高质量的发展（图12-3-4）。

（五）建立沟通渠道，提高员工绩效改革的参与度

绩效改革关乎医院员工切身利益，本次绩效改革通过客观量化评价医务人员的劳动价值，并通过加强沟通、广泛交流，得到医务人员的广泛接受和欢迎，临床绩效和人均绩效稳步增长，医院职工对绩效工作认可度提升，医务工作者满意度得到提高，三级公立医院绩效考核项目-员工满意度从2018年的33分上升到2021年的满分40分。

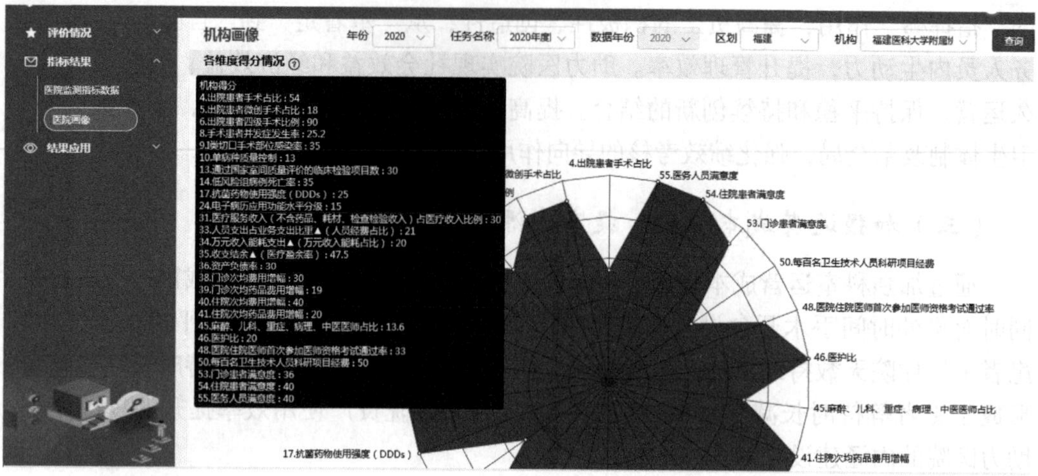

图 12-3-4　国考各指标得分截屏

此次绩效改革在实现医院实现功能定位、加强绩效考核、提高内涵建设、助力高质量发展等方面都发挥了重要作用。

二、应用价值

（一）先进性

在全面质量考核体系中，以国家三级公立医院考核、省属院绩效考核的相关指标为基础，结合自身情况需要和战略发展方向，制定相应的绩效考核指标体系，并增设DRG结算率、临床路径率、患者医技类等待时长等自拟指标。通过对这些指标的考核标准、计算方式、得分规则的设定，将医院对医务工作者的期望与要求量化考核，更好地发挥绩效管理的引导作用。

鉴于3.0绩效考核体系的先进性，对高水平人才的吸引力较大，人才引进成果颇丰。医院对于医疗领域高素质人才的吸引力不断上升，近几年来引进优秀人才成效显著，吸引了大批国内顶尖高校毕业生，极大程度上充实了医院的人才队伍，进一步推动了医院高质量发展进程。

（二）创新性

在工作量核算上，直接工作量仍以RBRVS点数为主，而间接工作量的核算为结合DRG指标中RW、CMI值。并且通过医院自身特性，对RW指数予以分级，设定不同权重系数，形成了∑RW/CMI权重值×档位系数×单价的间接工作量核算方式。一方面体现医护人员的价值付出，引导医生收治危重症患者，鼓励高风险高难度的手术的开展，促进学科向更高层次的发展。另一方面考虑科室间的差距，促进科室间的良性竞争，有利于推进高水平医院和高水平学科的发展。其核心思想就是让RW值发挥“鲶鱼效应”，在医务人员中树立了打破平衡、突出差异、树立典型、提质增效的管理理念。

加强科室成本管理意识，提高科室成本的透明度，科室管理者充分参与科室运营成本管理，通过精细化的成本管理，科学合理地成本分摊，提高医院现有资源的使用效率，促进医院的内涵建设。通过制度建设与绩效管理，加强病种成本管理，加强医院的内涵建设，提高医院的运营效率，保障医院实现可持续、高质量发展。

（三）可实践性

绩效改革注重与医务人员的沟通交流，改变了以往员工只能被动接受的工作方式，广大员工也积极建言献策，同时注重信息公开，在信息改造过程后，各科科主任和护士长可在医院系统中实时查询科室、治疗组和个人的工作业绩、科室成本明细等绩效数据，通过建立以信息网络为依托的绩效考核与分配平台，提升医院精细化经济管理水平，提高工作效率、效益和质量，推动开展医疗新技术，缩短平均住院日，降低药占比、耗占比，加大成本管控，控制人力成本，倡导节约方式，合理配置资源。

（四）推广价值

综上所述，基于RBRVS与DRG指标结合的绩效考核优化方案强调考核医务人员的工作量、服务质量、技术水平和岗位特点等，形成的绩效方案将医务人员的绩效工资与工作量、技术难度、风险程度挂钩，考核结果体现了医务人员的医疗服务价值，有助于员工提高自身的技术水平和服务质量，促进开展新技术或高难度的服务项目，更充分体现不同岗位的贡献程度，充分发挥绩效考核在科室各医疗组间、不同学科间的激励作用，促进医院学科建设和医疗技术水平的提高。通过建立全面质量考核体系，与“国考”“省考”方向一致，提高医院的整体评价。加强DRG收付费管理，提高医院运营能力。建立多渠道的沟通方式，保证医务人员的绩效改革参与度。

三、案例点评

国务院办公厅颁布的《关于加强三级公立医院绩效考核工作的意见》自2019年实施以来，国家绩效考核体系逐渐成为医院管理者的抓手。为提升“国考”成绩，各大医院都在分析自身绩效考核发展的现状和存在的问题，找到短板，探索原因，寻求提升绩效成绩的对策。本案例的特点是结合医院发展目标，选择RBRVS和DRGs等多种绩效考核工具，建立适合医院的绩效管理体系。在工作量核算方面，直接工作量采用RBRVS工具，体现不同岗位的贡献程度，有助于提升员工的积极性；间接工作量的核算采用DRG指标中RW、CMI值，体现了医务人员的服务价值，引导医生收治急危重症患者，开展高风险高难度的手术，提升医疗技术和学科发展。这些绩效考核的工具有利于公立院提质增效，全面提高绩效管理水平。

（张 尉 熊 磊 赵丽华 杨维欣 夏 婷 胡 枫）

参考文献

[1] 闫克勤，王建荣．深化目标管理提高科研院所整体绩效 [J]. 科学，2003, (1), 82-86.

[2] 陈新友．公立医院绩效考评方法研究 [J]. 财会学习，2016, (15), 173-175.

[3] 赵棠．医院绩效考核体系的构建 [J]. 财经界 2022, 2, DOI:10.19887/j.cnki.cn11-4098/f.2022.04.019

[4] 陈英．运用关键业绩指标法 (KPI) 建立医院绩效考核指标体系的思考 [J]. 中国卫生资源 2010, 5, 13 (3).

[5] 任针年．现代医院医疗质量管理 [M]. 北京：人民军医出版社，2002: 65-69.

[6] 赵京．PDCA 循环在医疗护理质量管理中的应用 [J]. 华夏医学，1998, 6 (11).

[7] Hsiao WC, Becker ER. Paying physicians according to their resource-costs: the development of a resource-based relative value scale [J]. Health Policy, 1989, 12 (3): 257-261.

[8] 于挺，万亚平，司文，等．RBRVS 的兴起与发展对我国社会医疗保险支付的政策启示 [J]. 中国卫生政策研究，2018, 11.

[9] William C. Hsiao, Peter Braun, Edmund R. Becker, et al. The Resource-Based Relative Value Scale: Toward the Development of an Alternative Physician Payment System [J]. The Journal of the American Medical Association, 1987, 258 (6): 799-802.

[10] 李舒丹，陈阳．医院 RBRVS 绩效分配模式述评及比较分析 [J]. 中国卫生经济，2016, 35 (3): 82-85.

[11] 邓小虹．北京 DRGs 系统的研究与应用 [M]. 北京：北京大学医学出版社，2019: 3-7.

[12] 焦贵荣．基于 DRGs 付费的公立医院内部绩效管理体系构建 [J]. 会计之友，2021, (24): 65-73.

[13] 曹庄，应亚珍．如何认识 DIP 改革的后发优势 [J]. 中国卫生，2020, (12): 47-48.

[14] Drucker, P. (1999). *Harvard Business Review on Measuring Corporate Performance* [M]. 北京：人民大学出版社.

[15] Kaplan, R. S., Norton, D. P. The Balanced Scorecard: Measures That Drive Performance [J]. Harvard Business Review, 1992, (1), 71-80.

[16] MacStravic, S. Hospitals are facing a new accountability [J]. THE Newsletter for Hospital Strategists, 2015, 6 (23), 13-15.

[17] Zhu, K., Li, R., &Su, R. 平衡计分卡模型在我国医疗机构绩效评价中的适宜性 [J]. 中国卫生经济，2008, (8), 89-90.

[18] Jinhua, Z., Xuetao, P., Guangpu, D., et al. Investigation of the Application of Balanced Score Card in Public Hospitals'Reform in Guangdong [J]. Chinese Journal of Social Medicine, 34 (1), 81-83.

第四篇

信息革命，医院绩效管理助推器

第十三章 理论深入：信息赋能，助力医院高质量发展

2019年1月，《国务院办公厅关于加强三级公立医院绩效考核工作的意见》的发布，正式开启了全国三级公立医院的“国考”绩效评价。“国考”政策的出台，考核标准不仅要求通过信息化抓取数据方式来量化评价公立医院。同时，电子病历分级作为55个考核指标的其中一项，可见信息化建设对于绩效管理的助推作用，更显示对医院未来发展的重要性。

以电子病历为核心的医院信息化建设作为深化医改重要内容之一，经过二十多年的发展，目前医院信息化建设已经逐步向智慧化演进，未来如何科学、合理、有序地推动智慧医院建设，使信息创新技术成为医院提升医疗质量与安全的有力工具，赋能绩效管理，将是医院高质量发展的关键。

本章节将重点介绍公立医院信息化发展对绩效管理的重要助推作用，以及未来绩效管理信息化展望。

第一节　信息革命与医院管理发展历程

一、信息革命与医院信息化技术

“信息”一词在英、法、德、西班牙等语言中均为“Information”，日本称之为“情报”，我国台湾地区称为“资讯”，我国古代称为“消息”。信息泛指人类社会传播的一切内容。经济管理学家认为“信息是提供决策的有效数据”。电子计算机、微电子技术等信息技术出现，引起了社会深远的变革，推动了信息革命。

信息化通过新技术的应用与信息资源的共享，不断挖掘提升人与社会的潜力，使得个人行为、组织决策和社会运行更高效。

医院信息化是指运用计算机和网络相关信息技术，通过对医院业务与管理流程的再造与“信息化”，尽最大限度实现对医院各个业务和管理环节信息进行采集、传输、存储、利用、共享，从而满足医院整体工作开展与管理需要的信息系统体系。随着创新技术的发展应用，目前医院已经逐步从信息化向互联化、智慧化发展。

（一）“云大物移智”即云计算、大数据、物联网、移动互联、人工智能。“云大物移智”已经广泛渗透于经济社会各个领域，对各行各业都带来了颠覆性的变革，随着5G技术的深入发展和不断探索，远程急救诊断、远程检查会诊、远程手术指导、远程查房看护等逐渐得到广泛探索应用，未来将对于医疗行业产生更深远的影响。

（二）区块链，是一种去中心化的数据库，最大特征为“分布式”或“去中心化”。广义讲，区块链其实是一种分布式基础架构与计算方式，用于保证数据传输和访问的安全。区块链在医疗领域可用于人员身份认证、电子病历存档、医疗支付与理赔、药品回溯与防伪。

（三）扩展现实（XR），AR、VR、MR等多种技术的统称，是指通过将各种视觉交互技术进行融合，打造人机交互虚拟环境，实现虚拟世界与现实世界之间无缝交互。XR目前在医学解剖、手术教学培训等方面已有着广泛应用，未来手术病灶显示、手术实时图像分析、测量与比较等方面应用更有着广阔的应用前景。

（四）真实世界数据（RWD），研究者通过真实世界研究获取的数据被称为“真实世界数据”。真实世界数据不同于临床试验数据。按照美国FDA的定义，真实世界数据是指从传统临床试验以外其他来源获取的数据。数据来源包括，大规模简单临床试验、实际医疗中的临床试验、前瞻型观察性研究或注册型研究、回顾性数据库分析、病例报告、健康管理报告、电子健康档案等。真实世界数据是生命科学研究的宝贵数据来源，目前应用除专科治疗解决方案、药械评审等方面应用工作外，真实世界数据还将推动个性化治疗、AI药物研发、加速诊断和护理、帮助开发数字疗法等领域的发展。

二、信息化与医院管理结合发展历程

（一）国外发展历程

国外的医院信息化起步早，伴随着计算机的出现，诞生于美国，具有代表性的还有日本、欧洲的一些发达国家。

1. 美国

美国作为医院信息化的起源地，早在20世纪50年代中期，就已开始将计算机应用于医院财务会计管理，并逐步实现部分事务处理，推动医院信息系统雏形的形成。1965年美国国会针对社保制度进行修改，要求医院向政府提供患者详细信息，而信息技术也促进了美国医保报销结构模式的演变。

到90年代中期，多年信息化发展形成发布如ICD、SNOMED、DICOM、DRG、HL7等系列信息标准，并在逐步成熟的PC硬件技术推动下，信息化逐步向临床管理转变，覆盖到各个诊疗环节。进入21世纪，统一医学语言（UMLS）、计算机辅助决策技术（DSS）等不断丰富美国医院信息系统内涵，极大提升医院运行效率和医疗质量，进一步保障了医疗安全。近年来，移动互联网、物联网、大数据、人工智能等创新技术发展融合，催生了移动医疗、远程医疗、可穿戴设备等系列应用，在改善就医体验的同时，也将推动医疗服务模式重塑。

2. 日本

日本作为信息技术处于领先水平的国家之一，在20世纪60年代，日本医院的医事会计、医院管理、急救医疗等领域已经开始信息管理工作。90年代中期开始，日本政府在电子病历系统、区域电子病历的研发、推广应用方面投入大量资金、人力，同时配套信息标准化、信息安全法律和制度保障，目前从小诊所到大医院都已构建电子病历系统。

日本电子病历系统的应用主要体现在服务、医疗、管理三方面，同时系统建设重视电子保健记录和远程医疗。系统设计上充分引入"以患者为中心"的理念，提高患者就医体验，同时通过系统的固化作用、信息共享与利用等更好的规范了工作流程，规避了差错，减少了成本支出，也提升了整体的管理效率。

3. 欧洲各国

欧洲各国的医院信息化大多兴起于20世纪70年代末期，虽然起步和技术水平相对滞后于美国，但在后期系统应用普及，以及区域化发展上也迎头赶上。90年代中期开始，英国、法国、丹麦、德国、瑞典芬兰等国家逐步构建了全国或区域性电子病历系统。

随着经济社会的发展，发达国家卫生服务体系普遍面临着人口老龄化，造成的医疗需求提升和公共卫生投入增长不足之间的矛盾，多年来欧盟一直寄期望通过推动电子健康档案一体化医疗信息共享和交互，以提升医疗保健服务的效率；同时通过移动医疗技术强化健康维护和疾病预防，以满足民众对于更好医疗保健服务的需求。

4. 国外发展小结

总结欧美发达国家医院信息化发展历程，有计算机、微电子技术的持续创新发展因素驱动，但更多的还是医保支付改革、医疗服务能力、患者就医体验、医院管理效率等方面工作的提升要求，全面推动各个政府积极制定相关医疗信息化战略，并配套相关信息标准、方案法规贯穿于各项战略执行工作中，确保医疗信息技术研发、推广工作得到更好落实，这也使得欧美发达国家在整体医院信息发展，以及医疗服务在信息化、智能化建设方面应用，保持着一定的领先水平。

（二）国内发展历程

我国的医院信息化相较于发达国家发展偏晚，探索起源于20世纪70年代末期，从门诊单机收费机逐步向部门内部局域收费系统、药品管理系统、人事记录管理系统、病案首页与医疗统计系统等发展。90年代中期开始，信息技术的快速更新迭代，推动了我国信息化全面发展。

1. 信息化发展阶段

1995年，国家"金卫工程"的"军字一号"出现较好地满足当时医院快速发展需要，后续在全军及部分地方医院得到了推广，与此同时的一批系统研发应用，共同推动我国信息化产业发展。2009年国家"新医改"政策，推动了更多医院建设"以电子病历为中心的医院信息系统"。同时国家、省、市、县四级区域人口健康信息平台，以及居民健康卡"一卡通"项目的建设，逐步推动系统由单体医院建设向区域互联延伸。

二十年的医院信息化发展，使得系统基本覆盖了院内主要诊疗和服务管理流程，具体应用主要包括"医护技"业务为核心的临床管理和"人财物"管理为中心的运营管理两大方面，患者相关服务因受限技术仍处于探索阶段。我国信息化全面发展见证和支撑了各级医院的快速扩张，通过业务发展推动系统迭代升级，也使得各个系统更好地满足业务高速发展的需要。诊疗和管理业务操作的电子化，同时实现院内的信息共享，极大地提升了门急诊挂号缴费、门诊病历书写、处方开具、住院业务办理与缴费、住院病历书写与管理、住院医嘱开具、医技发报告、医保联网结算以及人事、财务、物资资产、奖金绩效等基础管理等工作的效率，同时初步保障了医疗服务质量和医疗安全。

2. 互联网化发展阶段

2014年，随着4G网络提速和触屏手机全面普及，移动互联技术在医疗健康领域得到了全面发展，技术的进步也推动了医院向互联网化发展探索。2015年《国务院关于积极推进“互联网＋”行动指导意见》《改善医疗服务行动计划》等系列政策的发布加速了各级、各类别互联网医院的建设发展。一部手机就能让预约挂号、线上复诊、线上缴费、查阅报告、药品配送、满意度评价等就医环节变得触手可及。在短短三年多时间内，互联网诊疗服务新模式在全国范围内得到了全面推广。

凭借我国在移动支付领域的优势，以及我国诊疗服务模式特点，我国在互联网医疗方面的探索发展在全球处于领先地位。移动互联、物联网等技术的全面应用，推动了诊（院）前、诊（院）中、诊（院）后整个诊疗服务流程的再造和固化，改变了原PC端网络以及电话预约、窗口排队缴费、纸质报告打印等一系列就医环节，不仅极大地提升患者就医体验和诊疗服务效率，也使得医院信息技术的价值让更多人熟知。同时，移动互联网络带宽的提升、物联技术的逐步成熟、智能终端的普及，以及云服务的出现，减少了搭建硬件基础平台所需耗费的大量资金与精力，进一步推动疑难病例远程会诊、远程报告诊断、远程培训、双向转诊管理等的应用普及，有效的助力国家分级诊疗体系建立和医联体建设发展。

3. 智慧化发展阶段

2019年3月国家卫生健康委召开“信息化质控与智慧医院建设工作会议”，时任医政医管局副局长焦亚辉明确指出了我国智慧医院范围，主要包括面向医务人员的“智慧医疗”、面向患者的“智慧服务”、面向医院管理的“智慧管理”等三大领域。同时配套电子病历、智慧服务、智慧管理等评级，计划通过“三位一体”智慧医院建设评价推动医院进入智慧化阶段，引领和支撑各级医院高质量发展。

近年来，“云大物移智”“区块链”“XR”等技术在医疗领域应用不断深入，对未来医疗服务模式和医院运营管理产生深远的影响。当前我国在“5G＋医疗健康”、医疗人工智能、大数据精准医疗研究、物联网健康穿戴设备等方面的探索与世界保持着同步水平。

大数据发展和云计算能力的提升，使得基于数据分析排名的公立医院绩效考核得以实现，并通过绩效考核的“指挥棒”作用引领医院发展。医院内部管理方面，管理类数据的综合应用有效支撑科室综合绩效评价工作，推动医院各项管理往更加规范化、标准化、精细化等方向发展。未来随着医院基于“5G”新一代通信网络搭建完善，院内外系统平台全面互联互通与信息共享，系统专科专业化发展，以及智能穿戴设备技术成熟与应用推广，医疗健康大数据获取、存储及应用将更加精准、精细、便捷，将极大提升医疗服务效率，改善患者就医体验，并重塑医疗服务模式。而临床知识类、科研教学类数据等的积累完善，以及与人工智能技术结合，将为促进医疗水平的提升与发展起关键性作用。

4. 国内发展小结

总结我国医院信息化与医院管理结合的发展历程，经历原来单机收费模式发展到当前智慧医院建设阶段。信息技术早期服务于业务快速发展需要，随着国家控制公立医院规模扩张导向政策的出台，对于医院提出“量”到“质”转变要求，移动5G网络、大数据、云计算等关键创新技术的成熟，推动了医疗服务体验提升、医院运营绩效管理的提能增效。随着国家医疗卫生体制改革深入和智慧化产业的发展，健康医疗大数据、智慧医院将继续引领推动我国医院迈向高质量发展的快车道。

第二节　医院信息化与绩效管理应用现状

一、医院信息化管理系统

经过三十多年的发展，信息系统已经成为医院必不可少的基础设施之一。信息化建设的流程再造与固化作用，也还将持续支撑着医院管理改进与提升。当前，国内医院都已经逐步构建信息化安全保障体系和信息化建设标准体系，并通过信息集成平台、数据中心，整合院内外各系统模块，为医院整体业务开展与管理工作提供系统支持。关于医院信息系统总体架构详见图13-2-1。

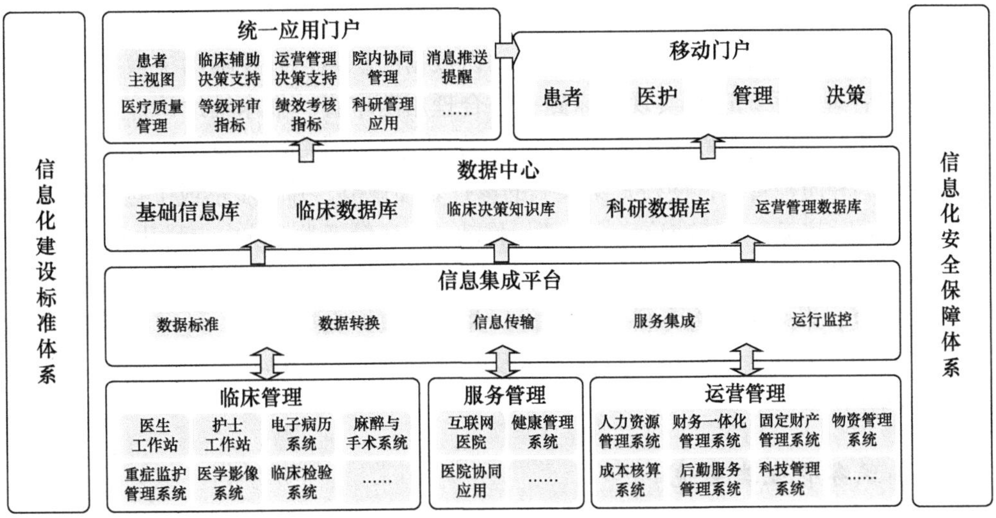

图13-2-1　医院信息化建设架构

（一）临床管理类系统

临床管理类系统（表13-2-1）主要是满足“医护技”人员进行临床诊疗、科研工作开展需要，处理临床信息为主的管理系统。临床管理类系统是在HIS的基础上延伸出来的，针对患者诊疗过程各类信息的记录、整理、存储与应用，以提高医疗质量、辅助提升医疗水平、保障医疗安全、以实现医院最大效益为目的。

表13-2-1 临床管理类系统列表

序号	系统名称	序号	系统名称	序号	系统名称
1	门诊会诊系统	14	病历质控系统	27	不良事件上报系统
2	急诊会诊系统	15	病案管理系统	28	抗菌药物管理系统
3	门急诊配发药系统	16	病历微缩系统	29	药师审方系统
4	住院配发药系统	17	合理用药系统	30	处方点评系统
5	门急诊输液管理系统	18	静脉药物配置管理系统	31	临床科研数据中心
6	门急诊电子病历系统	19	手术麻醉系统	32	临床决策支持系统
7	门急诊电子处方系统	20	重症监护系统	33	体检管理系统
8	急诊管理系统	21	LIS系统	34	血液透析管理系统
9	移动护理	22	血库管理系统	35	放射治疗管理系统
10	移动查房	23	PACS/RIS系统	36	远程影像诊断系统
11	住院电子病历系统	24	病理管理系统	37	AI影像辅助诊断系统
12	住院电子医嘱系统	25	医务管理系统		
13	临床路径系统	26	院感管理系统		

初期的临床管理类系统主要针对医嘱、病历、报告的处理，对于医院诊疗工作开展起到了一定规范和提醒作用，系统在一定程度上也帮助医务人员提高了工作效率。随着药品配伍禁忌信息、临床诊疗和医学知识数据的积累，以及辅助决策支持技术的发展，临床管理类系统逐步实现临床路径、合理用药审查、临床辅助诊疗、临床辅助决策支持等相关功能，并提供相应信息查询，如药品说明书等。近年来国家卫生健康委加强了专科病种质控管理，使得常见疾病的诊疗更加规范，并逐步形成了重点病种管理标准规范，同时基于疾病精准治疗的需要，推动着临床管理类系统向专科化专业发展。

临床管理类系统从服务临床诊疗工作开展，发展到当前助力提升医疗质量管理、保障医疗安全，未来系统将专科和专业化，并通过数据支撑医院、科室诊疗和科研水平的全面提升。随着技术发展、数据积累及临床管理需求的提升，未来的系统将更加专业与智能化。

（二）服务管理类系统

服务管理类系统主要是针对满足患者便捷就医需求，通过信息技术优化患者诊前、诊中、诊后的就医体验的管理系统。早在PC互联网普及时，就有医院创新探索构建网络预约挂号服务平台，但因预约后就诊流程无法与医院内系统进行打通，即使进行了网上预约，但患者仍要到医院排队、缴费、取号和就诊，影响了患者体验，同时影响了功能的推广。院内"一卡通"预缴金管理系统、自助服务设备等建设有效缓解就医过程排队缴费、报告打印等难题，但因局限于医院范围内应用，具有一定局限性。

移动互联技术成熟应用，有效打通了线上线下的就医流程，实现患者诊前、诊中、诊后的全流程信息管理，创造性改变了就医模式，大大优化了就诊流程，缩短了患者在院驻留时间，减少了患者重复往返医院次数，提高了患者的就医体验，提升了医院服务质量。近年来，受国务院"互联网＋医疗健康"政策的推动和疫情的影响，也使得互联网医院在全国范围内得到全面推广。目前常见的服务管理类系统有患者自助服务系统、患者自助打印系统、患者移动服务系统、智能导诊系统、院内导航系统、随访管理系统、检查预约系统、床位预约系统、智能导诊机器人等。

（三）运营管理类系统

运营管理类系统（表13-2-2）主要是针对满足医院"人财物"的管理人员工作开展，以处理人、财、物等信息为主的管理系统。相较前端临床业务管理工作，医院的运营管理和配套信息管理系统早期处于相对滞后的状态，但近年来控制公立医院规模扩张、现代医院管理制度、公立医院高质量发展等政策导向的出台，逐步推动医院由粗放向精细化管理逐步转变。

表13-2-2　运营管理类系统列表

序号	系统名称	序号	系统名称
1	财务管理系统	13	药库管理系统
2	床边结算系统	14	物资管理系统
3	商保接口	14	试剂管理系统
4	财务一体化接口	15	供应链延伸系统（SPD）
5	预算管理系统	16	固定资产管理
6	成本核算管理系统	17	设备管理系统
7	医保精细化管理系统	18	商业智能系统（BI）
8	DRG/DIP	19	科研管理系统
9	人事管理系统	20	教学管理系统
10	绩效管理系统	21	智能楼宇系统
11	消毒供应管理系统	22	物流系统/机器人

运营管理类系统以财务运营管理为核心、预算与成本内控为主线、绩效评价考核为杠杆，通过构建互联互通平台与运营数据中心，实现"物流、资金流、信息流、控制流"的统一管理，提升医院对人、财、物等各项资源的计划、统筹调配、考核激励等方面管理能力，使医院资金管理、预算管理、成本管理、绩效管理科学化、规范化、精细化及可持续发展。以节能降耗、提质增效为目标，最大限度发挥医院资源效能，保障医院经济平稳健康运行。

二、智慧医院与绩效管理

（一）智慧医疗方面

以电子病历系统为核心的智慧医疗建设，经过多年的发展，目前已经覆盖了诊疗工作开展的全过程，不仅满足了医疗工作开展的需要，还提高了工作效率，保障了医疗质量和医疗安全。医疗质量、医疗安全是医院发展的生命线，保障医疗安全始终是绩效管理工作的核心。如何借助智慧医疗的建设，通过创新技术应用与流程再造，规范临床工作、辅助科研开展、助力医疗质量管理、保障医疗安全，是未来很长一段时间系统探索发展的方向。近年来创新技术在临床诊疗和临床管理的智慧化应用探索，取得了一定的成绩。

- 人工智能在病历质控方面的应用，通过自然语言处理和机器学习，病历质控由原来简单空值、逻辑性、时效性等判断，逐步实现病历环节和内涵的质控，提升病案首页质控的效率，也保障了病历首页数据的准确性，为绩效考核工作提供了更加准确的数据源。
- 大数据技术的发展，以及相关政策推动，使得数据应用成为了常态。BI系统实现了DRG、单病种管理、合理用药监测等的数据整合和分析，更好的助力科室实时掌握指标情况，便于发现问题和处理。
- 5G技术在医疗应急救援方面的探索，系统以5G急救车为基础，利用5G医疗设备可以及时获取验血、心电图、彩超等一系列报告结果，并可通过5G网络将体征、病情记录和影像信息实时回传到医院，实现院外院内无缝联动，大大缩短抢救响应时间，为患者急救争取更大生机。

当前信息系统的智慧化应用与发展仍处于相对初级阶段，而且还将经历相对漫长的一个探索周期，但近三十多年快速发展给了我们许多的信心和期待。展望未来，临床各个业务领域的系统将进一步向专科化、专业化发展；可穿戴设备普及应用将能更及时、全面获取人体医疗健康数据；医疗大数据、临床科研数据库积累，大数据处理技术和辅助决策支持技术的成熟，以及物联网、人工智能等推动治疗和手术机器人、检查检验仪器设备、病房设施等智能化、智慧化发展，信息系统将为健康管理、诊疗活动工作开展提供更高效、更精细、更智能的系统数据辅助决策支持，助力医疗服务能力和水平提升。同时，信息创新技术也将在医疗质量管理和医疗安全保障方面提供更多信息管理闭环支撑，助力医院在医疗业务和管理方面持续改进。

（二）智慧服务方面

近年来，信息创新技术对于智慧服务就诊流程的再造起到了关键性作用。互联网预约、线上支付、互联网医院等应用，在助力医疗资源进行更优配置，提高诊疗工作效率，同时极大提升了患者就医体验，以及医患的满意度。智慧服务的应用不仅提升医院社会效益，同时在某些方面也帮助医院实现了经济效益的最大化。

- 移动互联和移动支付技术，让预约工作效率得到了极大提升。随着预约规则的逐步完善和数据积累，预约挂号前的智能导诊、一键式检查预约，以及部分医院建立的一站式预约服务中心，同时结合分时段的精准预约，给患者带来更好就医体验，也帮助医院实现资源最优配置。
- AI语音机器人应用，能帮助医院客服部门完成满意度调查，以及简单的随访工作。系统自动形成调查结果，并记录患者反馈问题，不仅提升随访工作效率，同时便于及时获取患者的问题反馈进行改进；而专科随访系统与互联网医院的结合，一键式住院患者复诊复查预约，减少了简化了患者就诊流程，也增加患者的黏性，整体提升临床科室效益。
- 云平台、5G、智能终端等应用与远程医疗、远程诊断报告、分级诊疗、双向工作的融合，平台的快速搭建，减少了各级医院在远程网络方面的硬件基础设施方面的投入，满足了各项工作开展的系统要求。影像判图、心电图等远程诊断报告，满足了基层工作需要，也整体提升了区域诊断水平，借助创新技术实现了资源的最优配置。

移动互联、4G与诊疗流程融合，开启了互联网医院时代。未来随着国家配套政策法规的完善，以及5G等创新技术在医疗健康领域探索成熟，信息技术还将继续颠覆我们的就诊就医流程。医院内外5G通信网络的构建完善，可穿戴设备的成熟发展与认证审批，医院间患者就诊病历与报告信息的互认共享，针对医联体、分级诊疗、双向转诊、远程医疗及区域检验检查中心建设的相关政策的完善，创新技术应用将继续为患者的诊（院）前、诊（院）中、诊（院）后带来更智能、便捷、高效、效果更佳的医疗健康服务流程体验，提升医患满意度和地区医疗水平，同时实现地区医疗资源的更优配置，助力推动分级诊疗制度建设与落地。

（三）智慧管理方面

智慧管理作为智慧医院建设的重要组成部分，其相关信息系统发展与应用晚于智慧医疗和智慧服务。近年来，从现代医院管理制度到公立医院的高质量发展，都在加速推动公立医院建立科学、规范、标准、精细的运营管理体系。随着系统应用深入，目前大部分各医院都已逐步构建了以财务为中心的运营管理系统，通过实现“人财物”等系统一体化整合与管控，助力医院实现资源更科学配置和更精细管理。

- 一体化运营管控平台的构建，从医院资源使用效率角度，结合预算、成本核算和内控管理流程，利用信息系统对医院人、财、物等核心资源进行统筹调配，有效控制科室不合理开支，合理降低医院运行成本，起到节能降耗的作用。
- 绩效考核管理系统的建立，通过绩效考核指标解析与科室数据监测，针对科室病种收入结构进行分析，为科室收支结构调整、费用控制提供抓手，提高运营效率。同时控制次均费用过快增长，减轻患者就医负担。
- 院内5G基础通信网络的构建，结合5G技术“万物互联”的特性，构建全院医疗物联网，将医院海量医疗设备和非医疗类资产有机连接，能够实现医院资产、设备状态管理、门禁安防、院内导航、物资配送等集中管理，提升医院在人员安全管理、医疗物资管理、医疗设备全生命周期管理的效率。

随着绩效考核管理和智慧医院建设工作的推进，医院的功能定位和持续发展机制将更加健全。以“电子病历”为核心，进一步夯实智慧医疗的信息化基础；以“智慧服务”“智慧管理”的建设评价为抓手，推动医院管理更加规范化、精细化、标准化；同时通过系统助力固化医院管理思想、流程，并利用大数据智能分析帮助医院进行绩效评价考核管理。未来随着5G、物联网数据采集设备完善，各系统的应用深入和互联互通，系统功能和运营管理数据中心的数据颗粒度将更加细化，将使医院“人财物”资源管理更精准、资源配置更高效率，助力运营管理实现合规化、精细化，有效支撑业务团队建设与提能，推动专科学科可持续发展，全面支撑医院高质量发展。

第三节　医院绩效管理系统迭代与未来展望

医院绩效管理，是指医院为达到制定战略目标，通过持续优化和规范化管理工作，不断提升医院“人财物”资源配置与应用效率的过程。绩效管理作为医院科学化、规范化、精细化管理的重要抓手，对医院战略目标实现有着长远的意义。

一、医院绩效管理系统的迭代

医院绩效管理系统通常是指管理医院和员工绩效核算的信息系统，通过信息系统可以帮助医院推动绩效管理工作的规范化、标准化、自动化，提升整体管理效率，并支撑绩效方案的有效落地。

早期许多医院绩效分配方案和系统应用更多地只是为了满足奖金发放需要，分配制度以传统的收支节余为主，涉及医疗质量指标较少。因此该阶段的绩效管理系统应用主要以工作量报表为主，数据来源主要是HIS的收费数据，以及财务、物资、固定资产等成本数据，两者数据的相减成为绩效奖金总基数。而具体奖金分配是通过简单类别、级别确定提取比例和分配系数计得。虽然通过医院整体业务增长带动了个人收入增长，但因无法客观衡量各类人员的劳动价值和实际贡献，在某种程度上影响员工的工作积极性，也不利于医院的长远发展。

随着近年来现代绩效管理理论与方法的广泛实践，平衡计分卡、关键绩效指标法、目标管理法、360度绩效考核法、RBRVS、DRGs等绩效评价方法的应用，以及与医院实际情况的融合，使得绩效方案改革更具科学性，也对绩效管理系统建设提出了更高的要求。未来如何结合医院的战略发展目标，建立基于医务人员工作量、服务质量和医疗技术含量价值的绩效管理体系，充分调动员工的积极性、主动性和创造性，树立正确的激励价值导向，促进医院健康良性的可持续发展，将是绩效管理和配套信息系统持续改进的重点。

医院绩效管理过程包括绩效计划制定、绩效辅导沟通、绩效考核评价、绩效结果应用、绩效目标提升、持续循环改进等一系列环节。医院绩效管理系统覆盖了绩效管理工作持续改进的全过程，具体需具备的功能描述如下：

1. 系统具有建立核算科室、核算岗位，设置岗位系数、设置岗位职责，进行人员的调科调岗管理、考勤记录等基础数据管理功能。

2. 系统能根据医院绩效管理方案，针对医、护、技、药、管不同岗位，设置不同核算方法、核算参数等，并支持将指标分解到各科室，指引科室执行；系统能灵活支撑服务人次法，服务项目法（RBRVS）、平衡计分卡（BSC）、DRGs等流行的绩效工资核算方法。

3. 系统能从工作量、工作效率、质量、安全、患者满意度、内部管理等多个维度制定考核KPI及权重；并支持平衡计分卡（BSC）、综合目标管理法、360度考核、关键事件考核等多种管理考核工具的。支持正向比例法、加分法、减分法、区间法等多种KPI评分公式。

4. 系统能为科室内部二次分配提供分配公式、表单及规则，在规范科室内部二次分配，同时保持一定科室特色。

5. 系统能通过自动采集或导入方式实现成本核算、工作量、效率、质量、安全等指标数据自动归集与分摊。

6. 系统能根据考核结果分析指标、趋势、同比、环比、科室间绩效差异、科室绩效走向等，并支持通过各种图表形式展现及比较各个学科、部门的绩效结果、排名等情况。

绩效管理系统把人力或绩效部门人员从繁琐的数据汇总、数据核算中脱离出来，让他们去做更有价值的绩效管理工作。通过采集HIS和临床、服务、运营等各类管理系统中的相关数据，同时医院绩效管理系统对采集到数据进行分类、归集、汇总、复合计算等，最后考核数据能具体化、明确化每一位医护人员的工作责任，并对他们的工作成果进行评价，发现问题及时纠正，及时处理。绩效方案的科学化和绩效管理系统全面应用及持续改进，将有助于医院整体运营效率和服务质量的提高，也有利于医院战略目标清晰化、具体化，以及计划的实现，同时推动医院服务进一步优质化、全面化，从而帮助医院提升医疗生产力，为医院创造更高的社会效益和经济效益。

二、基于数据绩效评价信息化展望

随着“国考”绩效考核工作开展深入，“指挥棒”作用效应影响深远。2020年12月，国家卫生健康委发布了《三级医院评审标准（2020年版）》。新标准下，医疗服务能力与质量安全监测数据部分，权重不低于60%，可见数据指标作为有效的管理手段，推动医院评审“科学、客观、精细、量化”。绩效考核相关评价结果已成为卫生行政主管部门进行公立医院发展规划、重大项目立项、财政投入、经费核拨、绩效工资总量核定、医保政策调整的重要依据，并与医院评审评价、国家医学中心和区域医疗中心建设以及各项评优评先工作紧密结合，综合评价各级公立医院工作成效，引起了各医院的高度重视。

如何切实落实绩效考核工作，坚持公益性导向，提高医疗服务效率和各项工作质量，加快建立、完善现代医院管理制度，实现医院高质量发展，已是当前各家医院的重要工作任务之一，而考核指标的分解、数据治理、信息化建设等工作开展，成为了完成这项重要任务的关键。

（一）数据治理助力绩效评价

多年医院内部绩效管理，以及近几年“国考”对于医院数据要求和数据质量提出了更高要求，但因医疗数据标准化、电子病历结构化程度等多方面影响，我国许多医院的数据仍存在“数难取”“数不准”“数不好”等问题，仍有大量数据靠手工统计，同时数据存在时效性差、数据颗粒度较粗的情况。

数据质量与数据准确性不仅影响绩效评价考核工作的结果，也影响着医院的各项决策与发展。如何通过数据治理，提升医院数据质量，并助力医院有效提升考核评价，将是未来医院工作重点。关于数据治理的定义，国际数据资产管理协会（DAMA）认为数据治理是指对数据资产管理行使权力和控制的活动集合（包括计划、监督和执行）。医院数据治理强调医院领导要参与其中，建立起一套自上而下、分工科学、协作紧密、流程明确的组织体系，有效促进数据管理活动的协调一致，挖掘数据潜在价值，满足医院的战略目标。

在医院信息建设标准体系和信息化安全保障体系下，针对指标梳理和数据治理，完善相关数据治理组织架构与沟通机制，确认数据责任科室，推进医院数据资源的规划分类与标准化管理，确保重点指标数据与国家考核采用统一口径，并落实信息系统实时抓取。同时针对系统直接抓取的数据值与原始数据进行校验质控，提高数据真实性，降低医务人员的误报率，并保持持续改进，确保数据质量和数据的准确性。针对关键指标数据值和趋势变化，以及周报、月报、年报等不同维度进行环比、同比监测分析，为绩效考核管理工作提供决策支持，以便及时发现识别问题，并通过数据的校验追踪，PDCA持续改进（图13-3-1）。

（二）数据应用助力高质量发展

“国考”绩效、等级医院评审指标虽然考核的是医院指标数据，但透过数据实际反馈的是医院的医疗质量、服务能力、运营效率、科研基础、人才培养、风险管理等方面工作情况。如何通过关键指标数据治理结果，推动问题梳理与改进，并利用信息系统优化、规范、固化具体流程和行为，是绩效信息建设工作重点，也是做好“国考”绩效考核、满足评审要求，助力医院高质量发展关键。

综合绩效指标分析，考核覆盖医院医疗质量、运营水平、服务效果等各方面管理工作。国家监测的26个指标中，通过病案首页自动提取数据就有7个，其余指标来源

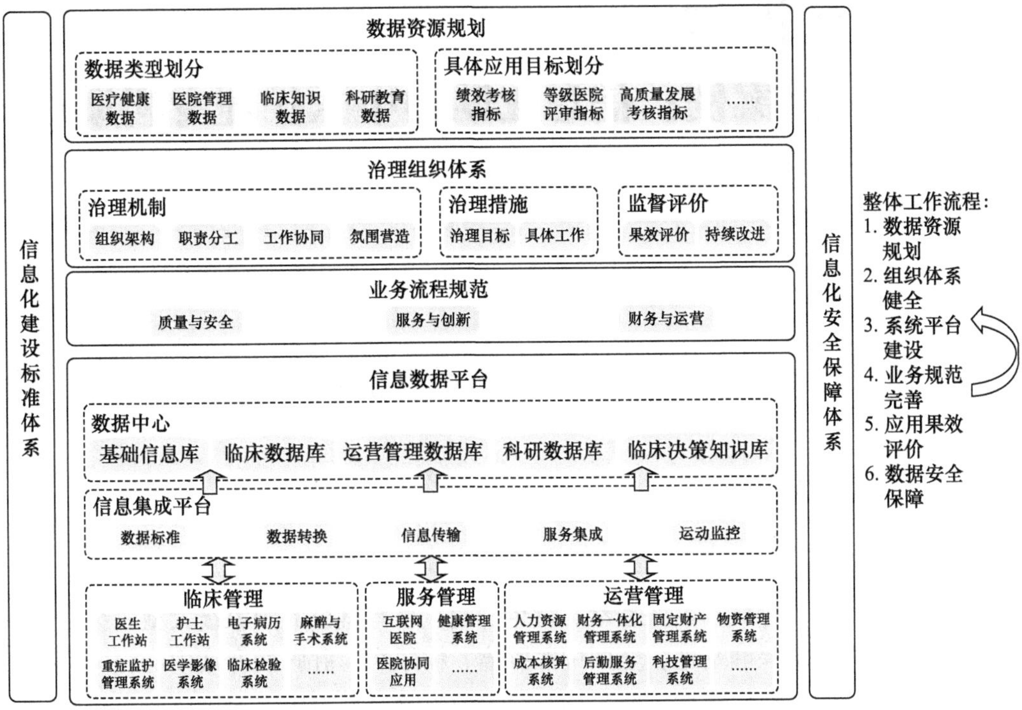

图13-3-1 艾力彼医院数据治理体系

于医疗技术发展、财务年报等。由此可见，病历质控、医疗技术和医疗服务质量等方面管理在考核中的重要性。而针对这些管理问题的处理，除了信息系统和数据应用支撑外，更多地还需医院在医疗核心制度的落实、诊疗行为的规范、就诊流程的优化、满意度的提升以及重点学科的建设等方面的改进。

医院管理和信息化工作开展是相辅相成的，信息系统建设必须要有管理思想支撑，而管理落地离不开信息化系统流程支持。医院的高质量发展，将要求医院管理必须更加规范化、精细化、标准化，并通过系统助力固化医院管理思想、流程，最后通过印迹追踪和数据智能分析帮助医院更好的评价管理效果。未来各级医院如何结合国家相关评价监测要求，以及在患者服务与专科学科发展、医疗质量与安全管理、财务与运营管理等方面需要，推动医院发展的转型，提高运营精细化管理水平，并进一步完善信息化建设，固化工作管理流程，同时运用及时、智能的数据分析支撑工作持续改进。达到通过数据赋能驱动，全面提升各项综合能力，助力专科学科可持续发展，将是未来医院在高质量发展竞争中胜出的关键。

（冯常森　黄柏强　陈培钿）

第十四章

实战案例：信息化助力中医护理专科质量提升

第一节　管理痛点梳理

一、医院简介

中国中医科学院广安门医院（暨中国中医科学院第二临床医药研究所）始建于1955年，是一所底蕴深厚、名医荟萃、特色鲜明、享有盛誉的国家级大型三级甲等中医医院，是中央干部保健基地，全国中医肿瘤、糖尿病、肛肠病专病中心，国家中医临床研究基地、国家药物临床试验机构、国家卫生健康委西医学习中医教学基地、国家中医药服务出口基地，世界卫生组织传统医学合作中心组成单位。荣获中央国家机关“五一”劳动集体奖状，全国抗击新冠肺炎疫情先进集体。

医院现有2个院区、12个门诊部，总床位1 050张，年门诊量350万人次；临床科室30个、医技科室7个，国家临床重点专科6个，国家中医药管理局重点专科16个、重点学科12个、三级实验室5个；拥有国医大师3名，中国科学院院士1名，全国名中医3名，首都国医名师18名，60位专家享受政府特殊津贴；年发表论文900余篇，SCI论文150余篇，最高影响因子44.405，获国家科学技术进步奖14项。

步入“十四五”新发展时期，医院争创国家医学中心、国家区域医疗中心、国家临床医学研究中心、国家中医药传承创新中心和国家中医疫病防治基地，新建广安门医院保定医院、济南医院、黑龙江医院，建设中医医疗和科研高地，推动优质医疗资源提质扩容，做大做强中国中医科学院，发挥中医“国家队”引领示范作用。

二、案例背景

自2013年开始，国家中医药管理局在全国范围内推广应用52个优势病种中医护理方案，旨在通过中医护理方案的实施与优化，规范中医护理流程，强化辨证施护理念，提升辨证施教、辨证施膳、临症（证）施术的能力，充分发挥中医护理在疾病症状管理、饮食调护、康复锻炼、预防保健中的特色优势。但实施过程中发现，虽然方案起到了强化中医思维、规范护理行为、提升实践能力的作用，但也存在一些亟待解决的问题。

1. 方案中缺少四诊评估内容。中医护理是在中医基本理论指导下的护理工作，其核心与精髓是辨证施护。通过四诊评估（望闻问切）收集资料，并以此为依据分析病与证，制定病证结合的中医护理方案，才能有效提升中医护理的精准性和实效性。但在优势病种中医护理方案应用评估中未将四诊评估环节纳入。

2. 庞大的数据缺乏有效管理。数据显示，截至2015年，全国163家中医医院实施33个病种中医护理方案共计382 869例，而至2016年底，医院共实施46个病种中医护理方案24 988例（只统计第一诊断）。如此庞大的应用数据，临床却只能用纸质版或电子文档记录，普遍存在采集不及时、记录不完整、内容欠准确、推广不到位等问题，直接影响方案的应用分析与持续改进。因此，建立一套符合责任制整体护理要求，体现中医护理工作特点，同时又能便捷、快速记录护理行为的信息化系统迫在眉睫。

中国中医科学院广安门医院于1997年开始应用临床护士工作站，2006年率先在全国上线移动护理信息系统，实现了体征采集、医嘱执行、护理评估、护理记录等信息化管理。此后，医疗电子病历、LIS系统等先后应用于临床，为开发更符合中医护理实践特点的信息化系统奠定了基础。2014年起，护理部成立信息化管理小组，联合医疗、信息学专家，在借鉴医疗电子病历系统的基础上，探讨、研发中医护理电子病历系统。2017年，中医护理电子结构化病历系统正式上线，试用结果显示，该系统将中医护理评估、中医护理方案应用、实施效果评价结构化、数据化，有效保障了责任制中医整体护理流程落地以及中医护理实践数据的实时采集与收录，为中医护理方案的临床验证与优化提供了科学翔实的循证数据支撑。2018年，中医护理电子结构化病历系统在全院范围内应用实施。

三、问题分析

国内护理信息化的发展，主要体现在以下几方面。

1. 临床护理信息化。建立门诊、病区、急诊等的护理信息化系统。主要解决从分诊、建立档案、急诊留观输液、护理治疗到病区入院评估、用药、手术、体征监护、护理文书记录、出院后延续性护理服务内容等信息的采集和过程监控。

2. 护理管理信息化。实现了护理服务质量的信息化监控和分析；护理人力资源如电子排班系统、基于护理工作量统计的绩效管理系统、护士培训等的信息化管理；护理风险智能评估系统以及含有预警分析、安全防范提醒、智能决策和护理质量管理的护理风险智能决策系统，尤其是用在解决静脉用药安全上的智能输液系统、降低非计划拔管率的信息化管理系统以及围手术期、血透、介入等关键流程的信息化管理系统。国内护理信息化系统目前重在对护理各流程、环节护理记录的采集，从而优化工作流程、提升工作效率、保障工作安全。但对于数据的交互使用、多维分析尚处于起步阶段，且数据较分散，在护理数据区域联合方面尚需不断完善与加强。

国外护理信息化起步较早、发展较为完善，且相较于国内的信息化发展，国外更注重信息化区域联合互建和共享，且以问题为导向，注重应用数据分析改进护理工作流程及质量。在注重护理流程、环节信息化监控和持续改进的基础上，对于以护理问题本身为切入点的标准化护理方案的信息化系统建设也多有涉猎。

相较于国内护理信息化发展现状，本项目最重要的创新在于关注护理问题本身，强调以数据为支撑，持续优化中医护理干预措施，不断加强中医专科护理内涵建设。相较于国外护理信息化发展，本项目的创新在于突出辨证施护理念，推进辨证施术的精准落实，彰显中医护理的特色与价值。

第二节　管理方法与路径

一、解决思路

医院基于HIS系统的临床护士工作站的使用，开启了护理信息化发展的历程，此后，依托无线网络、移动终端、条形码识别等先进技术，一系列护理系统陆续上线。2016年，移动护理信息系统的建立，实现了HIS系统在病房的扩展和延伸，完成了护理评估、体征采集、医嘱执行、护理记录等的信息化管理。同时，随着医院医疗电子病历、LIS系统等的逐步建立，为探索、研发更为符合中医护理临床实践的信息化系统奠定了基础。

2014年起，项目组联合医疗、信息学专家、软件工程师，在借鉴医疗电子病历系统的基础上，共同研发中医护理电子病历系统。2017年，中医护理电子结构化病历系统正式上线试用，应用结果显示，该系统将中医四诊评估、中医辨证施护、应用效果评价结构化、数据化，为临床护士有效落实中医护理评估、精准实施中医护理方案内容、规范开展中医护理效果评价奠定了基础。同时，为中医护理方案的持续优化提供了详尽的循证数据支撑。2018年，电子中医护理方案系统在全院范围内正式实施。

二、解决方法

（一）建立项目管理组织

设立项目管理组、工作组和专家团队。

1. 管理组由主管副院长、护理部主任/副主任、护理部专职项目负责人、护理信息化管理组组长构成。主要职责：负责项目的整体策划、工作指导和过程监督。

2. 工作组由1名护理部副主任、护理部专职项目负责人、护理信息化管理组组员构成。主要职责：制定项目实施方案、执行方案内容并持续完善、按计划节点实时总结和修订。

3. 专家团队由医疗、护理、信息等学科专家构成。主要职责：对项目关键技术环节、关键流程提供专业指导。

（二）形成具体设计方案

1. 建立系统运行路径

以责任制整体护理为框架、辨证施护为核心、方便快捷为主线，形成运行路径图。

即四诊评估（望闻问切）→辨证分析（证候类型）→确定病症（典型表现）→辨证施护内容及落实→护理效果评价。如图14-2-1所示。

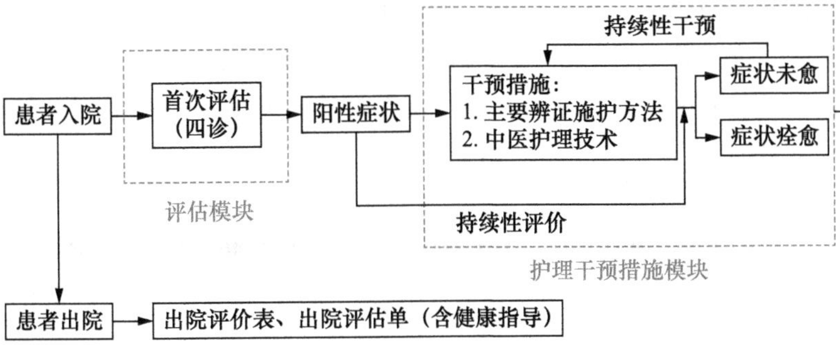

图14-2-1　中医护理电子结构化病历系统运行路径

2. 建立辨证施护数据库

（1）病症数据库

将国家中医药管理局颁布的52个病种中医护理方案中的常见病症进行汇总，同时结合临床增补方案中未纳入但临床常见的病症，规范中医术语表达后形成病症数据库（核心病症105个）。责任护士经四诊评估与辨证分析后，遴选出需护理干预的重点病症。

（2）辨证施护数据库

基于中医护理方案中的辨证施护内容，建立辨证施术、辨证施膳、辨证施教、一般护理护理方法数据库。其特点是纳入病证结合护理措施224条、中医护理技术47项。如图14-2-2所示。

	编码	中医护理技术名称	拼音简码	HIS侧编码	HIS侧中医护理技术名称
1	D000001	耳穴贴压	exty	W20170711	耳穴按压（不计价）
2	D000002	穴位按摩	xwam	W20170054	穴位按摩（护）
3	D000004	中药外敷	zywf	W20170057	中药外敷（护）
4	D000005	中药泡洗	zypx	W20190251	中药局部熏洗治疗（护）
5	D000006	耳穴埋豆	exmd	W20170711	耳穴按压（不计价）
6	D000007	穴位贴敷	xwtf	PBCD0401	穴位贴敷治疗（护）
7	D000008	拔火罐	bhg	PBCC0101	普通拔罐治疗（坐罐）（护）
8	D000009	刮痧	gs	W020100433	刮痧疗法(刮痧疏经健康法)（护）
9	D000010	中药湿敷	zysf	ABZB0001	冷湿敷法（护）
10	D000012	中药熏蒸	zyxz		
11	D000013	中药雾化	zywh	ABKC0001	空气压缩泵雾化吸入
12	D000014	中药药浴	zyyy	W020568	浸浴疗法（全身）（护）
13	D000015	药熨法	yyf		
14	D000016	穴位注射	xwzs	W20170505	穴位注射治疗（护）
15	D000022	中药药枕	zyyz	W20150087	中药药枕
16	D000023	穴位拍打	xwpd	W20170055	穴位拍打（护）
17	D000025	中药灌肠	zygc	ABGE0002	保留灌肠治疗
18	D000032	中药离子导入	zylzdr	W2004719	超声药物透入治疗
19	D000036	循经拍背	xjpb	W20170052	循经拍背（护）
20	D000037	中药口护	zykh	ACBH0001	口腔护理（中药）

图14-2-2　辨证施护数据库

（3）建立关联模板

系统将各病种常见病症与辨证施护内容进行关联，形成“病种→病症→辨证施护”关联模板，责任护士通过四诊评估、辨证分析，遴选出重点病症并给予数字评分，依据系统推送的辨证施护内容（预先置入的52个病种中医护理方案），集合患者个体化特点，形成精准性中医护理干预方案。同时，通过定期评价护理效果（病症评分的改变），系统自动形成转归评价。如图14-2-3、图14-2-4所示。

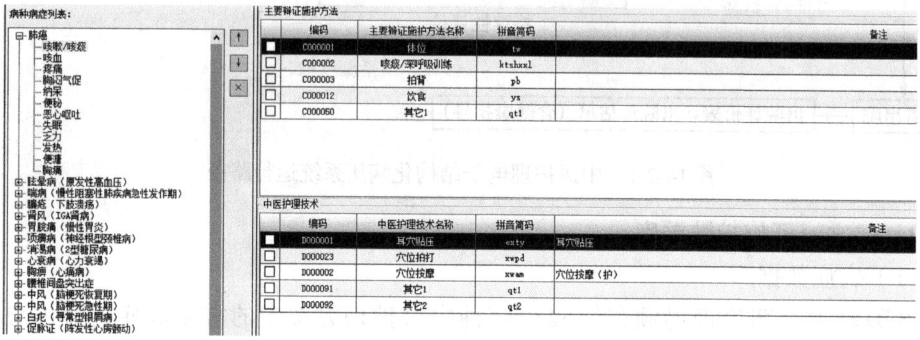

图14-2-3 关联模板（病种→病症→辨证施护）

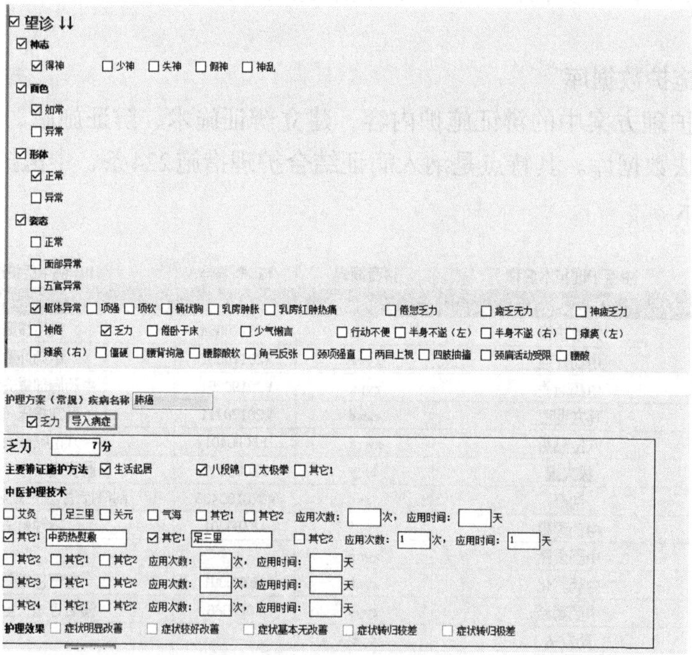

图14-2-4 关联模板（病种→病症→辨证施护）

（4）生成各类护理表单

整合体征监测、病症变化、评估与干预、健康宣教、医嘱执行等信息，系统自动生成一般护理记录单（图14-2-5）、患者出院评价表（图14-2-6）、患者出院评估指导单（图14-2-7）、中医健康宣教处方（图14-2-8）。

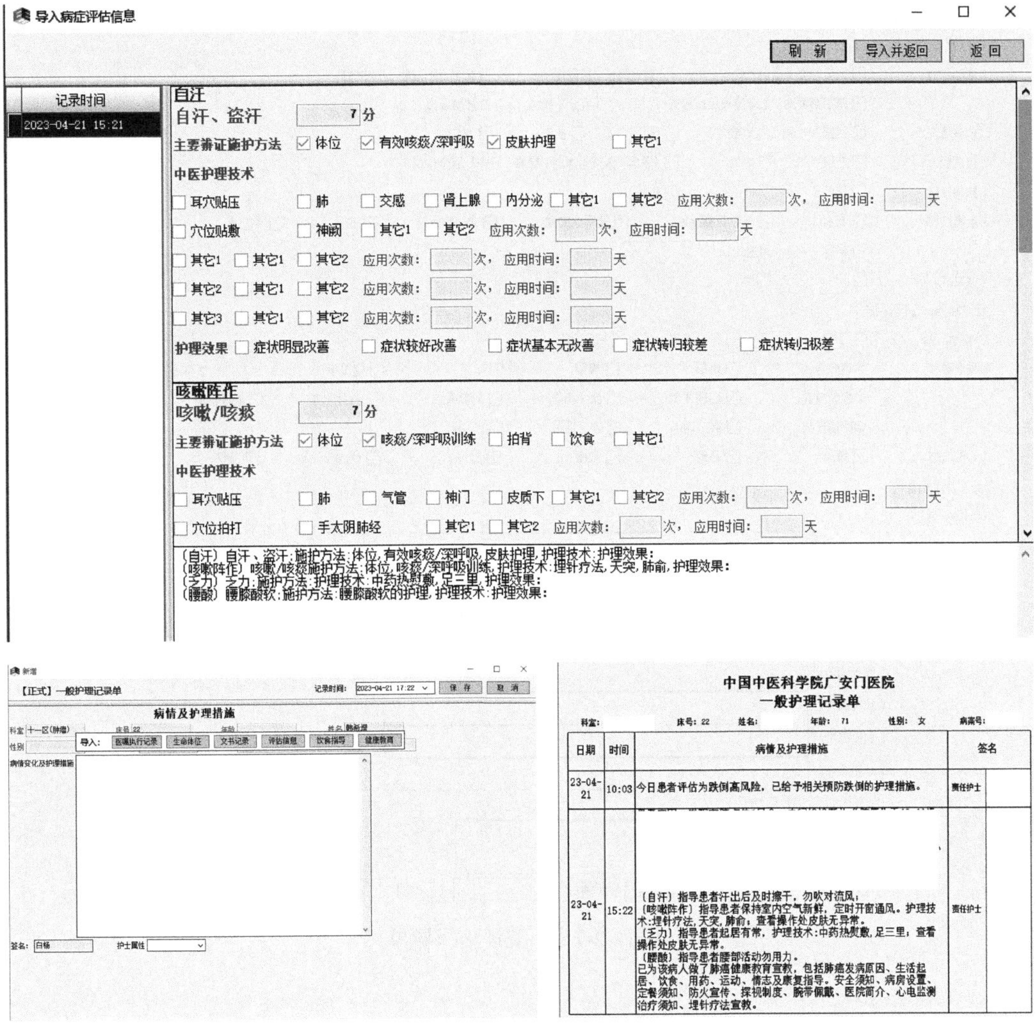

图 14-2-5 一般护理记录单

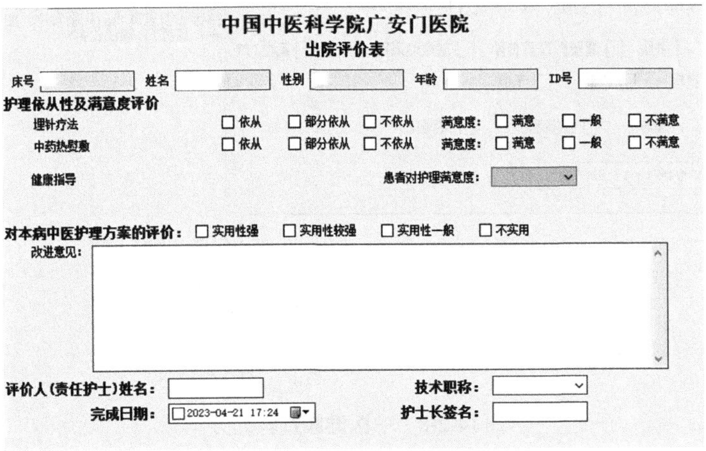

图 14-2-6 出院评价表

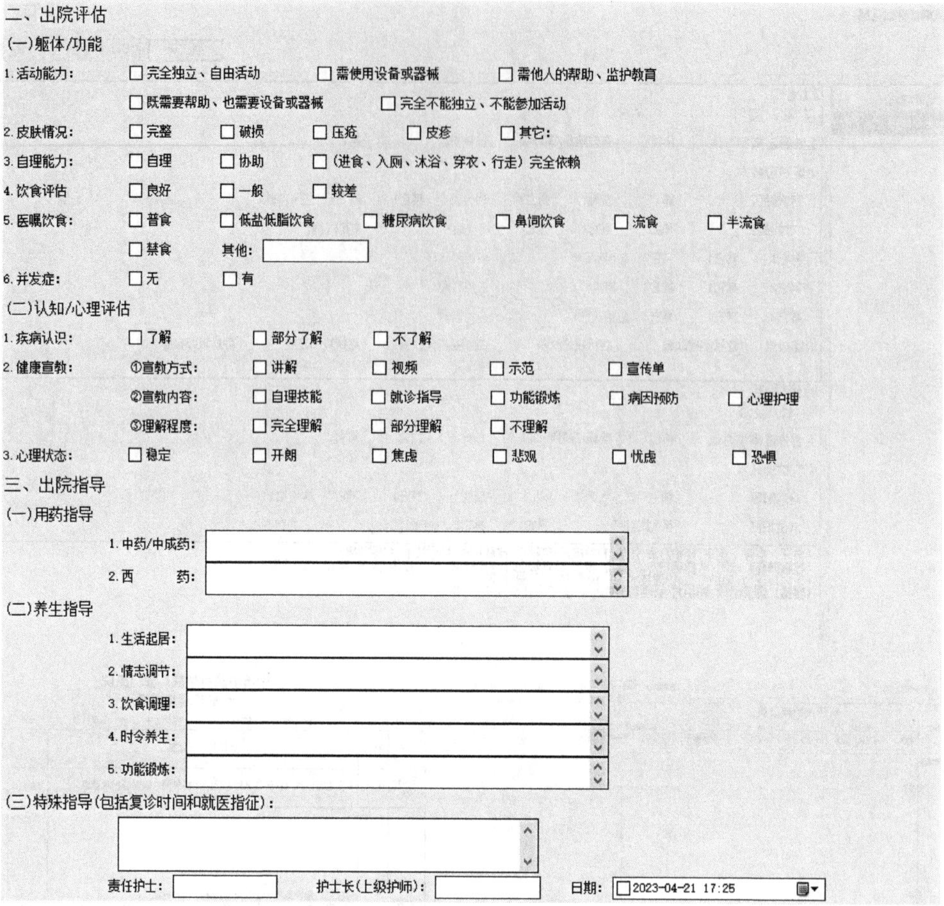

二、出院评估
(一)躯体/功能
1.活动能力：
完全独立、自由活动
需使用设备或器械
需他人的帮助、监护教育
既需要帮助、也需要设备或器械
完全不能独立、不能参加活动
2.皮肤情况：
完整
破损
压疮
皮疹
其它：
3.自理能力：
自理
协助
(进食、入厕、沐浴、穿衣、行走)完全依赖
4.饮食评估
良好
一般
较差
5.医嘱饮食：
普食
低盐低脂饮食
糖尿病饮食
鼻饲饮食
流食
半流食
禁食
其他：
6.并发症：
无
有
(二)认知/心理评估
1.疾病认识：
了解
部分了解
不了解
2.健康宣教：
①宣教方式：
讲解
视频
示范
宣传单
②宣教内容：
自理技能
就诊指导
功能锻炼
病因预防
心理护理
③理解程度：
完全理解
部分理解
不理解
3.心理状态：
稳定
开朗
焦虑
悲观
忧虑
恐惧
三、出院指导
(一)用药指导
1.中药/中成药：
2.西　　药：
(二)养生指导
1.生活起居：
2.情志调节：
3.饮食调理：
4.时令养生：
5.功能锻炼：
(三)特殊指导(包括复诊时间和就医指征)：
责任护士：
护士长(上级护师)：
日期：
2023-04-21 17:25

图 14-2-7　出院评估指导单

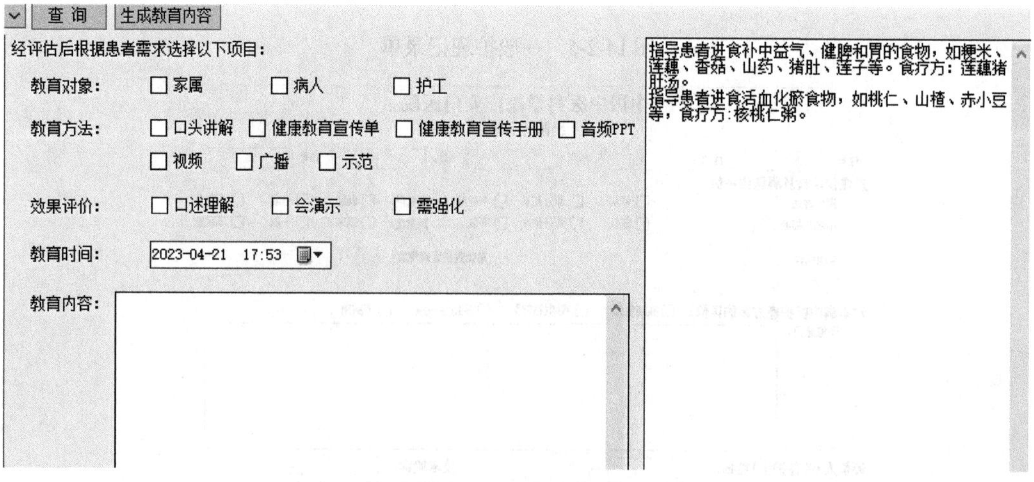

生成教育内容
经评估后根据患者需求选择以下项目：

健康教育宣传单
健康教育宣传手册
音频PPT

指导患者进食补中益气、健脾和胃的食物，如粳米、莲藕、香菇、山药、猪肚、莲子等。食疗方：莲藕猪肚汤。
指导患者进食活血化瘀食物，如桃仁、山楂、赤小豆等，食疗方：核桃仁粥。

图 14-2-8　中医健康宣教处方

（5）实现数据实时调取与多维分析

系统可实现对全院中医护理方案应用数据实时调取与多维分析，为进一步优化中医护理方案提供数据支撑（图14-2-9）。也可实现对每个患者症状改善情况进行实时监控（图14-2-10），从而随时完善个体化辨证施护方案，提升护理干预效果。

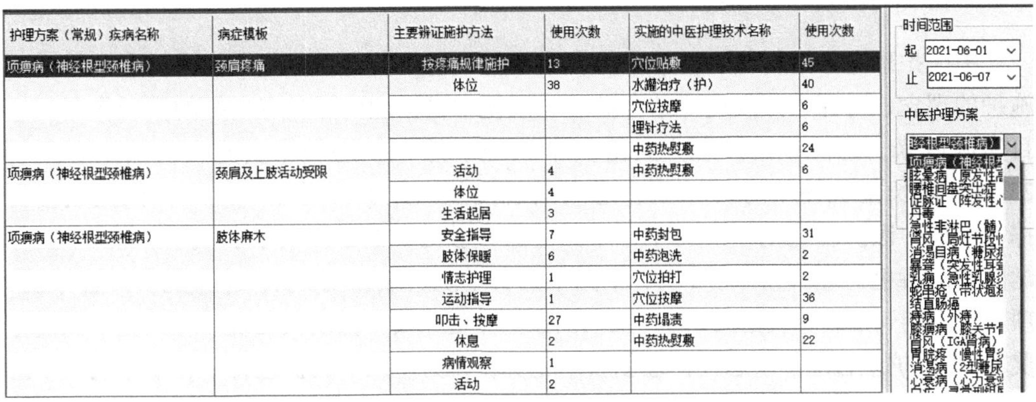

护理方案（常规）疾病名称	病症模板	主要辨证施护方法	使用次数	实施的中医护理技术名称	使用次数
项痹病（神经根型颈椎病）	颈肩疼痛	按疼痛规律施护	13	穴位贴敷	45
		体位	38	水罐治疗（护）	40
				穴位按摩	6
				理针疗法	6
				中药热熨敷	24
项痹病（神经根型颈椎病）	颈肩及上肢活动受限	活动	4	中药热熨敷	6
		体位	4		
		生活起居	3		
项痹病（神经根型颈椎病）	肢体麻木	安全指导	7	中药封包	31
		肢体保暖	6	中药泡洗	2
		情志护理	1	穴位拍打	2
		运动指导	1	穴位按摩	36
		叩击、按摩	27	中药湿敷	9
		休息	2	中药热熨敷	22
		病情观察	1		
		活动	2		

图14-2-9　单病种中医护理方案应用数据

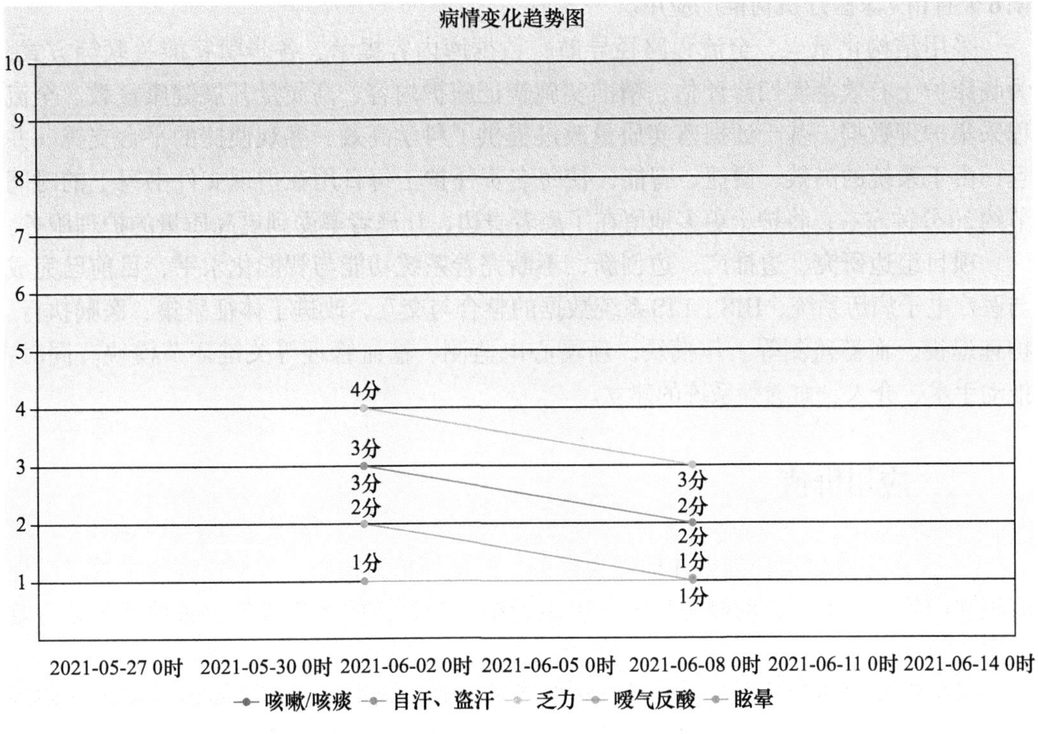

图14-2-10　某患者病症改善情况趋势图

第三节　管理果效与价值

一、案例果效

中医护理电子结构化病历系统契合中医辩证思维特点，强化了临床护理人员辨证施护的理念，对深入开展病证结合护理，深化中医护理内涵具有良好的推动作用。项目实施以来，全院中医护理方案落实率100%，中医护理技术实施人次从2017年的25.45万增长至2019年的28.23万，患者满意度从97.03%提升至98.42%；依托数据支撑，形成中医护理优化方案38个，中医健康宣教处方102个。同时，获批中国中医科学院中医特色护理研究专项1项、中国中医科学院所级课题1项、计算机软件著作权1项、核心期刊发表相关论文6篇；荣获国家卫生健康委中国现代医院管理典型案例优秀奖、《中国护理管理》杂志社护理创新卓越奖；作为全国中医护理骨干、革命老区中医护理骨干、北京市中医护理骨干、中华护理学会中医护理治疗专科护士临床培训基地主要培训内容，培训学员近900人。该系统已经在北京、深圳、浙江、山东、陕西、贵阳6个省市7家医疗机构推广应用。

采用结构化录入、全流程路径导航、数据库内容提示、各步骤智能关联等方式，为临床护士有效落实四诊评估、精准实施辨证施护内容、高质量开展健康宣教、全流程采集护理数据、基于证据落实质量改进提供了科学高效、客观便捷的平台支撑。并且，由于系统的高效、便捷、智能，使每名责任护士每日用在护理文件书写上的时间节约20分钟左右，将护士更多地留在了患者身边，让患者享受到更高质量的护理服务。

项目组边研究、边推广、边创新，不断完善系统功能与智能化水平，目前已完成与医疗电子病历系统、HIS、LIS系统数据的整合与交互，改进了体征采集、医嘱执行、护理巡视、血糖监测等工作模块，新增心电监测、输血管理等关键环节模块。同时，推动手术、介入、血透等系统的建立。

二、应用价值

（一）该系统以责任制整体护理为框架、辨证施护为核心、方便快捷为主线来设计流程和内容，助推了以问题为导向、以患者结局为目标的优质特色中医护理服务有效落实。

通过设计“病种→病症→辨证施护”关联模板，增强了护理人员对中医优势病种的辩证分型、常见病症的认识以及精准实施中医护理方案的能力，不断推进临床护理中病与证、施治与施护、中医药与中医护理的有机结合。此外，将一般护理评估与专科护理评估，如心理评估、营养风险筛查、中心静脉导管评估等纳入系统数据库，使该系统更加贴近临床、贴近护理工作。

（二）充分利用护理信息技术，科学再造护理流程，最大限度缩短非直接护理时间，有效提升工作效率和工作安全，增强了护理人员的职业满意度。

三、案例点评

案例重点介绍了广安门医院建设中医护理电子病历系统的背景、过程及取得成效。系统的建成实现了对中医整体护理临床实践的全流程电子化信息采集与记录，使患者结果指标呈现更加明确，专科专病护理质量持续改进更加具有针对性；并通过数据的全方位采集与多维分析，各个系统数据的互联互通，数据的应用使中医护理方案优化更加精准，医护技人员的工作效能持续提升。系统的建设与应用助推责任制整体护理与中医辨证施护有机结合，使中医医院优质护理服务特色更鲜明、成效更明显；开创了中医护理信息化的先河，为相关优势病种的中医护理方案实施落地提供了重要系统与数据支撑，同时也为后续构建和推广更全面系统提供数据标准积累，案例具有良好的社会和经济推广价值。

（王笑频　郭　敬　白　杨　陈丽丽　陈　扬）

第十五章 实战案例：医院物资智慧管理SPD应用实践

第一节 管理痛点梳理

一、医院简介

遂宁市中心医院是一所集医疗、教学、科研、预防、保健为一体的国家三级甲等综合医院。先后被评为全国文明单位、全国精神文明建设工作先进单位、全国人文爱心医院、全国优秀爱婴医院、省级最佳文明单位，并荣获四川省抗击新冠肺炎疫情先进集体、四川省脱贫攻坚先进集体、四川省医疗卫生系统先进集体、四川省五一劳动奖状，连续三年获得亚洲医院管理奖。

建立了遂宁市首个院士工作站，与毕晓普癌症研究所合作共建了精准肿瘤基础实验室，与中国科学院大学共建了健康医疗大数据遂宁研究中心，建设了高标准的生物样本库和基因测序实验室。连续七年进入全国地级城市医院100强，目前居全国地级城市医院第61位。四川省卫生行政主管部门最新发布的《四川省医疗服务与质量报告》对16个临床专科进行了排名，医院有10个专科进入前十名，有8个专科进入了前五名。在2019年度全国2 413家医院参加的三级公立医院绩效考核中，排名第94位，等级A^+，在四川省排第5位。

二、案例背景

随着国家医疗体制改革的不断深入，“三医”改革管理进入深水区，全面取消以药养医，医用耗材带量采购试点实施，国家医保改革持续发力；国务院办公厅发布《关于推动公立医院高质量发展的意见》，要求公立医院发展方式从规模扩张转向提质增效，运行模式从粗放管理转向精细化管理；政策法规要求的提升，对公立医院医用耗材管理部门的专业度提出更高的挑战，耗材的合规性管控日益严格，对耗材全生命周期追溯提出了更严谨的要求，耗材零价差，对医疗机构运营成本的控制出现了新的需求。

物资管理是医疗机构管理中的重要组成部分，合理配置物资、充分利用，能够有效减少物资的不必要浪费，从而控制医疗成本。医疗物资管理的生命周期主要包括计划采购、物资采购、验收入库、物资使用四个环节。在实际管理过程中，由于物资种类繁多、证照和效期管理难度大、物资周转速度高、医院供应商数量众多等问题，导致医用物资的管理工作十分繁杂，耗费大量时间成本和人力成本后仍存在收费管理混乱、高值耗材无法有效追溯、物资使用半手工管理难以核对等问题。

对所有的医院来讲，随着其发展加快、规模增大，医疗物资必然成为其管理的痛点及难点，在过往的“医保飞行”检查中，全国多家知名大型医院出现了严重的耗材管理问题，除了面临巨额罚款，也对医院带来了极大的负面影响。医院在历年接受大型公立医院巡查和审计审查过程中，60%的问题都与物资管理相关。因此，无论是外部改革，还是内部冲突，传统的医疗物资管理模式都亟须转变。

针对上述问题，2020年，遂宁市中心医院党委经过考察讨论研究决定引入智慧物流服务SPD项目。2021年医院的耗材规模达4.5亿，试剂规模1亿，药品规模3.5亿，总务规模0.2亿，服务科室77个，医疗物资品规共数万种类型，整体项目由国药四川负责运营，上海万序负责软件设计，上海三瑞提供硬件支持。

三、问题分析

管理成本方面，由于医用耗材零加成的推行，耗材的院内物流工作将成为医院的管理负担，医院需要一套现代化的院内医用物资物流管理工具，要求既能降低医院的管理成本，又要最大程度减少医院的资金占用和提高院内耗材的精细化管理水平。

管理效率方面，目前医院多个科室设有总管岗位，其工作时间大量用于医用耗材的申领、日常盘点和库房整理。医护人员耗材管理负担重，手工盘点、登记，每周进行耗材申领，时间成本高，还容易出错。部分高值耗材由临床医生自行带到手术室，不安全、不方便、不规范。同时手术室耗材管理相对传统，目前开放式高值耗材存放车容易发生耗材丢失问题。

医院信息化建设方面，目前医院管理系统较多，系统之间互为信息孤岛；临床领用的耗材与实际消耗的耗材因在不同系统中管理，无法进行对账，造成科室损耗、跑冒滴漏情况无有效手段管控；医院在医用耗材数据提取、核对和分析等工作上极为困难，各类统计查询口径不一，统计结果存在差异；绩效管理无法提取科室真实的耗材消耗；耗材从设备科仓库出库至科室即算科室成本，计入科室绩效考核中，不能根据科室实际消耗计算科室绩效，无法反映科室真实的耗材使用情况。

第二节　管理方法与路径

一、解决思路

在是否实行SPD项目上，我们采用了5W2H分析法。确定实施SPD项目后，实施方案规划的编制经历了以下6个阶段：前期研究、编制工作大纲、现状调研、编制规划纲要、规划方案、规划实施。在规划方案形成的过程中，需经过专家论证、征求行业专家和临床实际操作部门意见等环节。

在项目框架搭建上，从系统原理的角度出发，将SPD视为一个以解决医院院内物资管理痛点为目的，以医院医疗物资管理部门为主导、以物流信息技术为工具，通过合理使用社会资源，对全院医疗物资（药品、耗材、试剂等）在医院内的供应、加工、配送等院内物流的集中管理方法。

在项目开始前，通过详细了解项目情况，并开展现场调研，形成有针对性的调研报告，从而制定详细的实施方案和规划。调研报告的制定主要依据是医院目前耗材管理状况、中心仓及科室二级库场地情况、重点科室耗材使用情况、院内网络部署情况、医院信息化情况等多个层面。调研报告形成后与行业专家进行沟通，并听取耗材管理部门和临床部门意见，制定有针对性的项目规划方案和实施方案。项目实施方案和规划最主要要控制里程碑、交付成果、项目资源规划、项目进度规划这几个要点。另外，项目时间管理，沟通也是非常重要的，这些也是项目实施方案和规划中的一部分。

在实际管理中，项目运用“5S现场管理法”（即整理（SEIRI）、整顿（SEITON）、清扫（SEISO）、清洁（SEIKETSU）、素养（SHITSUKE）），有效改善医院库房环境、提高物资在库周转率、保障物资安全，推动医院医疗物资标准化管理。严格按照《医疗器械监督管理条例》中的各项规定，以符合医疗器械说明书和标签标示要求的方式运输、贮存医疗器械；配备智能温湿度监控装置对库区环境进行24小时监管，保证医疗器械的安全、有效；库存实时查询和系统化效期管理使科室人员能更有效地管理库存，从根本上解决医疗器械过期、浪费问题。

在既往的医院物资管理实践中，后勤人员负责全院物资的入库和出库，而配送环节则方式繁多，有科室自行来库房领取的、护工保洁人员代领的，整个配送过程不可控，存在货物丢失、医疗物资污染的风险。而在SPD运营模式下，引入专业第三方物流，专业的物流保障不仅能够为货物流转保驾护航，减少物流环节所导致的延时，还能在物资备货上提供专业的意见，一定程度在节约库存资金的基础上同时降低了缺货的可能性。

项目的运行不能只依赖执行部门，更要匹配相关的监管部门以及制度。做好监管能帮助医院发现并针对在SPD管理中存在的问题，进行有的放矢的管理。医院可以按照相关规章制度建立SPD管理方式和程序制度，进行SPD系统运营，并在此基础上建立内部控制管理制度。医院通过对SPD系统运营的监管，能对医院成本效益、成本效果以及成本效率几个方面进行更有效的分析和评价，从而提高医院自身的发展。而在SPD系统运营基础上的监管，能帮助医院建立起医用耗材的管理网络以及成本核算的相关组织机构，能对核算单位的收入以及费用的项目和相关的收支范围进行严格的规范管理。

SPD项目的实施也是具有一定风险的。在项目实施初期，SPD运营人员对医院原有的管理流程、物资品种、科室使用习惯等均需有一个适应、磨合的过程，因此在项目未上线前的基础数据准备阶段尤为重要，此阶段运营人员通过整理医院物资字典目录、对中心库物资仓位进行重新规划摆放、与科室沟通采集二级库配置初始数据等工作，迅速熟悉医院物资实物及品种信息。此外，进入SPD平台的物资字典库信息要求绝对正确和规范，确保系统推送补货计划时指引到正确的耗材品规。

在物资采购环节上，供应商、院方管理人员对系统平台的操作也有一个熟悉的过程，且项目初期系统没有消耗数据参考，无法生成准确的采购订单，在物资供应上可能会出现滞后风险，一般建议在项目上线初期扩大中心库备货库存，确保临床供应，待采购流程运行平稳后可逐步缩减库存量。因此，需确认合作方是否可以对相关风险进行全面控制。

医院和物资供应商如果未能有效进行对账，或是未能发现耗材、试剂实际使用数量与SPD结算数量的差异，发票金额、品名等与月结单不一致，都有可能存在结算错误或者是漏收费等问题，损害医院利益。

在项目运行初期，将有仓管人员每月一次对中心库进行盘点，每半月一次对科室二级库进行盘点对账，确保在当月结算单推送前完成库存及消耗数据核对，保障结算数据的准确性。

部分医疗机构会有SPD团队取代物资管理部门的担忧，其实从管理上看，引入SPD团队并非弱化物资管理部门的职能，而是提供专业的耗材管理服务，替医院管理人员分担了仓库管理、资证管理、订单跟踪等事务性工作，将医院的物资管理人员释放出来开展更重要的工作，如品种准入、供应商遴选、采购监管、质量抽查等，加强了对耗材全流程的监管力度，和对耗材质量控制的管理，其工作职能由原来的疲于管理转变为重点监管。

引入SPD模式后，医院的结算模式由原有的“货票同行”变为“消耗结算”，在项目初期势必会有一批已由医院“买断”的物资，此部分库存如处理不当，将出现丢失、积压、过期损耗等情况，给医院带来损失。建议在项目实施初期由医院管理人员、SPD运营团队双方对医院原有库存进行清单盘存，确认无误后再由SPD运营团队接管，将此部分库存录入系统库存，对应的结算供应商设置为医院，此部分物资在消耗时系统将自动识别，不与供应商发生二次结算。科室原有的医院库存将放置在新库存前优先取用，由科室自行消耗完毕。

SPD项目重新规范了科室的耗材使用习惯和计费习惯，在项目初期科室需要一个磨合和适应的过程，需要制订一个稳步推进的计划；项目团队将安排固定的人员跟进固定的科室，确保沟通顺畅，在初期科室不熟悉使用流程及系统功能时不断地带教强化，并定期对二级库进行盘点核对，将科室忘记扫码消耗的物资进行核销；如科室习惯使用物资常用名或俗称，由项目团队整理物资标准名称与常用名对应表，尽快帮助科室熟悉并应用标准的物资品名，增强物资合规性的管理。

通过建立SPD物资管理信息系统，将供应链环节的物资申领、采购计划、库存管理、对账结账、成本管理等环节整合成一个整体，医院与合作方在物资需求、物资供应、医院审批等环节的信息实现共享。但是，过度的信息共享也会给医院管理带来风险。

为确保医院数据安全，我方在实施部署时将院内SPD管理平台部署在院内服务器上，由医院信息科进行统一权限管理，供应链协同云平台部署在云端，云平台和SPD

院内平台直接的数据互通通过网闸进行防护。医院可对不同角色设定访问权限，从系统层面上控制核心数据可查阅的人员，实行数据分权查阅，控制医院核心系统数据源与SPD系统接口信息字段。

二、改进措施

由于全品类物资的管理具有规模大、品类多、涉及科室/供应商数量广、个性化强等特点，在SPD项目上线时我们采取了“分步走”策略，即拆解物资品类分版块上线，设置上线试点科室分先后上线。

在选择试点科室方面，由于遂宁市中心医院具有“一院五区”格局，其中康复院区科室专业集中性高，耗材品类相对单一，门诊流量较小，院区独立，上线初期不管是信息系统还是人员之间都需要磨合，选择它能把出现意外情况的不良后果降到最小，尽量不影响医院的正常运行。经过院方与SPD运营组的反复讨论，最终选取康复院区作为上线试点科室。

物资管理系统正式切换前，由院方邀请SPD运营人员对全院科室开展了集中宣讲，随后对试点上线科室进行一对一培训并驻点督导，让临床科室充分了解什么是SPD，如何使用SPD系统，更换SPD系统后和原来的物资管理有什么区别，有哪些注意事项。做好这一步为系统顺利切换上线打下基础。

在SPD正式上线运行3个月后，医院联合SPD运营中心开展了针对全院科室的调研，充分了解各科室对于系统基础功能的掌握情况、SPD模式对于日常物资管理的改善程度、对SPD运营中心服务的满意程度，并得到一份调研报告。针对科室在调研中反馈的问题，医院与SPD运营中心各部门间以周例会的形式，交流讨论解决方案，不断磨合与改进，形成一套“SPDS”监管体系，让SPD项目在院内更好更快地推行，最终达到提升医院精细化管理水平的目的，实现“降本增效”，促进医院高质量发展。

（一）部分科室试点上线【2021年5月】

本阶段旨在将医院科室、运营团队、信息系统放入实际工作场景中进行磨合，发现系统中主档信息、属性设置问题，业务流程问题，并对科室进行SPD系统操作培训，培养使用习惯。

主要问题1：

科室对系统操作不熟悉：为实现物资的全流程闭环管理，SPD系统相较于原本的HIS物资管理新增了很多功能，比如科室主档设置、送货地址维护、退货申请、效期预警、库存盘点、扫码消耗登记等，这些功能的使用逻辑对于日常工作繁忙的科室来说具有一定学习成本。

对应解决方案1：

这一类问题在实际应用中通过反复教学和操作可以得到解决，根据试点科室反馈的情况制作了便于临床老师们理解的操作手册和注意事项汇总，方便接下来全院上线铺开。（科室在1个月左右能够达到熟练使用系统的程度）

主要问题2：

主档目录中物资名称与科室俗称不符：出于标准化管理的考量，也是便于以后与医保耗材国家码进行对码，在SPD新版物资主档目录中，耗材、试剂等物资名称均以注册证或备案凭证名称为准。那么这就会出现一个问题，临床科室在日常工作中常采用的是物资简称，比如“一次性使用无菌注射器”，在日常会被叫作“空针”，“一次性使用袋式输液器带针”会被叫作“袋输”，但显然再没有哪种物品是真的叫这两个名字的，因此在上线初期的时候SPD运营组经常收到科室找不到需要申领的物资的反馈，同时因为不清楚名称是否对应想要的物资而有很高的“申领—退货率”，间接导致了运力不足、科室缺货等一系列问题。

对应解决方案2：

针对这种情况，一方面要引导科室形成使用标准名称的意识，另一方面，我们要求软件方在系统中加上了“商品简称”“商品图片”的字段，方便科室辨认需要申领的物品，在“两手抓”的措施下，物资申领准确率有了大幅提升，到现在已经很少有科室因为申领错物资而退货，基本进入良性循环。（SPD运营中心耗时一个月对主档中7 000多种常用物资图像进行了采集）

（二）全院铺开逐步上线【2021年6月—9月】

在总结上阶段的经验基础上，安排运营人员进入科室对物资进行盘点，并将盘点数据录入系统，做好科室初始库存台账。

主要问题1：

特殊物品无法适用普通管理流程：前面提到过，遂宁市中心医院是“一院五区”格局，为方便配送，采用了院外中心仓模式，即所有医用物资的验收入口在院外仓，通过验收后由配送人员转运至各院内分仓再由院内运营人员转配送至各科室。但在运行中发现，部分时效性较高的，或手术前无法确认使用耗材规格的跟台产品并不适用于这种流程，可能出现耽误手术的情况。

对应解决方案1：

为了改善物资供应效率，我们在院内分仓设置验收点，开辟“绿色通道”来验收该类耗材，办法实施后因关于手术无法按期开展的反馈声音大幅减少。（花费一周左右时间论证院内设置验收点的可行性，确认可行后进行场地布置及物资采买，随后通知跟台耗材供应商送货地址变更信息，磨合一个月后基本可正常运转）

主要问题2：

科室习惯性囤积大量物资：在SPD上线前，院内物流运力紧张，仅有4人负责全院77个科室送货。这导致科室需要按“月计划”一次性囤积大量物资，也出现科室自行到后勤库房提货的现象。SPD上线后，尽管已告知科室按“周计划”申领物资，但仍有科室担心物资不够用，进行大量囤积，造成科室库存“爆仓”。

对应解决方案2：

这个问题在SPD系统上线一段时间后，SPD抓取到科室用量数据后得到了缓解。

主要问题3：

科室习惯性使用手工台账：另一个体现“思维惯性”的是，经过长年累月的工作，部分总务护士们习惯于做手工台账记录消耗情况，而拒绝采用SPD系统扫描物资标签码来记录，这在上线初期导致了科室大量“账实不符”情况的出现。

对应解决方案3：

针对该类情况，医院后勤保障部、医务部、护理部、运管部作出联合发文，要求各科室按照SPD标准规范进行操作，并每月抽取部分科室库存进行盘点，严查“账实不符”情况；同时SPD运营中心在后台实时监控科室库存消耗情况，定期联系科室清理滞销物资。在院方和SPD运营中心的通力合作下，“账实不符”问题得到显著改善，科室也逐步习惯于使用PDA扫码操作，切实感受到新物资管理系统及管理方式带来的便利，大大提高物资管理的准确性、可追溯性。（大多数科室在1～2个月后习惯于不再大量备货，开始使用扫码功能记录耗材使用信息）

第三节　管理果效与价值

一、案例果效

（一）整体运营成效

1. 工作人员数量减少：SPD应用前，医院每月约投入167人用于耗材的采购验收与配送工作。SPD模式应用后，每月人数降至84人。二级科室库的库房管理工作在SPD应用前主要依赖科室医务人员自行管理，占用大量的工作时间。SPD应用后，医护人员从库房管理工作中解放出来，回归临床。

2. 医院管理成本降低：消耗后结算，实现医院医用物资财务“零库存”；SPD运营团队负责院内物资管理，解放临床医护人员，降低管理时间及人力成本；以工作人员为例，SPD应用前，物资管理人员共计10人，年工资总计为120万元，SPD应用后，人员缩减5人，共计节省人员工资60万元。

3. 工作效率提升：科室自行收费耗材无须再制表单独发放，现以报表形式，更为精确，节约发放和审核时间；耗材可以准确追溯，减少人工核对；智能柜库存自动盘点，提高工作效率。

4. 风险管控力度提升：医院设备科由原来的实际操作部门转变为监管及协助部门，通过供应链平台监管供应商及产品资质证照，与运营方双重验收耗材的合规性，降低管理风险。

提高库存周转率，减少库存损耗，提升物流效率：通过库存上下限及定数包等系统设定减轻临床科室管理耗材压力，使仓库及二级库库存周转率达到合理化，非手术耗材由原先的26.3%提升至目前的37.7%，手术耗材由原先的22.1%提升至目前的45.5%。通过对耗材的全流程追溯实现对耗材的监管，减少耗材的损耗率。SPD应用前，高值耗材年损耗率由1.3%降至0.4%，低值耗材年损耗率由3.6%降至0.8%。

（二）经济效益

1. 耗占比优化

2021年全年医用耗材占总收入21.83%，其中低值耗材占比38.61%，高值耗材占比61.38%；截至2022年7月，耗材占比为21.71%，其中低值耗材占比31.59%，高值耗材占比68.40%，经分析，原因在于：SPD上线后逐渐将各类耗材进行明确分类，其一是将以往各类非医疗物资从低值耗材类划拨分离为后勤物资；其二是因今年医院引进各类新技术及材料，手术治疗量与同期相比有较大幅度提高；其三是SPD计费上线后科室消耗计费与库存密切关联，避免耗材跑冒滴漏，以上是耗材占比优化的主要原因。

2. 结算周期缩短

SPD应用前货票同行，即耗材入院医院即向供应商支付货款，医院与供应商的结算周期一般都超过3个月，但耗材的消耗周期常常超过6个月，医院需承担这部分库存的管理成本；SPD应用后，采用消耗结算方式，即耗材销售给患者后，才与供应商进行结算，或耗材进入科室后，与供应商进行结算，实现日清月结。SPD项目执行一年期间累计节约资金占用金额7 270.07万元，结余出来的资金便可用于医院内部其他需要提升的方面，促进医院整体高质量发展。

（三）合规管理方面

传统模式下，由于人手不足、物资管理水平有限等问题，医院库房在消防设施配备、防虫防鼠以及库区管理规划方面大多有不同程度的缺陷。同时由于技术条件限制，无法实现无纸化证照的管理，存档与查阅十分不便。

在SPD模式的管理中，库房严格按照国家《医疗器械监督管理条例》中的相关规定进行布局规划，实行“三色五区”制度，更加注重物资的分区管理；由系统对“先进先出”的发货原则进行流程控制，建立近效期预警机制，杜绝因耗材过期造成的浪费及医疗事故。在耗材准入方面，由医院与SPD服务团队共同监督供应商上传经营主体资质及产品资质，严把准入关，严禁不合格产品进入院内流通环节，保障患者用械安全。建成3 000 m^2标准化库房；搭建专业物流配送体系；科室二级库房全面改造升级；出台69项SPD专项管理制度；节约人力约77个；全院每月临床服务时间增加约5 621小时；一年累计节约资金占用7 207.07万元；获得了四川省级医疗卫生系统紧缺医用防护物资储备点。

为确保医院医用耗材管理质量控制，SPD团队根据医院实际情况及既往项目经验，形成一套完整的医用物资管理办法及制度。

在单据的报表的设计与应用上，符合GSP管理要求：

入库单（图15-3-1）：

国控四川中心仓入库单　　页码：1/1

供应商：遂宁市中心医院(供应商)　收货部门：　入库日期：2021-09-07　入库单号：8024182

制单时间：2023-04-21 11:21:09　业务类型：直送入库

序号	商品编码	商品名称	规格	货架编码	生产厂家	批号	效期	数量	单位	单价	总价
1	800000096	★一次性使用静脉采血针	RQ/CXR 7#(0.7*25mm)LB	150402	成都[redacted]医疗科技有限责任公司	21052602	2023-05-25	500	支	[redacted]	[redacted]

大写：[redacted]　总金额：[redacted]

第一联财务、第二联仓库、第三联供应商、第四联存根联。

制单人：宋羽双　验收人：　供应商：　仓管员：

图15-3-1　SPD中心仓入库单

出库单（图15-3-2）：

国控四川中心仓配送出库单　　1/1

领用科室：神经中心三病区　配送部门：国控四川中心仓

备注：

6 6 0 5 4

打印日期：2023-04-21 11:31:52　出库日期：2021-09-09　拣货单号：8120576　流水号：

序号	商品编码	商品名称	规格型号	生产厂家	批号	效期	单价	数量	单位	金额	注册证号
1	800000096	一次性使用静脉采血针	RQ/CXR 7#(0.7*25mm)LB/	成都[redacted]医疗科技有限责任公司	21052602	2023-05-25	[redacted]	500	支	[redacted].00	国械注准20153221742

大写：[redacted]圆整

本页合计：[redacted]

总金额：[redacted]

第一联财务，第二联科室，第三联仓库，第四联存根联。　送货地址：河东神经中心三病区

制单人：宋羽双　拣货人：邓文哲　复核人：邓文哲　配送人：　科室收货人：

图15-3-2　SPD中心仓出库单

跟台植入物清单（图15-3-3）：

跟台人体植入物使用清单

住院号：　页码：1/1

患者姓名：　年龄：　患者科室：

手术医嘱号：　手术室：　床位：

手术名称：　医生：　标签数：0　总价：0

商品名称、规格、型号	批号、效期、生产日期	单价	商品名称、规格、型号	批号、效期、生产日期	单价

手术医生：　手术护士：

SPD/交接人：　供应商：

注：1、植入物使用清单，一式四份，一份手术室计费，一份医学工程部存档，一份病历归档，一份供应商留存。

2、四份清单手术医生、手术室护士必须确认签字。

3、植入物产品合格证（识别码）贴于病历及医学工程部存档页背面。

图15-3-3　SPD跟台人体植入物使用清单

利用供应商云平台对资质证照进行电子化管理，支持证照授权链管理。资质证照可自动识别，对近效期可主动提醒，完整、便捷地提供满足各监管部门检查要求的资料。

（四）社会效益

突发社会公共事件（如新冠疫情）不具备可预见性，且在事件发生期间，特定医疗物资需求将呈爆发式增长。与此同时，不断有社会捐赠物资涌入，库存物资同步向各个点位发出，在这样的情况下要实现数据实时登记、公开透明将是一个巨大的挑战。为提高应急突发事件应对能力，各地政府将选择具备稳定的供给能力的社会主体作为应急物资储备点。

作为日常备有大量医疗物资的场所，由医院来承担应急物资储备功能在理论上是可行的，但面对突发事件的紧张情势，往往医疗机构本身都面临着医务人员短缺的情况，更无法分出人力来做繁重的物资管理工作，此时SPD模式的优越性得到体现。在SPD管理团队及物资管理系统的加持下，医疗物资的清点登记、科学分配、快速配送，物资流向的精准追踪都得以实现，为医院赋能，发挥出作为社会公共关系主体更大的效能。

二、应用价值

（一）管理理念的更新

借助供应链管理理念对全院医疗物资的供应、加工、配送等环节进行集中统一的管理，联动医用耗材内外供应链上的核心成员，对医用耗材进行统筹管理，实现管理效能的提高。

（二）管理手段的优化

在管理环节上，将医用耗材的采购、验收、出入库、消耗等全流程节点均由线下转移至线上，实现耗材流通全程的数据及信息记录；在管理办法上，基于信息化手段，对耗材库房进行分级管理和对耗材进行分类专项管理，实现耗材在库房流转和使用过程中的规范化管理。

（三）减少耗材支出

消耗后结算的管理模式减少了医院耗材在库存资金上的占用；基于SPD模式对医用耗材在院内的全流程追溯与精细化管理，减少耗材的跑冒滴漏与过期浪费等损耗行为，减少耗材支出。

（四）降低管理成本

原有临床科室医用耗材商品库存量较大，通常为一周甚至2～3个月医用耗材库存，大大占用了科室库房空间，SPD模式下的定数管理，结合科室医用耗材库存设置上下限进行配送，医用耗材库存实现精益化管理，减少资金积压成本。在信息化管理手段的支撑下，如手持智能终端的应用下，医用耗材的收货、退货、盘点等业务精准、高效，加之SPD运营商的专业运营人员派驻，大大减少了医院职能部门、临床科室在耗材管理上的时间、人力成本。

（五）提升规范化和精细化管理水平

SPD系统使得医用耗材定数包入出库数据更加详细和具有可追溯性，医用耗材消耗后物权转移至医院，HRP系统中耗材的进销存更加清晰；基于医用耗材消耗数据的管理报表可以实时查询临床科室的品种使用信息，结合耗材使用趋势图、同环比、医用耗材厂家的消耗数据，给医院管理部门和临床科室医用耗材消耗分析提供数据化支持。

（六）提升信息建设水平，务实医院数字基建

从国家医保局下发政策来看，全国推行DRG/DIP付费即将到来，加强医院信息化建设，推动科学决策实现降本增效显得尤为重要。SPD管理模式较过去的传统管理方式来说，采用一整套软硬件协同的专业物资管理系统，在精细化、信息化程度上具有显著提高，它能对耗材从购入到科室申领、使用、计费的全过程进行闭关管理，并记录下各个节点的关键信息，做到全程可追溯。推行SPD模式后，翔实的过程数据将为医院进行以医疗服务项目、病种等为核算对象的成本核算工作提供重要支撑，协助医院更快更好适应新政下的医保资金管理措施。

（七）搭建SPDS监管体系提升管理效益

良好、健康、有序的发展环境是赋能行业长远发展的重要条件，严格行业监管、规范行业秩序，已成为SPD行业良性发展的当务之急。积极推广SPDS，可弥补SPD行业政策及法规的空缺，为医疗机构提供规范及专业的指导及操作指引，降低医疗机构在引入SPD管理模式时可能存在的风险，为SPD行业的标准化建设作出贡献，让行业运作良性化，全面促进“公立医院发展方式从规模扩张转向提质增效，运行模式从粗放管理转向精细化管理”的政策要求。SPD作为现代医疗机构较为推崇的一种供应链管理模式，未来将成为医用物资智能化精益管理的发展方向。目前国内已有一定数量的SPD管理模式成功案例，但总体仍处于探索发展阶段，缺乏统一的管理评价标准及操作指引。因SPD本身处于创新领域，且当前市场参与主体各异、合作模式纷呈，各种概念似是而非，造成了社会混淆；部分SPD服务主体缺乏履行职责应具备的专业团队及能力，导致医疗机构引入SPD管理模式后在新旧管理模式交替时出现混乱和效率低下等问题，给医院管理带来了巨大的风险。

三、案例点评

案例围绕医院物资管理在成本高、效率低及信息建设相对滞后等方面的痛点综合分析，通过优化原有物资管理业务流程，引入第三方专业物流团队，运用RFID无线射

频技术、UHF智能柜技术、数据加密技术、计算机网络技术、无线通信技术、自动控制技术等创新信息技术，搭建智能化云数据分析平台，提升医院物资管理信息化水平，使物资流转的每个环节可查可追溯，并通过大数据智能分析，支持从物资成本管控、物资合理备货、物资效期管理、物资计费准确性等方面，绩效考核提供多维度的数据支撑。案例通过优化物资管理制度与流程，并通过信息系统和创新技术实现管理规则及流程固化，不仅提升管理理念与管理水平，也节约成本和效率，实现了物资的规范化和精细化管理，助力医院高质量发展。

（陈 亮 顾宇峰 胡 杰）

第十六章 实战案例：基于信息化的中医医院运营管理的实践

一、医院简介

广州市中西医结合医院是三级甲等中西医结合医院、全国重点中西医结合医院、中医住院医师规范化培训基地、中药临床药师培训基地、国家级标准版胸痛中心、高级卒中中心、广东省名中医院、广州市疑难病中西医协同示范中心、广州中医药大学非直属附属医院、南方医科大学教学医院、江西中医药大学临床教学基地、澳门科技大学风湿病临床研究基地等。医院占地面积5.7万平方米，业务用房10.9万平方米，开放床位1 000张，现有员工1 700余名，其中高级职称人员208人（含正高31人），中级职称470人，博士22名，硕士280名，博士生导师2名，硕士生导师20名。有广东省名中医2名，广东省杰出青年医学人才1名，花都名医6名，花都医疗卫生学科带头人11名，高层次后备卫生人才6名。开设内、外、妇、儿、骨伤及针灸等一级临床科室28个，特色专科门诊63个，拥有脑病科等5个广东省重点中医专科；有自主开发制剂品种17个、42种传统膏方、70余种中药特色封包及穴位贴敷剂等传统中医药特色制品；配备了3.0MRI、256排螺旋CT、先进的数字减影血管造影机、彩色多普勒四维超声机等先进大型检查治疗设备。

二、案例背景

2015年以来，各种医改文件指导公立医院推进医改、鼓励社会资本进入健康服务业、推进分级诊疗制度、控费问题、医保支付制度改革、绩效考核等，标志着医院已经成为了医改的主战场。近年来取消药品和耗材加成、医保支付方式改革、分级诊疗制度改革、落实医生多点执行、医疗服务价格的调整、财政投入资金不足等因素，医院的竞争已经进入白热化，给各个公立医院的运营管理带来了越来越多的挑战。对于医院内部来说，医疗收入的增幅受限的情况下，刚性支出却有增无减，员工对同工同酬、提升待遇的需求也越来越强，医院的设备更新、人员技术和信息的提升都带来支出的增加，因此，加强运营管理是每家公立医院必须思考和行动的，精细化管理势在必行。2019年1月1日起，行政事业单位实施新政府会计制度，对医院财务的信息化建设更是带来很多挑战。新政府会计制度后，财务核算的内容更多、核算规则更复杂、会计信息平台配置的要求更高，因此各医院都需要重新梳理会计信息系统进行升级改造。医院开展基于信息化的运营管理精细化的背景主要体现在以下两个方面。

（一）外部政策及竞争使得医院必须开展运营精细化管理

过去各家医院都以药养医、政府投入也不足，医改以来主要途径有三种：一是通过价格调整的补偿机制；二是通过政府投入的补偿机制；三是医院通过内部挖潜，开源节流。

- 第一种方式受到物价或医保部门的限制导致价格调整空间有限，同时绩效考核要求医院不得明显增加患者负担。
- 第二种方式受各级地方政府的财政实力影响而不同，补偿是很有限的。
- 第三种方式是完全由医院主导，医院可以通过做好自己内部的事而持续、有效地达到效果。

（二）内部运营管理的需求倒逼医院开展运营精细化管理

精细化管理是一项复杂的系统工作，医院实施精细化管理可助力医院走可持续发展的道路，让医院保持稳定地发展和进步。可以通过提高管理技术手段，加强医院信息化建设，促使医院节省成本，有利于创建医院高效节能型管理体系。目前医院要实现可持续快速发展，必须要倒逼转变管理模式，由粗放型向精细化管理转变、由随意型向制度化管理转变、由经验式管理向科学化管理转变，只有这样才能提升医院的核心竞争力，医院才能获得长远发展。医院的运营精细化过程也是信息流动和综合处理的过程化，能否实现精细化，很大程度取决于信息的获取效率和信息的获取质量。因此通过整合数据、资源、系统等，建立医院的精细化运营管理信息系统是非常必要的。

三、问题分析

目前在国内医院的医疗系统中，很多医院都开始逐渐重视医院精细化管理和运营管理工作，但仍然存在管理不够科学、不够规范、不够全面等问题。主要存在的问题有：

（一）信息化水平参差不齐

医院精细化管理水平是否高很大程度取决于信息化系统的先进与否，从信息系统提取的大量数据作为管理者管理的依据和参考。因此信息化水平对医院的管理水平至关重要。而现阶段，全国各公立医院的信息系统发展水平参差不齐，医院的对信息化的投入也是千差万别。早些年，很多医院对财务管理的不重视导致财务管理系统更新慢、投入少，各种系统之间不打通，缺乏数据字典和统计口径的统一，对医院管理部门提取需要的管理数据缺乏一致性和有效性。以前的信息系统更多的是停留在核算层面，而较少地向管理层面开发。因此出现了很多信息系统的孤岛现象，彼此之间没有联通、对接，数据价值大打折扣。同时数据没法及时地提取，决策严重滞后，不利于管理。

（二）预算管理不够精细和全面

医院要想运营管理做好，预算管理必须做好。但医院预算管理仍然存在粗放管理，在预算编制上，未做到全面预算管理，脱离医院发展战略编制预算，预算编制方法相对单一，预算项目设置不够精细；在预算执行上，不够刚性，预算编制和执行两张皮；预算调整很随意，归口管理部门想花钱便花钱；未对预算执行情况进行考核等。没有预算管理系统，导致预算编制、执行、调整都靠人工进行，容易出现滞后、不准确、不好控等问题。

（三）全成本核算未完全开展

目前绝大部分医院核算科室的绩效时候使用的成本都是科室的直接可控成本，这并不能全面地反映科室对医院的贡献程度。很多医院没有将非医疗科室的成本分摊到医疗科室进行成本核算，未开展全成本核算，无法和收入配比形成因果管理。这样的成本核算使得科室对自己科室的成本不够敏感，人员想进就申请、物资想用就领、设备想买就买，无形中造成了浪费。而就算有的科室知道要增收节支，但科室并不知道他们要解决的问题点在哪里、改进的着力点在哪里。科室也不知道开展哪些项目是盈利、哪些项目是亏损，科室也不知道哪些是盈利病种、哪些是亏损病种，无法做到心中有数。

（四）资产和物资管理未实现全生命周期管理

很多医院的资产管理还仅停留在财务部门和管理部门使用，而使用部门没法实时看到各自部门的资产情况，使得科室没法配合医院有效管理好各自资产。同时物资管理没有做到申请、下单、入库、出库、盘点等全过程的记录，二级库管理缺失，对于高值耗材的管控缺失，容易造成跑冒滴漏等。

第一节　管理方法与路径

一、解决思路

2019年后，随着医改和国考的持续高标准要求，广州市中西医结合医院希望建设一个能实现人、财、物一体化、运营与临床服务一体化的运营管理系统。为此，广州市中西医结合医院（以下简称为Z医院）2019年中开始启动基于管理会计和业财融合下的医院运营管理信息系统（Hospital resource plan，HRP）的实施。截至2021年5月，该HRP系统一期工程共17个模块已全部验收并上线。HRP直译为医院资源管理计划，业内习惯称为“医院综合运营管理信息系统”，它的实质是在信息技术条件下，重构医院的运营和管理活动，包括流程的优化和再造、工作内容的细化、工作权责的划分、信息流的生成等。Z医院于2022年3月开始启动HRP系统二期工程（涵盖智能报账、智能对账、银医直联、人力资源等系统）。

在总体建设目标下，Z医院对提升运营管理的解决思路分为三个阶段：

第一阶段为夯实基础，通过运营管理平台为基础，建设会计核算、人力资源、物流管理、固定资产等基础业务系统，搭建Z医院的基础数据体系与管理体系，并为后续系统集成、数据集成打好坚实基础；

第二阶段为一体化应用，在已完成的信息化系统基础上，融合并完善供应链、合同管理、资金管理、预算管理、科研资金、DRG、绩效管理、成本核算等系统，初步实现Z医院运营管理信息化管理一体化、精细化建设目标，做到全院职工操作协同化、职能科室业务模式信息化，实现Z医院各项运营管理“心中有数”；同时根据搭架信息化手段，融合集成平台，为院领导的决策支持提供数字化依据；

最后第三阶段为大数据决策应用，通过前期的信息化系统搭建，实现数据统一、业务统一，并将数据进行统计分析，实现预算、成本、效益的分析报表，通过数据仓库以及数据建模，实现运营数据中心平台；在此基础上，扩展人力资源与供应链的相关系统建设，融合供应商采购平台，设备与单机效能分析，以及物流管理系统，丰富运营数据中心能力，为院领导提供决策数据支撑，实现从管理要效益。

因此，Z医院的财务信息化系统的建设是基于《新政府会计制度》的前提下，以会计核算为核心，以预算为龙头，以资金控制、合同、物流、固定资产和成本为基础，以人力资源和绩效为杠杆的综合运营管理平台，实现各系统无缝对接和财务业务一体化管理。通过预算管理系统和资金控制系统的统一和对接，实现预算管控的作用，整合预算管理系统、固定资产系统、合同管理系统、资金控制系统，实现资金的有效控制和追踪分析；通过打通各个业务系统的壁垒，实现自动凭证的生成，保证账账相符、账实相符，让数据可追溯；通过所有人员线上申请报销、审核，实现预算实时管控和显示，快捷操作，方便员工查询报销进度；通过整合各个业务系统的数据，以预算控制资金、资产、成本和绩效，实现预算、资金、资产、成本和绩效的一体化管理；通过信息化提升各个部门的日常工作效率、为医院管理层提供及时有用的决策支持信息，增强对人、财、物各项资源的计划、使用、协调、控制、评价和激励，确保医院平稳、有序的运行；通过建设HRP系统实现数据共享、业财融合、运营和医院业务系统互联互通的功能，实现“资金流、物流、业务流、信息流”全流程闭环管理。

二、改进措施

通过构建运营管理系统，也就是意味着Z医院原有的财务信息系统作废后重新搭建一套新的完整的基于人、财、物的运营管理信息系统，相当于一切从零开始，因此基础工作相当重要和繁重。而医院运营管理系统的搭建又是为医院提高运营管理水平提供了一条快车道，因此，Z医院经过各职能部门和领导班子研究决定，实施的改进步骤和流程如下。

（一）成立项目组，保证人力资源投入

2019年6月，为了有效推进医院运营管理系统工作，Z医院发文成立HRP项目组，该项目组有业务负责人、技术负责人，组成了由财务主管领导和信息主管领导双牵头的项目组成队伍，全面协调解决各个科室的系统上线过程中工作的开展。

（二）重新搭建组织架构

Z医院多次组织了院办、财务、人事、绩效、医务、护理等关键部门进行组织架构的讨论，根据Z医院的现状和实际，设计了新的适用于Z医院信息系统的组织架构，在设计时，组织架构最大的变化是：由原来的先分门诊和住院，再分别从门诊和住院到下一层级分具体科室，改成了单独门诊科室和门柱一体化科室下再分成门诊和住院，同时护理单元分开核算，方便各职能部门的管理、数据提取和分析，为全成本核算提供有利基础，也为医院新住院大楼搬迁后的“全院一张床”的管理理念埋下基础和伏笔。

（三）维护基础数据库

组织架构搭建完整后，就需要各个部门分工维护各个基础数据库。例如，人事部门维护人员信息的数据表格、信息部门维护各个基础数据库和接口数据、财务部门维护各个核算所需的数据方便新旧财务系统的对接、资产部门维护医院所有资产的数据和系统的对接等，各司其职，各负其责。各个数据库标准统一、及时完成和其他系统的数据匹配。

（四）推动基础系统模块上线

先上线最基础的会计核算系统，以会计核算系统为基础，逐步分期完成资产系统、物流系统、科研基金系统、人力资源系统等几个核心的业务系统。

正值政府会计制度改革实施当年，因此该运营管理实施能否顺利，关键看第一步会计核算系统是否能平稳过渡和上线。当然新的会计核算系统不可能一蹴而就，Z医院全体财务人员花了将近半年的时间的过渡和磨合，才顺利将会计核算系统顺利实施上线。有了这个最基础的核算系统，其他系统都可以按照对应的预期时间规划完成。

和会计核算系统分工类似，按照每个系统的主要使用科室来确定牵头和辅助科室，通过职责明确来确保系统的顺利推进。

在资产管理系统上线前，医院开展了清产核资摸查家底。医院对全院范围在用的固定资产进行清查，清查过程中发现有早年前接受捐赠的、上级调拨的、其他科室借用的、待报废的、来源不明的等形形色色的资产状况问题，医院发动财务部门、资产管理部门、使用部门专人等对所有的问题逐一分析，逐一解决和梳理，同时每年开展常态化盘点工作，对资产盘点采用扫码盘点，提高效率。

医院物流管理管理系统，规范了科室领用的权限、领用的流程，对于采购部门直接通过在系统下单对接供应商，供应商送货后在系统确认，形成采购闭环。

（五）实现HIS系统和HRP系统的对接

医院最大的数据库是来源于HIS系统，因此能否实现HIS系统和HRP系统的对接，关系到运营系统数据质量的关键。这两个系统对接的准确性，直接影响到会计核算凭证的自动凭证的比率、各个成本系统、单机效能分析系统等系统的数据的质量和系统的运行。

（六）全面上线完善各系统模块

上线合同管理系统、DRG管理系统、资金控制系统、预算管理系统、成本核算系统、单机效能分析系统、绩效管理系统等。

前面数个业务系统的上线是基础性业务工作的需要，有了那些基础后，为后续的合同管理系统、DRG管理系统、资金控制系统、预算管理系统、成本核算系统、单机效能分析系统、绩效管理系统等的上线提供了很好的前提和保障。

医院所有的合同都在合同系统完成，让财务部门、审计部门提前介入，减少后续发生风险的可能性。资产采购关联合同系统，没有合同无法确认资产采购，无法报销，环环相扣，相互制约。

预算管理系统和资金控制系统是相辅相成，缺一不可。通过预算管理系统的控制，资金控制系统才能有效管控资金。在预算管理系统中，将预算编制、下达、执行、调整、分析等一体化，做到全面、全程、全员的预算管理。

医院成本核算系统分成全成本核算、项目成本核算和病种成本核算三类。所有的数据都是基于会计核算的准确性，因此会计核算和人力资源数据的准确及时为医院成本核算的准确提供重要基础。

（七）完成各个业务模块的数据的互联互通、数据共享

实现自动凭证生成、自动取数和财务分析数据的提取，为医院管理需要提供及时可用的数据。同时，HRP运营管理系统为BI系统的建设提供数据支持。

（八）推进制度化建设

在整个运营管理信息化推进过程当中，医院同时积极推进制度化建设，通过整合制度，建章立制。医院对全院所有科室、岗位进行了全面梳理，先后修订或补充了756个管理制度，通过管理制度化的工作推动促进医院各项工作有序健康开展。

（九）强化流程管理

优化流程管理是实现精细化运营管理的前提，Z医院通过进一步优化就医流程（图16-1-1），简化就医流程，缩短患者在院等待时间，改变服务质量，提高患者的满意度。具体措施有：对于门诊诊室合理布局和排班，优化诊室环境，一人一诊室，加强周末医务人员排班，让群众好看病、看好病；利用信息化手段，提高移动支付的比率；

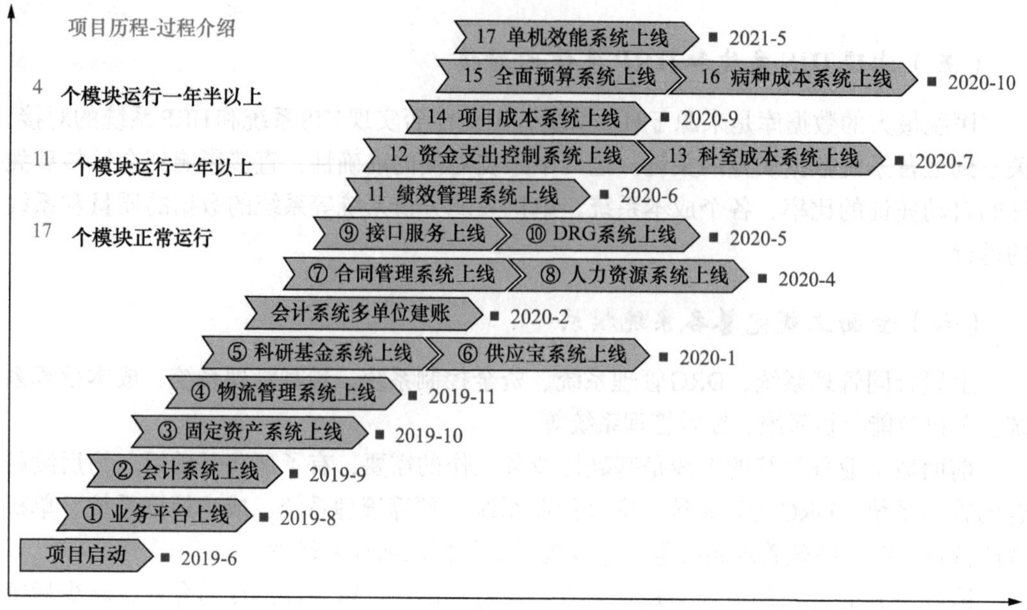

图16-1-1　运营管理信息化项目历程

对于住院患者提供床边结算服务，方便患者和家属。

（十）医院定期召开信息化会议，专题研究医院信息化进程中的痛点难点，并给出解决办法和指导方针。

第二节　管理效果与价值

一、案例效果

在医院领导层的重视、指导和项目组成员的共同努力下，Z医院的运营管理信息系统一期的17个业务模块和二期的智能对账已完成和上线使用，信息化的建设也初见效果，同时医院通过运营管理的信息化建设工作也推动了其他管理工作，具体效果如下：

（一）全院除了HIS系统外，所有科室使用一套统一的组织架构名称、科室编码、人员编码、物资资产编码等，解决了医院多年来各个部门使用不同的组织结构或科室编码的问题，同时由专人对编码进行维护，避免系统错乱无序。同时和HIS系统做好了对接和部门的匹配，也能保证数据的一致性。

（二）医院的财和物由原来的孤岛式管理变成集成化管理，使得数据更可靠和易维护，更有安全性、规范性和时效性（图16-2-1）。

（三）实现固定资产从预算、采购、出入库、日常管理、请款与付款、维保、盘点、报废等的全生命周期管理，期末自动生成凭证，资产管理系统和合同管理系统直接对接，解决一直以来资产管理与付款、对账、盘点难等问题（图16-2-2）。

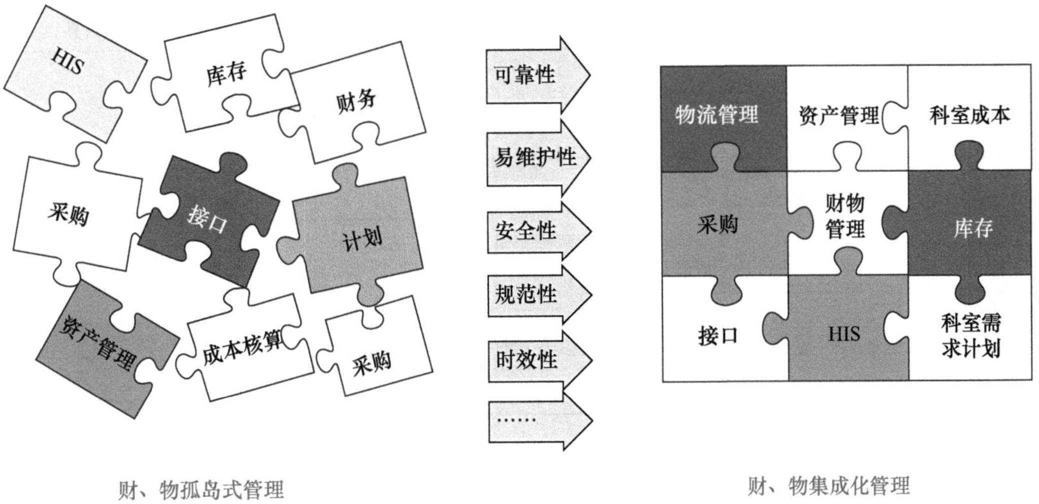

图16-2-1　医院的财物管理

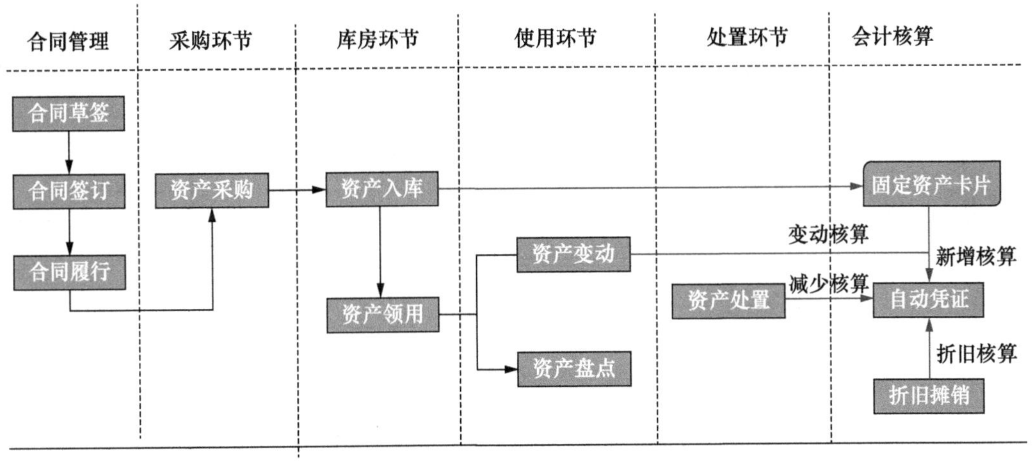

图16-2-2　固定资产全生命周期环节

（四）实现物资管理从需求科室、归口采购部门、供应商、仓库保管、财务核算等闭环管理，医院和供应商共同使用供应宝系统在线及时收到订单并完成订单确认和配送，解决了以前供应商游离在医院之外以及配送不及时的问题。

（五）资产管理系统、物流管理系统、科研管理系统、人力资源系统、资金控制系统、HIS系统数据均全部可以自动抓取，自动生成会计凭证，实现人、财、物的统一，医院自动凭证生成率已从2019年10月的6.74%提高到75%左右，而且还将持续提高（图16-2-3）。

（六）预算管理系统和资金支出控制系统对接，各部门实时看到各自的预算执行情况，实现预算的刚性管理，有预算不超支，无预算不支出。报账制度固化、报账流程优化、报账核算简化，审批流程通过信息化传递，让信息多跑路，让职工少跑路（图16-2-4）。

（七）实现了医院和科室的全成本核算（图16-2-5），同时通过作业成本法完成了

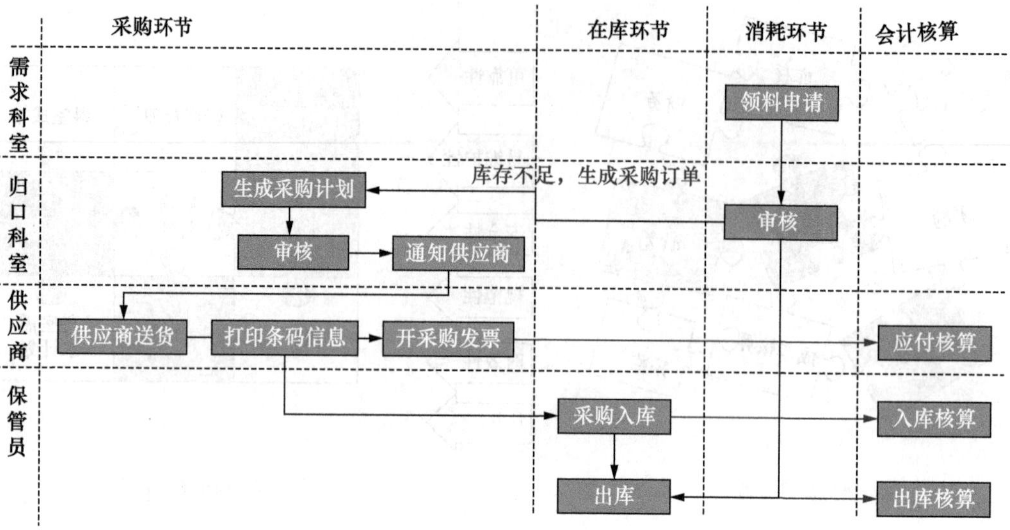

图16-2-3 物资管理全流程环节

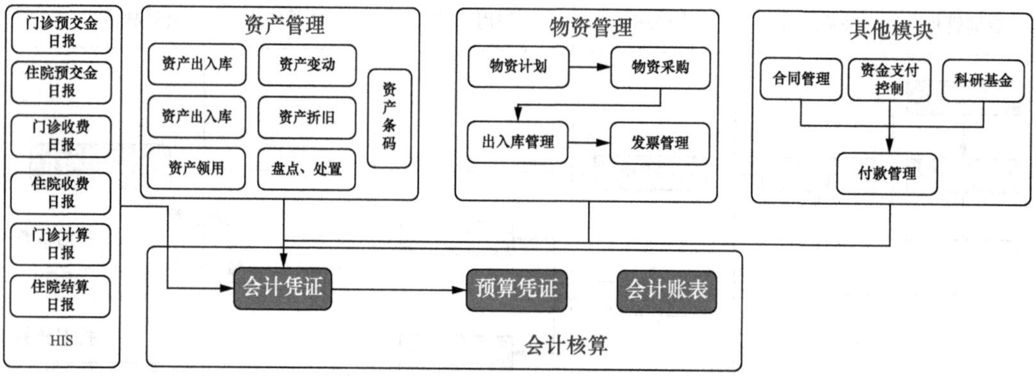

图16-2-4 会计核算模块和其他各模块的对接图

医院各科室的项目成本核算和病种成本核算。基于作业成本法下的医疗服务项目成本核算体系在医院得到了全面应用，2020年医院共开展2 457个院级医疗服务项目，测算共有1 645个医疗服务项目成本低于其收费标准，占比66.95%；共有812个医疗服务项目成本高于医院收费标准，占比33.05%，这些数据为临床科室开展业务和成本管控、为医院运营管理的需要提供了有效的基础和支撑。

（八）财务人员从原来的靠经验、靠翻阅制度等被动的报销制度变为通过系统内嵌的内控制度来实现主动控制，让更多的财务人员从财务会计向管理会计逐步转型，让更多的时间走向临床，发挥业财融合的作用，服务临床。财务部门和绩效管理部门人员定期通过运营管理系统的数据支持，撰写运营分析报告、预算执行分析报告、成本分析报告等等，及时向临床科室反馈运营问题、及时为科室提供数据支持，及时为院领导提交数据问题分析和运营管理建议。

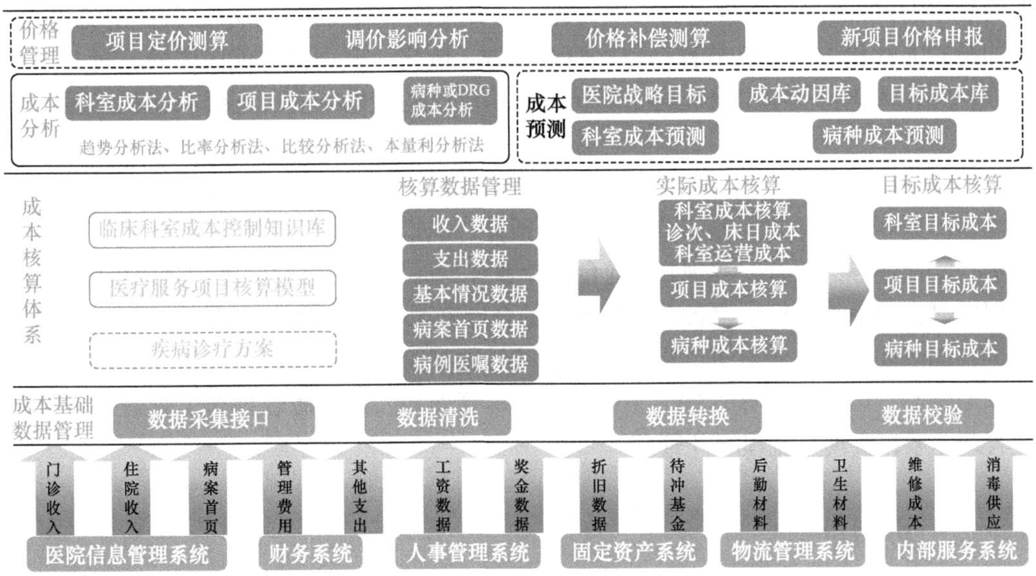

图16-2-5　成本核算体系架构

（九）信息化带来支付手段多样化、对账智能化（图16-2-6）。通过移动支付渠道多样化，自助缴费比率逐年上升：门诊预约率达到95%、线上支付率达到78%。就医等待和排队大大缓解，群众满意度逐年上升。患者就诊平均等待时间下降，近两年门诊和住院的患者满意度均有所上升，门诊和住院收费窗口排队现象大大改善。床边结算率85%，得到市民的一致好评，通过床边结算督促科室办理提前预出院，2021年病床周转次数提高18%。通过信息化，实现一部分收费员转岗、精简窗口，近三年节约

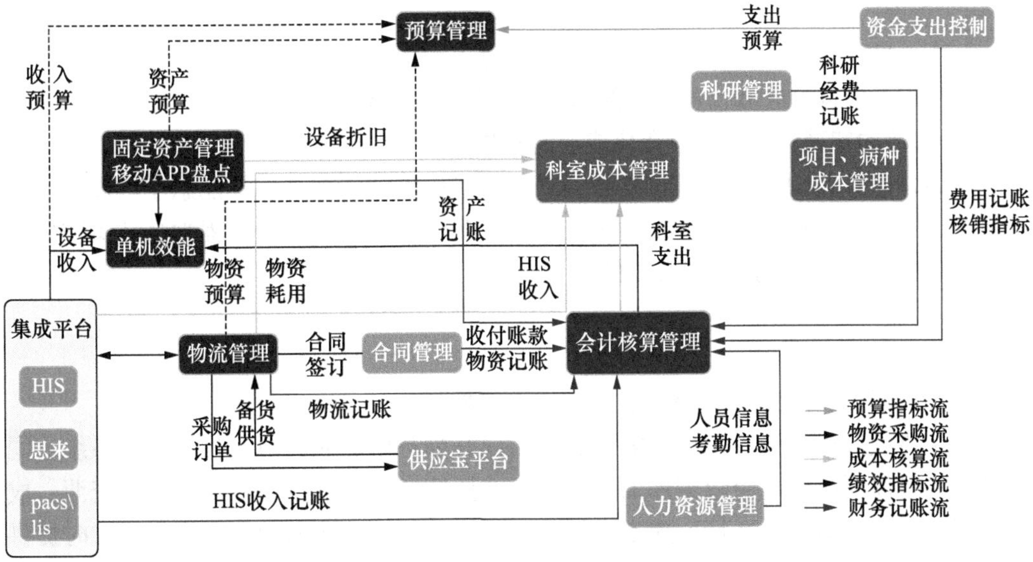

图16-2-6　运营管理信息化效果图

人力成本约500万元。通过提高效率，向管理要效益。医院实现了移动就医全流程化、通知提醒人性化、缴费环节移动化、检查报告无纸化，全面提升就医体验。线上线下移动就医一体化，医院信息化再上新台阶，医院已通过电子病历五级和互联互通四甲评审。

（十）通过项目建设，将医院运营管理所包含的人、财、物形成一体化管理，真正实现深度融合，数据共享；实现会计、预算、成本、绩效、薪酬、人事、后勤等经济运行管理业务的整合，实现HIS前台医疗业务与医院后台运营业务的全面资源整合，实现以财务为中心贯穿全院各个业务科室的合同资源整合，提升部门间数据共享效率，避免各部门间重复整理数据，极大提高医院的数据管理水平。医院已初步实现以会计核算为核心，以全面预算管理为主线，以成本管理和人力资源管理为工具的财务精细化管理体系，实现全流程闭环管理。

二、应用价值

（一）总结经验

1. 不要为了信息化而信息化

在现在科技高度发达的时代，信息化很重要，很多医院也想通过信息化来实现弯道超车。但建议不能为了信息化而信息化，要做好信息化要先明确做的目的、目标和定位。

2. 领导层和中层的支持是信息化成功的关键

信息化最终的目的不是为了束之高阁，而是为了推行和使用，因此要想真正落地，一定要得到领导班子和中层干部的支持，特别的关键会议的宣讲、关键人物的亲自使用都可以起到表率作用。

3. 各部门间充分沟通是信息化成功的基础

改变人的习惯是一件很难的事情，不能急于求成。信息化建设的过程不会一蹴而就，需要相关项目组成员、各职能部门、业务部门等的充分交流、沟通。

4. 集体的智慧和力量是信息化成功的根本

想做好信息化的工作，一定要看到众人拾柴火焰高的精神，不能急于求成，每一个系统、每一个模块都可能涉及到多个部门、多个人，因此在这过程中多开头脑风暴发挥集体的智慧和力量是很有必要的。

（二）实践指导

1. 人、财、物全面摸查清楚，全面纳入管理

医院要做好运营管理工作，需要通过搭建好最基础的人、财、物等信息系统，同时搭建的时候要统一各个数据库的统计口径、标准，能够将各个数据整合成资源，成为有用的资源，通过对会计、成本、绩效、预算等系统的数据的自动采集，及时提供可靠的运营决策信息。

2. 一体化的管理模式、业财融合的体现

财务与业务的一体化：通过和HIS对接，接收每天的业务数据，自动生成凭证，同时及时自动智能对账，及时发现单边账并处理。财务与资产一体化：通过财务和物流、资产的对接，每一笔入库、出库、调拨等都能自动生成凭证，业务动辄财务动，确保账实相符。会计与成本核算一体化：所有的成本核算的数据基础都来源于业务系统和会计系统，成本核算系统统一科室字典和成本分摊规则，从各业务系统和会计系统提取数据，为医院运营决策提供依据。

3. 建立医院的“制度＋流程＋表单＋岗位＋信息化”体系

制度建设是医院运营管理建设的基石，如果没有完善的制度建设，运营管理工作很难落地。医院可通过从“制度＋流程＋表单＋岗位＋信息化”的体系着手，将医院的运营管理体系逐步搭建起来。同时需要涵盖医院运营管理的方方面面，包含不限于医疗业务管理、财务管理、资产管理、预算管理、绩效管理、成本管理、科教研管理等等方面，最终的落脚点和着力点是信息化。在实施的过程当中，先实施再优化，成熟多少上多少，逐步完善，逐步优化，稳步推进。

过去公立医院人满为患、靠规模取胜，在医改的浪潮下、在医保支付制度改革的背景下，这种模式已经不适合公立医院的发展，现在已经是到了成本为王的时代。在价值医疗时代到来之际，每家医院都应该朝着精细化管理方向持续改进，医院也需要通过精细化管理理念，实现通过最小的消耗产生最大的价值。信息化建设是医院可以实现高效运转和精细化管理的一条快车道，公立医院应该搭上这条快车道，通过工作制度化、制度流程化、流程表单化、表单信息化，实现公立医院的“资金流、物流、业务流、信息流”的四流合一。

三、案例点评

案例结合新形势下政策影响、外部竞争和内部运营压力对于医院精细化管理的要求，综合分析医院经营管理中预算管理不够精细全面、成本核算未完全开展、资产与物资管理未实现全生命周期管理等在经营管理中存在的痛点与不足。医院通过完善运营管理和系统建设的组织体系，以会计核算为核心，以预算为龙头，以资金控制、合同、物流、固定资产和成本为基础，以人力资源和绩效为杠杆，综合体规划，分步实施构建医院运营管理信息系统（HRP），通过完善数据共享、业财融合、运营和医院业务系统互联互通等功能，固化管理流程，实现“资金流、物流、业务流、信息流”全流程信息闭环和精细化管理，助力医院通过数据赋能决策分析与绩效管理，驱动医院高质量发展。

（周云风）

参 考 文 献

[1] 王涛. 医院绩效及运营管理信息化发展现状分析 [J]. 中国数字医学, 2021. 16 (10): 1-4.

[2] 吴红玲, 邓平, 刘鸣江, 等. 信息化助力医院绩效考核新模式实践 [J]. 中国医院. 2021, 25 (1): 82-84.

[3] 李江峰, 任毅, 刘淑红. 大数据在医院精细化绩效管理中的应用研究 [J], 中国医院管理, 2020. 40 (6): 79-82.

[4] 崔迎慧, 吴正一, 戴星, 等. 上海某三甲医院绩效考核信息化应用的评价研究 [J]. 中国医院管理, 2015. 35 (11): 19-21.

[5] 檀旦, 张丽华. 我国医院绩效管理研究热点分析 [J]. 现代医院, 2022, 22 (1): 105-107.

[6] 吴凌放. 改革中的我国医院几下管理: 现况、困境与出路 [J]. 同济大学学报 (社会科学版), 2018. 29 (2): 118-123.

[7] 龙立荣, 毛忞歆, 龙建, 等. 医院绩效管理对员工行为影响的实证分析 [J]. 中国卫生经济, 2009, 28 (2): 76-79.

[8] 庄一强, 曾益新. 中国医院竞争力报告 (2017) ——艾力彼: 医疗大数据＋第三方医院评价 [M]. 北京: 社会科学文献出版社, 2017.

[9] 庄一强, 王兴琳. 中国医院竞争力报告 (2022): 优化资源配置推动医院高质量发展 [M]. 北京: 社会科学文献出版社, 2022.

[10] 吴庆洲, 曹晓均, 陈培钿, 等. 智慧医院及智慧医院评价的未来发展: 中国医院评价报告 (2020) [M]. 北京: 社会科学文献出版社, 2020.

[11] 吴庆洲, 陈培钿, 王文辉, 等. 2022年我国智慧城市、智慧医院政策环境与发展前景研究报告: 中国医院智慧医院发展报告 (2022) [M]. 北京: 社会科学文献出版社, 2022.

[12] 陈校云, 宋博强. 我国医疗人工智能分类与发展: 中国医疗人工智能发展报告 (2020) [M]. 北京: 社会科学文献出版社, 2020.

[13] Food and Drug Administration. Use of real-world evidence to support regulatorydecision-making for medical devices: draft guidance for industry and Food and Drug Administration staff. 2016-7

[14] Intermountain Healthcare Delivery Institute. Advanced training program course materials.

[15] Liang HY et al. Evaluation and accurate diagnoses of pediatric diseases using artificial intelligence. Nature Medical, 2019.

[16] 沈崇德, 刘海一. 医院信息与评价 [M]. 北京: 电子工业出版社, 2017.

[17] 任连仲. 超越医疗: HIT拓荒——“军字一号”点滴回望 [M]. 北京: 电子工业出版社, 2016.

[18] 蔡东升. 如何在创建高效节约型医院过程中实施后勤精细化管理 [J]. 中国卫生产业, 2012, 05.

第五篇

流程革命，医院绩效实践精细化

第十七章

理论深入：绩效为锚，精细为帆，推进流程再造

2019年起，我国全面启动了对公立医院绩效考核，建立了行业内最官方、最权威的医疗机构绩效考核体系，也被业内人士称之为“国考”。“国考”实施四年来，它既是各大公立医院头顶上的“达摩克利斯之剑”，规范和警戒着医疗机构的管理行为；也成为了医院发展的“北极星”“指挥棒”，为医疗业务建设及运营战略指明了前进的方向，明确了管理的发力点。各医院矢志于在每年“国考”中争取达标或取得理想的成绩，就需要把考核的纲要深化、融合至医院内部的日常绩效管理中，并使医院建设目标与考核目标渐趋一致，才能“初心不忘，方得始终”。绩效方案的制定及实施是一项系统工程，要做到科学、合理，且具可操作性，需要结合实际背景，因人施“调”、因事制宜，绝不是一件轻而易举的工作。其中，考核指标体系的制定尤为重要，指标定得太粗放，无法保障工作的质量和成效。“国考”是一个包含三个级别层次的指标体系，涉及到医院的医、教、研等多个方面，且相当部分为定量指标，需要以客观数据循证溯源作支撑，这就决定了医院内部的绩效方案也须摆脱既往粗放式管理的作风，向精细化模式转型。

医院是一个包含了多个业务流程的庞大系统，每个流程如链条般将医院内外不同功能组别、不同个人关联在一起，每个环节的得失荣衰，都如“蝴蝶效应”般影响到整个流程的质量与效率。因此，要实现精细化，就需要将管理抓手具体落实到流程中的具体每个步骤。只有逐步提高管理的精细化，才能推进流程的优化再造，最终实现既定的绩效目标。在数据“说话”的时代，精细化管理的实施更需要各类业务数据完整地、及时地、准确地被抓取和利用，特别是需要突破传统的信息孤岛，满足跨组织、跨部门数据的快速集成、存储和运算分析，从而实现数据对决策的科学指导。

第一节　打破屏障，流程链接，联动各个环节

流程链源于波特（Porter）于1985年提出的价值链概念，他认为每个组织都是一个在工作中进行各种活动的集合体，所有这些活动都可以通过价值链来显示。组织的价值创造是由一系列的活动构成的，这些活动可以分为主要活动和支持活动。主要活动包括内部和外部物流、制造、销售和服务；而支持活动包括采购、人力资源管理和企业基础设施。这些活动彼此不同，但也相互关联，形成了一个动态的价值创造过程，这就是所谓的价值链，后被学术界引申为流程链、供应链。基于这个定义，我们可以

知道，组织流程链整合包括了内部和外部活动的整合，以及与组织业务活动相关组成部分的整合。

随着20世纪中后期，互联网技术诞生并快速发展，在光纤、光缆和卫星等基础设施的支持下，不同的信息系统之间实现了连接。信息可以很容易地以音频、文本、结构化数据或视觉呈现的形式在系统之间传输。韦斯（Wyse）和希金斯（Higgins）将这种状态总结为“信息系统集成”，又称“信息集成”，并将其定义为组织通过不同的通信网络数据、应用程序实现共享和访问的程度。信息集成对组织的影响最明显地体现在组织实现流程链活动的整合。一些学者将信息技术中流程链的信息流整合定义为组织内部各功能组别、或组织与业务伙伴之间共享运营、战术和战略信息以实现流程协调的程度。流程链的信息集成可以节省时间，减少数据输入错误，促进设计和制造之间的协调，并降低总成本。具体来说，流程链活动的高效整合将带来更高的效率，通过信息集成整合一个组织的流程链活动，被认为能够为组织带来重大的利益。

一、组织流程链的内部整合和外部整合

（一）流程链内部整合：跨职能部门整合

组织内部流程链的整合涉及跨职能的合作，或通过整合不同的职能来改善业务流程和开发新业务。组织内部的不同职能不应该是职能的孤岛，而应该是扮演着流程整合链条中的一部分。内部整合包括信息共享、跨部门战略合作等。组织内部电子资源的整合可以实现组织内的交易处理、信息共享和检索以及监控管理。信息集成使组织能够从一个职能部门获取另一个部门传递的信息，也能反向地向其他职能部门传递信息，并在组织内产生横向或跨职能部门的整合。

（二）流程链外部整合：联盟资源和关系的整合

外部整合是组织能够将其与流程链上的关键合作伙伴（如客户、供应商等）的操作、程序和行为程式化，并实现协调，从而满足客户需求的程度。外部整合是包含合作伙伴在内的战略联盟。在这种联盟中，组织与这些合作对象建立战略伙伴关系，以便在面对市场机遇和挑战时分享信息、解决问题、促进经营和寻求发展。外部整合减少了商品的差异，并通过供应商和原材料的合作联动，进一步产生巨大的经济规模和范围。

对于组织流程链的内部和外部整合，不同学者还有不同的定义和理解。拉古帕蒂（Raghupathi）和谭（Tan）认为，内部整合是指组织内部系统和技术的集成，而外部整合是指组织系统与技术的联系，以及外部组织系统与代理信息系统的联系。根据麦格（Maiga）等学者的观点，内部整合是一种基于信息技术的电子联结，这种联结可将企业用于数据收集的信息技术和用于即时分享信息的存储系统联系起来；而外部整合，则涉及跨组织活动以及数字信息交换。国内也有学者对这两个概念给予了定义，他们

认为内部整合是指企业将组织实践、程序和行为常规化，通过实现管理协作和同步，从而满足客户需求的程度；而内部整合主要是利用信息系统来整合内部不同职能部门的活动，以实现数据和信息系统的集成。

二、组织流程链的纵向横向整合

组织流程链整合分为纵向和横向两个方向。纵向整合是指业务流程在不同阶段的整合，而横向整合是指在同一个业务处理环节的多个处理端口（不同功能组别）的整合。换句话说，也就是不同组织之间的流程链是水平联系，而不同职能部门之间的流程链更多是垂直联系。随着信息技术的介入，在组织信息集成从憧憬变为现实的今天，流程链的整合更多地构建在信息有效集成的基础上。张（Chang）等学者对这两个方向的整合作了比较清晰的阐释。他们认为，组织的纵向结构整合是分层的信息集成，也就是组织向不同层次的部门、个人提供必要信息的程度（这些信息涉及组织运作和管理）。横向结构描述了信息集成的过程，指的是组织在合作联盟的战略伙伴中传递业务和提供必要信息的程度。

事实上，组织流程链中的纵向和横向整合，与内部和外部整合一样，都是组织通过不同形式达到相同目标的一种管理方式。组织内部的所有职能部门都是流程链的一部分，战略合作伙伴也是链条的一部分。信息集成增加了流程参与者之间的信息流，促进了流程链的整合，突破了不同功能组别的屏障，在某些情况下，甚至超越了组织边界。因此一个完整且成功的流程链战略应该包含两个方面：第一，利用信息技术的优势，使组织内部和外部整合成为可能；第二，整合链接上不同层面和不同部分，使组织内部和组织之间的沟通制约降到最低，以支持具体的业务实践。

第二节　流程再造，实现绩效目标

组织流程链的整合是组织实现流程变革的重要一步，但要真正推动变革的实现，组织还需要落实做到流程再造。“流程再造”的英文全称是“Business process reengineering”，简称“BPR”，是哈姆（Hammer）和杰姆培（Champy）于1990年共同提出的，并在20世纪90年代达到了应用的高潮。BPR理论的关键词是根本的、激进的、动态性的和全流程的。它主要强调：业务流程是组织转型的核心，组织须围绕其进行设计、重组。业务流程必须经历根本性的改变才能提高生产力和质量。其目标是满足客户的实际需求，并在此基础上进行基础的、彻底的设计和应用，最大限度地发挥管理工具在管理模式的实践价值，彻底打破传统的组织结构，创造出一种可以在服务、成本和速度等诸多方面都得到改善的、新的经营模式。激进的变化，是为了实现巨大的优化改进。重新设计不是只是微调或增加边际效应，而是为了实现绩效的大幅提高。

一、流程链整合与BPR

BPR理论一定程度上与时间的竞争、精益生产等概念密切相关。在实际应用中，重点针对业务流程进行管理，准确预测其未来工作实施中会遇到的阻力和风险，旨在从根本上减少整个过程所需的时间，为业务开展搭建一个较为完善的发展平台。相应的好处可能包括提高生产力、价格竞争力、减少风险和增加市场份额等。组织管理者为经营战略而实施BPR，需秉持彻底改变的态度，并需要设立专门的个人和团队投入参与。史密夫（Smith）指出，BPR的实施主要依仗的是人的因素，特别是针对组织流程的彻底变革。因此，公司应确保他们的员工得到适当的激励，并提供所需的技术的培训。

目前，大多数组织在实践中存在的问题是只以职能部门为改革导向，而不是以流程为导向进行根本性的重新思考和彻底的重新设计，这导致业务在质量、成本、服务、交付时间等方面无法获得巨大的、可持续的改进。例如，在通常情况下，组织许多人都参与了任务的执行，但可能没有人跟踪任务完成后的走向并能报告最后的流转状态。而BPR对流程进行重组、重新设计，可以确保专人对一个完整的过程负责。

能为客户创造价值的一组相关任务，被称为一个业务流程。业务流程再造重点在于三大主要因素：结果、灵活性和创新。流程简化是业务流程重组的第一个主要步骤。常规的做法是成立一个流程改进小组整个流程进行分析，然后确定非增值的环节，并探讨消除它们的可能。最终实现的是跨职能工作绩效的整体优化，而不是只实现单一部门的工作提升。因此，要实现BPR，需要以整体、全面的视角审视流程链条各个环节，这涉及到前文提及的流程链的整合。BPR需要消除组织在流程链中不同业务流程的一些冗余部分，对部分业务流程进行合并，从而降低业务成本、缩短协同时间、加强流程有效性、提高客户满意度；而要实现上述这些目标，就需要通过整合各种业务流程而建立，以确保它们能按照合理、便捷的程序在整个企业内高效实施。而BPR的最终结果，能使到原有流程链条上的各环节配置更合理、结合更紧密。由此，我们可以看到，流程链的结合与BPR存在着互为因果、相互成就的关系。

二、信息技术对BPR的支持

BPR要求企业在组织和文化上做出改变，重新设计他们的业务流程，以期通过根本性的变革，实现巨大的改进。对于这种程度的改革，过程中必然涉及信息系统的重组，以支持业务流程的重新设计以及各功能的有机整合，目的是改善流程链的管理，并进一步提高生产力和质量。BPR按照简化和标准化理念对组织结构进行调整，为流程中信息的顺利流动消除障碍，使资源在供应链上有效流动。信息的顺利流动可以通过使用诸如多媒体、互联网等信息技术来整合各职能组别来实现。例如，在现代信息技术的加持下，能从根本上减少流程中非增值活动的数量。

BPR和信息结合形成了一个完整的系统，极大地提高了组织的绩效。信息技术可以节省处理复杂和重复任务的时间，消除许多固有的人为错误，提高组织目标和战略信息交流的准确性。因此，信息技术创造了一个竞争优势，帮助一个组织作出合理定位，把握发展趋势，实现市场竞争力的大幅提高。20世纪80年代，全面质量管理（TQM）有助于组织的流程改进，但自20世纪90年代起，BPR理论结合现代信息技术在流程变革中扮演着中流砥柱的角色。这意味着信息技术和BPR在提高组织有效性方面发挥着重要的作用。

韦根斯（Wickens）曾指出，组织要体现其有效性，通常需要满足三个重要的目标：①注重过程而不是单一业务的角度；②跨职能的协调或整合；③建设目标和改进计划之间保持一致性。对于组织来说，通过BPR重新设计或改变组织的内部程序，是实现有效创新和增长的一个基本前提条件，而信息技术是流程重新设计的一个重要推动者。蔡尔德（Childe）等学者曾强调：任何流程再造计划都必须考虑到信息技术所提供的巨大优势。这表明，信息技术可以被用来模拟和分析业务流程，然后对这些流程进行重新设计。

第三节　科技赋能，信息集成，动力变革提速

集成是指在一套共同的原则下对战略、政策、绩效指标、物料资源、组织运营和物流进行协调和管理。集成的概念可以追溯到费约尔（Fayol）于1949年提出的合作与协调的理念。洛什（Lorsch）和劳伦斯（Lawrence）将集成定义为：在完成组织战略层面的任务时，各子系统之间实现统一努力的过程。但在现实中，不同的学科对组织活动和组成部分有不同的理解，所以对集成的理解和定义也不尽相同。不同组成部分的集成以及流程的协调，很大程度上取决于技术手段的帮助。而对于信息集成的概念，巴尔基（Barki）和潘森诺特（Pinsonneault）认为至少包括两个方面。首先，从技术上讲，信息集成是用来描述一个组织的信息技术连接程度，以及数据在同一概念模型中的共享程度，也就是不同的信息系统可以相互连接和沟通的程度；另一方面，信息集成是指两个或多个独立组织的业务流程通过计算机和信息技术实现标准化和紧密耦合的内容。

一、信息集成对流程变革的支持

信息化建设与组织的变革是密切相关的。由于信息集成可对组织产生巨大的影响，因此一个组织为了实现各功能组别更大的合作和更高程度的流程导向，须积极推进其内部信息集成的程度。信息技术资源的集成可以确保组织拥有不可模仿的、可持续的竞争力。根据资源基础观，作为互补的资源，所有的组织资源都必须与信息科技结合，这样组织才能成功完成信息商业价值的溢出过程。

一个完整的医疗卫生系统，实质上就是一个完整的产业链。在医疗卫生系统中，如果没有产业链上各成员的信息共享和有效沟通，链接上各部分无法实现有效的整合，就不能提供优质、完整、连续的治疗和护理服务，也就无法为BPR的实施创造最重要的前提。信息通信技术影响医疗服务的传递和应用方式，以及医疗卫生机构和患者之间的关系。在一个信息密集型的社会中，患者希望尽可能多地获得相关诊疗信息，包括他们的诊断结果和治疗计划。他们对信息的了解可以缓解医生和患者之间信息不对称的状态，所以他们对获得个人健康信息的诉求会异常强烈。通过互联网，群众可以即时获取和发送各类信息，这一定程度上弥合了医疗服务方和患者之间的距离。

巴特（Bhatt）认为，评价信息集成的程度主要是看不同的组织是否能共享一个数据库来协调他们的活动。组织整合的效率取决于组织成员如何有效地接收和解释其他成员或外部环境发送的信息，并及时作出恰当的反应。优化医疗机构及其合作伙伴（如医疗联盟成员）的数据共享和信息交流也是医疗机构中信息集成的关键表现。由此可见，整合的核心或前提条件是实现协调，即不同的组成部分能够实现信息共享，信息和数据的交流也需要顺利、准确和完整。除了患者，互联网技术还可以为卫生系统的其他群体提供相关信息。例如，在信息系统集成的支持下，电子健康档案还可以促进所有医疗服务提供机构实现共享。患者的病史、检查数据、X射线记录和CT记录可以迅速发送到专业团队进行咨询。

二、信息科技发展为流程变革赋予更大可能

踏入21世纪，全球大数据、“互联网＋”蓬勃发展，社会生态进入数字驱动时代，医疗服务数字化已成为发展的主流趋势。近年，以大数据、云计算、物联网、人工智能等新兴技术为核心的新一轮信息技术革命，进一步推动了全民健康数字化应用的快速发展，为智慧医疗创造了广阔的前景。

（一）大数据技术实现医疗数据集成

大数据有三个特点：①数量大；②速度快；③种类多。医院各类信息系统和数字化诊疗设备的日益普及，使到日常诊疗、医疗管理工作中产生了海量的医疗数据，尤其是电子病历已基本取代传统纸质病历的今天，医疗数据每天成几何级数般增长，已明显具备大数据的特征。医疗数据类别及来源多种多样，包括药物存取数据、医疗费用数据、患者实验室检验数据、辅助检查数据等。除了数字数据外，医疗图像和用户评价文本等非结构化数据的规模也在不断扩大。现今，通过创新的大数据技术，大量复杂的数据可以实现高度集成。患者可以远程访问病历信息，不同医疗组织间可以交换和共享医疗信息，医院内也可以实现信息的转换和管理。

（二）云技术及数据分析

上述海量的医疗数据，常常是以碎片化的形式存储在医疗机构内的各个数据孤岛

中。要解决这些数据的集成和互通互联，除了突破各信息终端的壁垒，面对各系统互操作性和标准化不统一的问题外，还需要克服庞大储存空间的挑战。云技术就为这些问题提供了理想的解决方案，由于云技术支持实时数据共享的功能，它能克服地理位置的差异，结合需求提供具弹性的储存功能，可存储庞大体量的各类数据。大数据如茫茫海洋，蕴含在内的价值，如海中的珍珠般，需要被打捞和挖掘。云计算连同数据挖掘、机器学习等技术，可对数据进行处理加工，并通过统计、在线分析处理、情报检索、机器学习、专家系统和模式识别等诸多方法来完成数据价值的开发，既节约了传统数据的处理成本，也可以通过对集成数据的二次科学加工，实现数据对决策的指导作用。例如，医疗工作者能结合疾病和治疗的特点，从已知的医疗数据中挖掘出新的问题或新的解决方案，改善和选择最佳治疗方法，避免对患者造成伤害，实现精准医疗；医疗机构可通过科学的数据分析，预测患者的偏好，为可能的业务开辟道路；医疗管理者也可以通过财务、业务、库存等数据的分析结果，对医院运营状况进行复盘和预测，更科学合理地调整管理措施和运营方针，制定更具前瞻性和可操作性的战略方针。

（三）物联网、移动及无线计算

移动互联网技术、无线网络的飞速发展，特别是“射频识别技术（RFID）”的助力，使各类业务实现了众多新的可能性。不同设备间通过物联网可以无障碍地通信和产生新的信息。物联网打破了目前所有互联网应用的交换边界，将网络延伸到应用物体与物体之间。它的内涵是由RFID所代表具体的客观物体利用网络进行数据交换而产生的。它强调终端和处理，由射频识别、红外传感器、全球定位系统、激光扫描器等信息传感设备，按照约定的协议，对任何物品进行识别，并连接到互联网上进行信息交换和通信，以实现智能识别、定位、跟踪、监控和管理。医院是大量物资、物件存放和流动的场所，因此，要在整个医院区域内对各类资源进行调配并不容易。但基于物联网技术，医院可对各类资源实现更高效和精细的管理。努尔苏瓦斯（Nursuwars）和阮文龙（Rahmatulloh）以物联网技术开发一个基于RFID的护士呼叫系统。该系统使到护士远距离对患者或家属的每一次呼叫做出响应，同时医院管理者可以通过系统获得一份关于护理服务质量的报告，报告内容包括每次响应的具体人员、呼叫的次数、每次的响应时间等。医院可以通过这些信息评价医院的服务质量。另外，有越来越多的学者开始对基于智能手机的无线人体传感器网络进行深入的研究，这种技术利用嵌入在智能衬衫中的人体传感器收集用户的生理数据（如用户的生命体征）。数据可以持续收集并实时发送到智能设备上，然后再发送到远程医疗机构信息终端，进行进一步分析，为医护人员开展远程诊疗、慢病跟踪提供了重要的技术支持。

三、信息化推进流程改革已成趋势

我国为助力全民健康的宏伟目标，同时为深化医疗改革，推进分级诊疗，近年一直大力支持智慧医疗的发展。2019年，我国开始在100个城市部署城市医疗集团建设试点，加快智慧医院建设。同年，国家卫生健康委发布《智慧医院服务分级评估标准体系（试行）》，明确要推进医院各个智慧系统互联互通，形成一个有机整体”。我国医疗服务正从“信息化”向“智慧化”过渡。这一系列举措为医疗数字信息化、智慧化建设提供了实施依据和保障支持，也反映了我国政府以数字信息技术助力医疗卫生的方针和基调。因此，在“国考”“智慧医疗”等大背景下，我们可以预见医疗机构将进一步重视精细化绩效评价体系构建和实施，特别在数字信息技术的加持下，如能把握这一重要机遇，医院各类业务流程有望迎来创新变革，为群众带来更高效便捷的医疗服务体验。

第四节　小　结

结合前文对流程链、BPR、信息集成等内容的介绍，我们对相关理论作出归纳并提出了一个概念模型来反映组织基于绩效目标推动流程变革的路径（见图17-4-1）。在既定绩效目标的驱动下，组织推动内部的精细化绩效管理。精细化绩效的实施须满足两大基本的前提条件：跨职能部门协作和数据集成。为创建这两大前提，组织需要科学地运用各种管理工具，并积极强化信息化建设，提高组织信息集成的程度。当组织精细化绩效评价措施能顺利落地后，组织的流程链逐步得到整合、调整和重组，有望最终使既定的绩效目标得到实现。

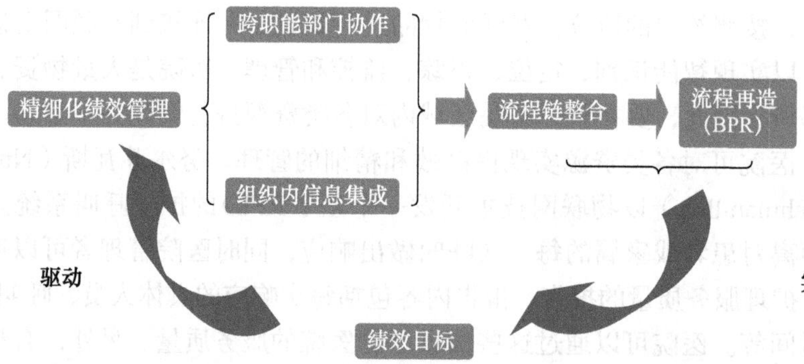

图17-4-1　组织基于绩效目标推动流程变革的路径

（林　英　吴子健）

第十八章 实战案例：多措并举，全流程降低次均药品费用

第一节　管理痛点梳理

一、医院简介

深圳市人民医院始建于1946年，是深圳首家“三级甲等”医院，现为暨南大学第二临床医学院及南方科技大学第一附属医院。共有院本部、龙华分院、坂田院区、一门诊“四个院区”和一个科研基地。医院开放床位3 105张，在岗员工5 110人，其中具有高级职称971人，中级职称1 384人，博士生导师28人，硕士生导师162人。

深圳市人民医院是广东省政府遴选的首批“登峰计划”建设医院之一，是功能齐全、设备先进、人才结构合理、技术力量雄厚的，集医疗、科研、教学、住院医师规培、保健为一体的现代化综合性医院。2021年度复旦大学医院管理研究所“中国医院排行榜100强”、“华南地区综合排行榜”第13名，2020年艾力彼全国顶级医院100强榜第82名，2019年度三级公立医院绩效考核位列67名，获评等级A^+。2020年度三级公立医院绩效考核位列62名，连续三年获评等级A^+。医院拥有国家临床重点医学专科——呼吸内科，16个广东省临床重点学科，16个深圳市重点医学专科及7个市优秀学科群。

二、案例背景

药品是指用于预防、治疗、诊断人的疾病，有目的地调节人的生理机能，并规定有适应证或者功能主治、用法、用量等的物质。为了人类的生存和健康，更需要合理使用各类药品。加强合理用药，降低药品费用，一直是新医改的重点关注问题。对解决“看病难、看病贵”的问题具有重大的促进作用。合理用药包括用药的安全性、有效性、经济性和适当性。

2019年1月国务院办公厅印发了《关于加强三级公立医院绩效考核工作的意见》，与2015年发布的《关于加强公立医院医疗机构绩效评价的指导意见》相比较，该文件进一步提升了考核的针对性和精准度。三级公立医院绩效考核指标体系由医疗质量、运营效率、持续发展、满意度评价等4个方面的指标构成，在三级医院药品考核中，以合理用药系列指标取代了“药占比”单一考核指标，不再使用简单粗暴“一刀切”的方式来评

价药品使用；在第二部分“运营效率费用控制情况”中，“门诊次均药品费用增幅”和“住院次均药品费用增幅”是26个国家监测指标中的两个。这两个指标通过对门诊和住院患者次均药品费用的考核，衡量医院是否制定合理的措施主动控制费用不合理增长。为争创理想的评定分值，并从行动上真正解决患者“看病难、看病贵”问题，各医疗机构迫切需要通过各种措施不断提高合理用药水平，切实降低门诊和住院患者次均药品费用。

“药频”是把双刃剑。“安全用药”关乎生命安全，必须科学、严谨对待，需要一套复杂的知识体系。据统计，我国不合理用药数量占用药总数的11%～26%，每年因药物不良反应而入院治疗的人数多达250万人次。近年来，国家卫生健康委多次强调药学服务应从“以药品供应为中心”向“以患者为中心”作出转变，明确药学工作应更贴近临床，为患者提供优质、安全、人性化的药学专业技术服务。在国家政策的支持和引导下，为患者提供切实可行、可接受的药学服务已成为一种行业趋势。而患者合理用药意识和知识的提升可以有效提高药品治疗的疗效和预防一些不必要的不良反应，从而减少再次就诊率和不合理的费用支出。

三、问题分析

“次均药品费用增幅”是衡量患者药品费用负担水平及其增长情况的重要指标，在保证患者得到优质医疗服务的前提下，要切实降低“次均药品费用增幅”必须将不合理用药和过度用药的部分予以剔除，不断提高合理用药水平。

影响次均药费的客观因素主要包括以下几点：

（一）国家药物政策

近年来，国家基本药物制度、国家集采药品、国家谈判药品等政策的推行，从政策层面致力解决老百姓“看病难”“看病贵”的困境。如何利用好相关政策的助力，为患者提供质优价廉的好药，让患者真受惠，正是各大医疗机构待落实做好的事情。

（二）不合理用药

用药不合理、过度用药、过度治疗是导致门诊、住院次均药费增幅不降低的主要原因。

（三）人员因素

医生、药师的专业能力和对患者的用药指导，患者的用药知识、用药依从性等都在合理用药中起着重要的作用。

（四）多部门协作程度

次均药品费用的降低牵涉到多方面的原因，也一定需要全院多部门共同协作。

而导致不合理用药的原因也是多方面的：

首先，在药师的能力与培养方面，部分药师专业知识薄弱，主观能动性低，缺乏良好的学习上进氛围；医院药师人员配备普遍严重不足，药师受困于日常烦琐的药事工作，没有真正落实执行好合理用药的宣教。其次，医师普遍重诊断轻处方，药品知识相对不足，容易忽视药物相互作用、不良反应等要点；部分医师对药品政策不理解，对基本药物及集采药物质量存疑，用药时并未首选应用。

另外，民众对健康认知水平普遍还较低，对疾病认识不够，容易对药物过度依赖，追求快速治愈，如主动要求输液，多开药等；部分群众对药物认知有偏差，认为贵药就是好药。这些认知方面的原因都是制约合理用药的主要因素之一。

本案例以降低门诊和住院次均药品费用增幅为目标，力争达到国家评定的满分水平。难点在于如何通过多种措施、多部门协作提高药师的专业技术能力，真正发挥药师在合理用药方面的支撑作用；同时在全民倡导大健康战略的背景下，如何利用创新媒介平台落实药学科普，切实提高患者安全用药、合理用药的意识。

第二节 管理方法与路径

一、解决思路

首先，本案例整合多方面的资源，通过多举措实现降低次均药品费用的目标。整合管理，即是创造性地将管理方法中两个以上的方法综合运用，使现有资源达到最优配置状态的一种管理方法。分工作为提高生产效率的最重要的因素之一，是一直存在的社会现象。但分工也带来多种问题，各个孤立的部门如果不能好好协调就会抵消掉分工带来的获益。因此如何在分工的基础上解决协调问题，是现代管理中的重要课题。解决的方案很多，整合管理是其中有效的方法之一。我们在实际工作中往往存在着系统孤岛、信息孤岛、业务分离等种种问题，这需要我们将各个孤立的部门的职能进行统一，为组织的目标服务。本案例采用了整合管理的概念，以有效干预不合理用药为主线，整合医院内多部门、各环节的资源，多部门协作及精细化管理同步实施，利用合理用药信息系统辅助处方审核和点评，对现有流程进行优化再造，以期达到降低次均药费增幅的目的。

在基本药物遴选方面，本案例采用了药品临床综合评价的方法，这种方法是以人民健康为中心，以药品临床价值为导向，利用真实世界数据和药品供应保障各环节信息开展药品实际应用综合分析，遴选出质优价廉、安全性、有效性高的药品并纳入医院的药品目录中，为完善国家药物政策、保障临床基本用药供应与合理使用，提供佐证依据和专业性支撑。这是一项包含主题遴选、评价实施和结果应用转化3个基本环节，共5方面内容的工作流程。本案例围绕技术评价与政策评价两条主线，提出了从安全性、有效性、经济性、创新性、适宜性、可及性6个维度开展药品临床综合评价。同时，还结合PDCA戴明环理论，通过不断的发现问题、分析原因、采取措施、在实践中寻求对每一个方法和举措实施持续改进。

上述方法需要多部门、多环节共同努力，在实际应用中必须整合全院的资源，分析一个个孤立的部门存在的问题，从而制定出改进措施；再在实践中验证措施是否真正有效并加以推广和使用；最后在不断的改进、优化中达到既定的目标。本案例涉及到的具体方法还有：

（一）信息系统辅助

借助专业的合理用药软件和临床药师工作站等信息化手段，为药师提供有效的帮助。药师们在处方及住院医嘱用药的开立环节可提出意见和建议，能够通过处方点评、医嘱审核等工作加强临床的合理用药监控，提高医生对药学干预的接受度。

（二）流程优化

通过优化药学服务的流程，提供更高效率、更多样化的服务，达到减少不合理用药的目标。在创新药学服务模式中考虑加强患者教育，为患者提供用药知识，提高患者对合理用药的认知和用药依从性，加快疾病康复进程，从而降低就医次数、住院天数和次均药品费用。

（三）精细化管理

运用科学的药品综合评价方法遴选出安全、有效、经济、适宜的药品进入临床；将多项合理用药指标纳入绩效管理中，通过绩效目标管控药品应用；同时通过建立培训和考核机制提高药师、医师自我学习意识，不断提高临床合理用药的干预水平。

（四）多部门协作

将降低次均药品费用纳入医院的重点工作，药学部门、医务部门、质控部门等多举措齐抓共管。药库、药房及临床药学在做好自己本职工作的前提下，分工合作从多方面努力提高合理用药水平。

二、改进措施

在降低次均药品费用的具体措施，主要包括以下几个方面：

（一）医院领导重视，配套各种政策支持

首先，通过组织学习、培训、宣传，提高医生和患者对国家各项药品政策的认识水平，保证药品政策的顺利实施，例如：2019年“4＋7”国家集采药品政策在深圳试行之初，在院领导支持下组织了不同形式的培训，大大加强了宣传力度。药学部37名骨干药师深入到50个科室进行了45场国家药品集采政策解读宣讲，制作宣传视频和宣传彩页对患者进行宣传，保证了政策的顺利落地。医院超额完成了首批国家集中带量

采购的任务，采购数和使用金额均居深圳首位。其次，通过信息系统设置，确保国家基本药物、国家集采药品优先选用，实现用药实时监控。再次，医院与临床科室签订责任状，设定完成指标，加强基本药物、集采药品、抗菌药物等的专项点评及干预力度，相关指标纳入科室绩效考核指标。

（二）科学遴选药品，优化采购目录

应用药品临床综合评价方法配备基本药物。比对2018版国家基本药物目录，应用药品临床综合评价，进一步从安全性，适宜性，经济性，有效性，创新性，可及性等六方面维度对基本药物进行评估，将非基药品种替换为基药品种，将原非基药品规替换为基药品规。临床提出的需求若为国家基本药物，则通过快速遴选方法或予以开绿灯的方式引进。若为非国家基本药物，但医院目录或者基本药物目录中有可替代药品，则通过药品临床综合评价判定是否引进，并将结果向临床公开。

（三）对处方/医嘱开展全覆盖的前置审核

通过信息化手段实现门诊处方和住院医嘱的前置实时审核。所有处方及医嘱在提交前必须发到药师服务端进行审核，获准通过才能进入收费、调配发药流程。这从根源上拦截了一些无适应症用药、重复用药、非必要联合用药、超量用药等不合理用药情况。对于前置审核中发现的一些共性问题、核心问题，审方药师通过汇总整理后，深入到科室与医生进行交流，了解医生用药目的，指导合理用药。例如，在胸外科，临床药师在前置审核系统发现相当部分住院患者使用大剂量的氨溴索注射液。氨溴索说明书中的常规用法是每天2～3次，每次15mg，严重病例可以增至每次30mg。胸外科术后大剂量使用氨溴索注射液只有在大型胸科手术时使用，且用药时间不能超过5天，因此大部分患者常规长时间、大剂量使用属于不合理用药。通过药师与临床科室进行积极沟通交流后，科室接受了药师的建议并进行了整改。统计显示，干预前医院共使用氨溴索注射液18 410支，干预后降至7 554支，降幅达58.97%。

（四）加大处方点评的力度

2016年以来，每年处方点评的数量超过50万张，点评处方数量占处方总数比例从2016年的1.93%提升到2020年的17.91%（图18-2-1），点评覆盖面逐年增加。处方点评结果纳入科室绩效考核和个人职称评聘参考，促使医生在诊疗过程中更加重视合理用

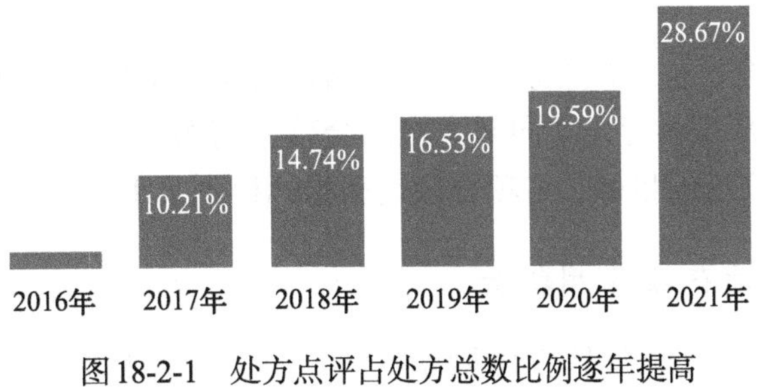

图18-2-1　处方点评占处方总数比例逐年提高

药。药师从处方点评中发现的系统性问题，将形成新的管控规则，并设置在前置审核的环节中，使处方点评与前置审方形成良性的管控配合。

（五）提供全方位的临床药学服务

全院22名临床药师覆盖了16个临床科室，通过药学查房，药学门诊、参与MDT会诊等方式开展药物重整、药物评估、医嘱审核、血药浓度测定及分析等工作，不断加强医嘱点评和专项药品处方点评，提供全方位的合理用药服务。

（六）加强药师培养，药师专业能力不断提升

医院近五年积极推进药事信息化建设，把药师从烦琐的日常工作中解放出来，使其有更多的时间为患者和临床医护提供专业的药学服务。医院先后引进了合理用药软件系统，用于辅助药师开展处方和医嘱的前置审核；临床药师工作站辅助临床药师进行患者用药管理；引进的东华决策系统加强了合理用药指标的监测。另外，药物部建立了审方药师和临床药师的培养机制，为药师能力提升提供更多的鼓励和机会。

（七）创新药学服务模式，为患者提供合理用药教育

患者是合理用药的目标人群，提高广大患者和公众的合理用药意识，能改善患者药物治疗的疗效、缩短疗程，减少过度用药、重复用药，从而降低药品费用。随着审方药师团队的成长，团队有更多安全用药、合理用药的举措。针对说明书内容专业程度高、文字多、字体小，不方便患者快速阅读的问题。窗口的一线药师将自己的用药交代经验进行总结，在充分学习药品说明书及相关专业知识的基础上，将药品的药理作用、适应证、用法、用量、药物相互作用、用药注意事项、禁忌证、不良反应、贮存等制作成脚本，拍摄成微视频，视频二维码关联在患者的用药指导单上，患者在查看用药指导单的同时通过手机扫码就可以观看该药品的用药介绍。该二维码同时可以链接到科室公众号，给患者提供线上咨询服务和更多的健康用药指导。

第三节　管理效果与价值

一、案例效果

本案例应用整合医务、质控、医保、院感、药学、临床等多部门的资源，推进跨职能的沟通协作，齐抓共管，共同努力提高合理用药的水平，达到门诊和住院患者的次均药品费用逐年降低的目标，各项合理用药指标得到了很大的改善。

（一）患者次均药品费用提升

2018年医院门诊次均药品费用增幅为−2.7%，全国中位值为1.78%，满分值为

≤0.37%，深圳市人民医院取得了满分的成绩。但是医院在住院患者的次均药品费用增幅未达到满分（医院为－1.52%，全国中位值为－5.21%，满分值为≤－6.9%）。在本案例的各项措施实践后，2019年、2020年连续两年实现了“门诊次均药品费用增幅”和“住院次均药品费用增幅”保持满分；2019年两项指标分别为－0.58%和0.73%，均远低于国家评审的满分值（5.95%和2.81%）。见图18-3-1，图18-3-2。

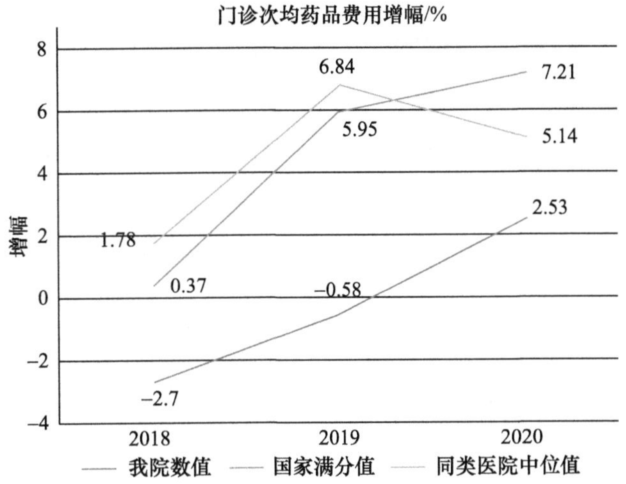

图18-3-1　门诊患者次均药品费用增幅

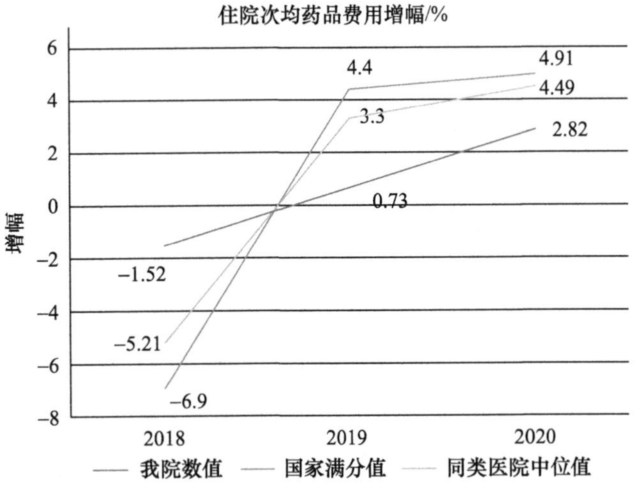

图18-3-2　住院患者次均药品费用增幅

（二）实施处方、医嘱前置审核后处方合格率大幅提升

前置审核软件通过系统提示、医生主动修改，结合药师服务端拦截及在线沟通，系统拦截率从实施初期的30.51%下降到6.18%，并保持稳定；处方点评合格率从

94.79%上升到99.21%；抗菌药物处方不合理率从15.34%下降到1.93%。通过药师的沟通与干预，处方中存在的系统性问题得到了改正，处方质量和合格率大幅提升，及时解决了一些用药安全隐患。见图18-3-3～图18-3-7。

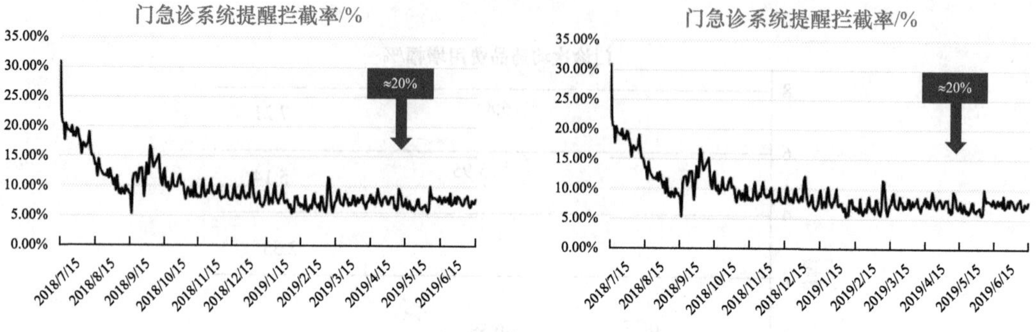

图18-3-3　实施处方/医嘱前置审核后不合格处方/医嘱拦截率下降

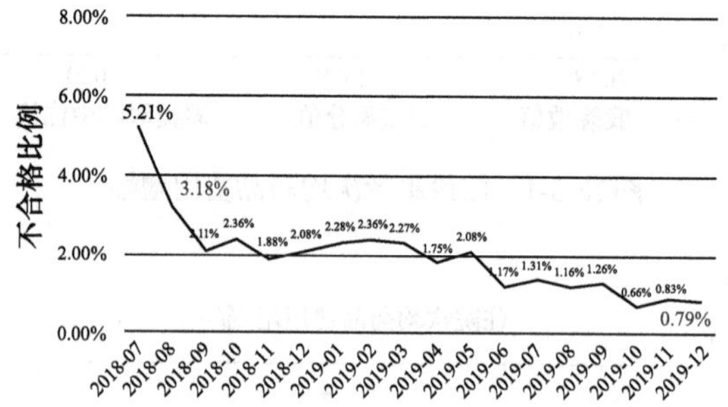

图18-3-4　处方前置审核加处方点评后干预使处方点评不合理率持续降低

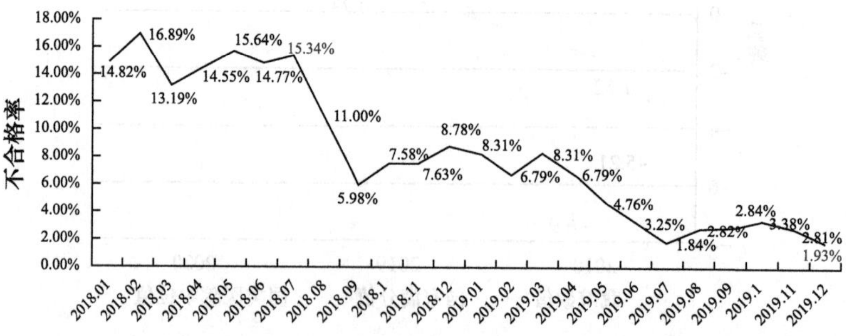

图18-3-5　处方前置审核加处方点评后干预使抗菌药物处方点评不合理率大幅降低

（三）建立审方药师培训制度和体系

经过几年的实践探索，本案例建立了4项前置审核核心制度、6项审核制度及8项信息制度，保证前置审核的规范化、标准化和同质化。其中最为成熟的是前置审核药师的培训及选拔制度，通过严格选拔，医院培养了四级五档40多名审方药师。为保证审方药师的专业能力不断提升，每年药学部都举办药师技能大赛，并支持药师参加国家级、省级及市级等各种技能大赛。在审核药师的带动下，整个调剂部门掀起了学习热潮，由审核药师担任师资的处方审核培训班得到了调剂药师们的热情参与。讲者和学员教学双长，在教学能力提高的同时，处方审核能力及水平也得到了大幅提升。

（四）用药教育短视频患者们触手可及

截至2022年，已有超过400多个药品拍摄了微视频在“深医说药”公众号中发表。同时，药师通过用药指导单的二维码扫码、制作推广宣传册等形式为患者提供用药指导，已有32万多人次通过扫码浏览相关微视频，其他途径浏览量超过100万。该规模化短视频项目已被广东省卫生健康委员会列入2021年度卫生健康适宜技术推广项目。

（五）充分发挥临床药师的专业优势，指导临床诊疗

临床请求药师会诊的次数逐年增加，会诊意见被采纳率不断提升。共22名临床药师定期参与16个科室的临床查房，设立12个医药联合门诊；每年门诊开展MDT会诊100多场，针对住院患者的MDT会诊300多场。

（六）国家基本药物使用率和使用金额指标理想，国集采药物指标超额完成

2018年、2019年、2020年国家基本药物品种占比平均51.04%，金额占比30.7%，且逐年提高；先后7批次从国家集采药品中遴选，进度全部完成，见图18-3-8。

（七）提升医院影响力和社会声誉

本案例对临床安全用药、合理用药实现有效干预，对审核药师的培养也取得理想的成绩，因此吸引了包括来自外省市共93家医疗机构、300余人次前来参观、交流。项目的建设成效得到了多家医院专家的认可。深圳市卫健委还将本项目建立的机制在《2020年深圳市卫生健康委药政工作要点》中提及，在深圳全市推广案例医院的前置处方审核工作经验。

二、应用价值

次均药费的降幅很大程度上体现了一个医院合理用药的水平。在确保为患者提供优质的医疗服务的前提下，通过多种举措优化用药水平，将不合理用药的数量减到最少，是降低次均药费的意义所在。深圳市人民医院实施了全流程管控，制定的解决方案具有针对性、系统性，显著提高了医院运行效率，完善了医院管理的体系。该院在降低次均药费的成绩在全国绩效考核中处于领先地位，相关管理者曾在全国绩效大会进行经验分享，向全国进行推广。

病历点评种类	点评方式	频次	总病例数/份
质控病例	抽样点评	季度	810
Ⅰ类切口围术期预防用药	全样本	每月	9802
Ⅱ类切口围术期预防用药	抽样点评	隔月	1200
碳青霉烯类抗菌药物	抽样点评	季度	80
替加环素	抽样点评	季度	80
质子泵抑制剂	抽样点评	季度	80
糖皮质激素类药物	抽样点评	季度	80
抗肿瘤药物	抽样点评	季度	80
其他：如抗菌药物使用量或使用强度异常增长等	抽样点评	按需	234
2020年度总点评例数			12446

图18-3-6　2020年度临床药学点评各项病历及专项处方点评数

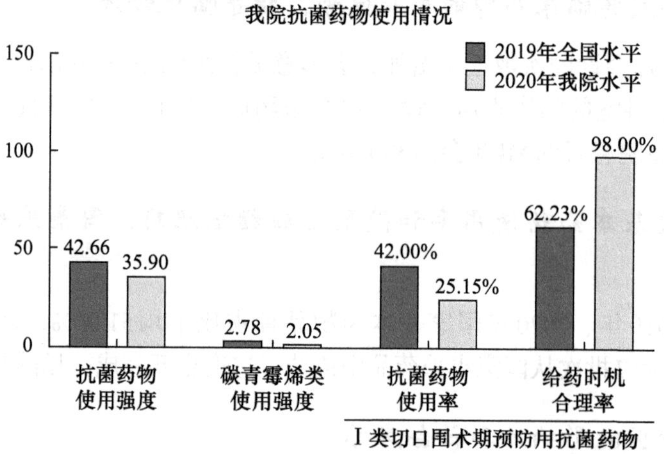

图18-3-7　案例医院抗菌药物使用率、使用强度与全国水平的比较

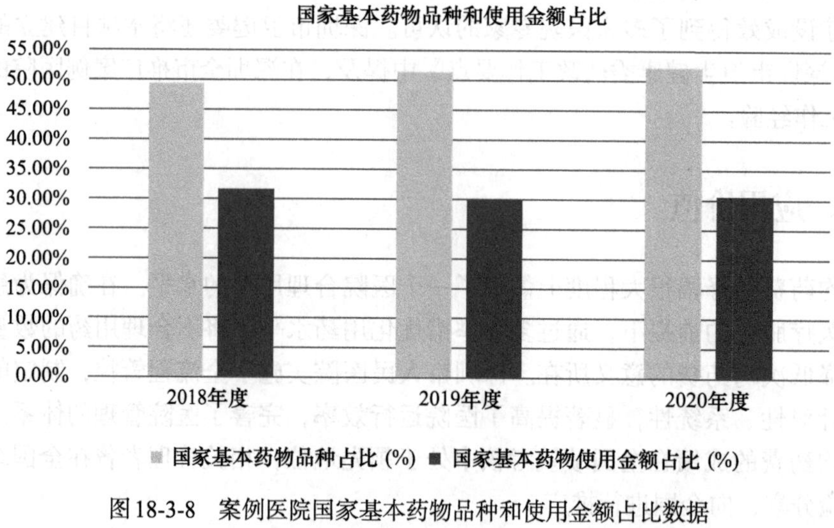

图18-3-8　案例医院国家基本药物品种和使用金额占比数据

本案例的应用价值有以下几个方面：

（一）借助合理用药软件，建立处方、医嘱前置审核制度和流程，通过不断完善个性化规则，使合理用药软件真正发挥刚性拦截的作用，使处方、医嘱的前置审核真真正正地发挥前端管控的作用。智慧化药学的大力投入使药师从繁琐的工作中解放出来，加速了药师的转型，使其有更多的时间开展处方审核和合理用药的宣教工作，充分发挥事中审核的作用。而处方和医嘱的点评制度，是事后的强有力措施。处方、医嘱前置审核、事中审核和事后点评机制的建立和不断改进，提高了医院合理用药水平，为降低次均药费奠定良好的基础。所以，如何做到合理用药系统"刚硬"拦截，需要医院对信息化建设的充分重视和支持。相关软件规则的不断完善、审核药师的专业水平和沟通能力不断提高等也是其中的关键因素。

（二）建立了审核药师和临床药师的培养和考核机制，通过鼓励药师积极参加各种培训、竞赛，有效营造了科室积极向上的学习氛围。药师们通过不断学习，加强了药学专业知识和技能的储备，更有信心协助临床指导医生开展合理用药指导工作。

（三）与时俱进，积极结合现代信息技术，创新药学服务模式，以更便捷、高效的方式为患者和公众提供合理用药知识，提高患者用药依从性，从而充分发挥药品的疗效。

（四）加大国家药品制度执行力度，建立高水平的审方药师和临床药师团队。鼓励药师深入临床宣传国家基本药物制度和国家药品集采制度，助力医院更好地完成国家药品制度的各项执行指标，为合理用药，降低次均药费作出贡献。

（五）通过外派学习和院内培养相结合的方式，为临床药师的成长提供多方面的资源，激励临床药师深入临床一线积极参与临床药物治疗工作，并在促进临床合理用药工作中充分发挥药学专业水平。

（六）建立了一套符合本院的药品综合评价方法，通过科学的评价方法开展药品目录的遴选，严把药品引入环节。

三、案例点评

医疗费用居高不下，一直是国内"看病难，看病贵"现象的主要原因之一。其中药品费用高长期以来导致患者怨声载道。特别是深圳市、哈尔滨市先后发生了"天价药费"事件，更让原有矛盾进一步激化，受到社会各界的广泛关注。深圳市人民医院（简称"深圳人医"）以次均药品费用为抓手实施全流程管控，抓住行业的管理痛点和关注点进行改革，体现了医院管理者的魄力。他们清晰地认识到流程的变革涉及不同的职能范畴，因此整合了药学、医务、质控等多个部门对问题开展根因分析，并建立有效的协作关系，齐抓共管，并结合PDCA理念对管理质量实施持续改进。

深圳人医也十分重视信息系统的辅助功能，通过前期的建设，已实现处方点评和医嘱审核的信息化，可对合理用药进行实时监控，对用药异常情况进行即时干预、拦截。多部门的协作和用药信息的有效集成，使重复用药、超量用药等不合理现象得到全面、及时的控制。通过整合、调整内部各环节，医院对药品的管理由既往粗放、冗余的流程，逐步实现管理的精细化。

另外，深圳人医还把管理干预的视角扩展至组织以外的患者群体。若把医院看作一个企业，患者就如同顾客一般存在于整个医疗服务流程中。这个角色不仅仅只是流程的其中一环，更是医疗服务流程质量与水平的直接体验者和评价者。因此他们的地位至关重要，但却在流程改造过程中往往容易被忽视。深圳人医通过制作微视频并关联二维码，使到用药须知信息以更便捷的方式向患者进行科普，这一举措体现了医疗机构“以患者为中心”的改革初心，切实地把患者群体与整个用药管理流程紧紧地关联在一起，使本流程的变革形成了最终的闭环。

结合本案例的实施情况，其流程变革的实现大致路径见图18-3-9。

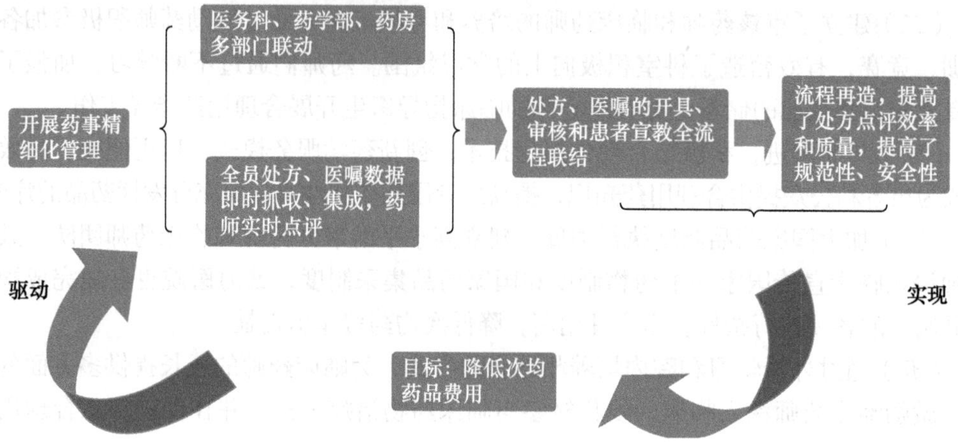

图18-3-9　深圳人医案例流程变革实现路径

（耿庆山　张　伟　谢守霞　常　翠　杨宏图）

第十九章 实战案例：基于专科运营助理制度的手术业务流程优化管理

第一节 管理痛点梳理

一、医院简介

福建医科大学附属第一医院创建于1937年，是集医疗、教学、科研于一体的大型综合性三级甲等医院。连续4年荣获三级公立医院绩效考核A^{+}的成绩，分别位居全国第37名、第44名、第42名、第42名。医院荣登“中国医院综合排行百强榜”“中国医院科技影响力百强榜”“中国医院竞争力·顶级医院百强榜”“智慧医院HIC100强”。连续两次蝉联全国“医院改革创新奖”，并先后多次荣获全国管理、服务创新类奖项。

医院总编制床位4 500张，拥有茶亭院区、滨海院区、奥体院区、闽南医院，与复旦大学附属华山医院共建复旦大学附属华山医院福建医院（滨海院区），为全国首批10家国家区域医疗中心之一。2021年门急诊量206万人次、出院患者数近11万人次、住院手术量9万多台。在多院区建有数字一体化手术室、现代化高端复合手术室，拥有5个国家临床重点专科、19个福建省临床重点专科、2个福建省医学重点专科、2个领先医疗特色专业、5个优先发展学科。

二、案例背景

（一）政策背景

当前，公立医院收支规模不断扩大，医教研防等业务活动、预算资金资产成本管理等经济活动、人财物技术等资源配置活动愈加复杂，中央及时向全国发出了过“紧日子”的号召，应而出台了一系列政策文件：深化医药卫生体制改革、实施三级公立医院绩效考核、开展经济管理年、加强运营管理等，指导公立医院从粗放式“成长时代”进入精细化“价值时代”。

《关于开展“公立医疗机构经济管理年”活动的通知》（国卫财务函〔2020〕262号）提出：“积极推行运营助理员、价格协管员制度等，辅助协同临床业务科室加强科室内部运营和价格管理工作”。《关于加强公立医院运营管理的指导意见》（国卫财务发〔2020〕27号）提出：“通过完善管理制度、再造业务流程、优化资源配置、强化分析评价等管理手段，将运营管理转化为价值创造，有效提升运营管理效益和投入产出效率”。设立专科运营助理，实施专科运营助理制度，辅助优化医院各项运营指标，助力医院高质量发展。

（二）社会背景

随着公立医院改革的深入推进，尤其是取消药品耗材加成、实施分级诊疗、医保支付方式改革和国家加强绩效考核后，公立医院外部环境发生了深刻变化，公益性要求不断提高，人民群众对医疗的需求越来越高，公立医院经济运营压力逐渐加大。

在十九大新闻发布会上，时任国家卫计委主任李斌指出：“当前，我国社会主要矛盾在医疗卫生领域关键是要解决人民群众对医疗卫生健康的新需求和目前医疗服务供给的不平衡、不充分的主要矛盾”。经过改革开放40年来医疗服务体系建设、20年来医院能力建设、10余年来深化医改的实践探索，公立医院已经从增量改革为主转向更多的存量调整，必须把发展着力点从规模扩张转向提升质量和效率。随着社会经济的快速发展，慢性病快速增加与传染病风险并存，人口老龄化程度加重，人民群众对高质量和持续性的医疗服务需求快速增加。

手术室是医院大部分资源交叉融汇的工作平台，也是医院集中优势医疗资源救治患者的重要场所。手术室是医院的核心医疗资源，也是医院收入的重要来源和支出的重要组成部分，随着医院规模的扩大，手术量的增长，手术室的空间、人力和物力资源越显紧缺。作为医院运转的枢纽和资源交叉融汇的工作平台，手术室利用效率的高低对医院合理配置医疗资源、提高医院社会和经济效益起着重要作用，而高成本运营也要求我们要进一步完善管理，节约资源。如何在保证医疗质量的同时有效提高手术间的利用效率、降低手术室成本，对提高公立医院高效运营、健康可持续发展具有重要意义。

三、问题分析

一方面医院需要“过紧日子”，另一方面国家和社会对高质量医疗的期望值不断提高，这一突出矛盾，使得医院管理暴露出一系列痛点问题。手术室是医院高投入、高成本的资源密集型部门，手术流程涉及外科病房、麻醉科、手术室、供应室、信息中心以及其他功能辅助等部门，是一个需要多部门有效协作完成的多环节工作，其中任何一个环节出现问题都会影响整个手术的进程。

2020年7月医院成立运营绩效管理部，实行专科运营助理制度。运营绩效管理部安排专科运营助理负责手术平台的经营分析、绩效考核、流程优化、资源配置和利用，参与手术平台日常运营与管理活动，用数据说话，提供决策依据。专科运营助理沉浸式参与手术平台的运营中，首先采取观察法了解手术平台运营效率，直观感受到手术流程的诸多不通畅，整个手术流程时常存在脱节、等待、紧张的情况，制约着医院为患者提供高水平服务的能力。根据观察，专科运营助理一一记录影响手术流程效率的表象原因，并按照发生的范围将原因归为系统、人员、设备耗材、管理四类，如图19-1-1所示。

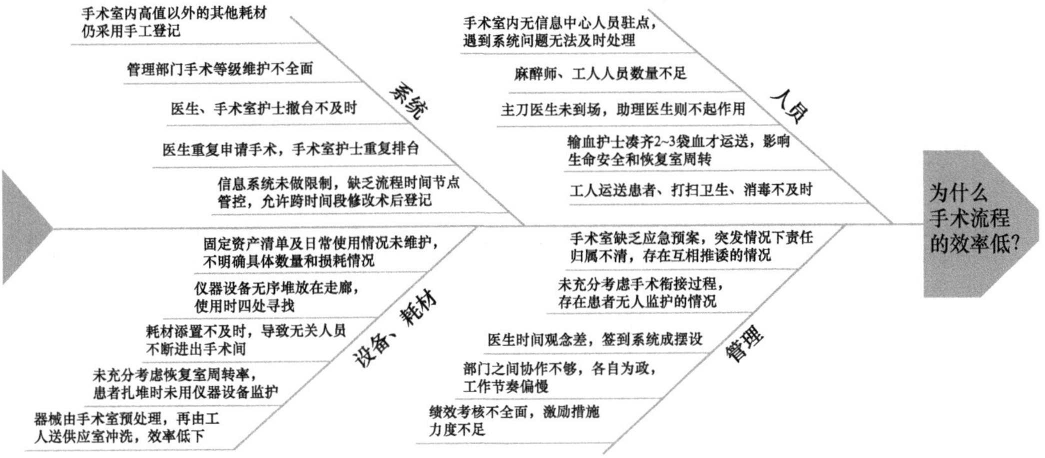

图19-1-1　手术流程效率低归因分析鱼骨图

图中影响因素发生的范围突出显示了管理手术流程效率涉及的几个管理方面，也提示了专科运营助理应当向哪些管理部门和干系人寻求帮助。同时，专科运营助理通过朴素的逻辑判断和针对手术工作人员的访谈，认识到各因素之间存在着一定的因果关系，也即某一个因素导致了另一个或多个因素的形成。专科运营助理意识到，利用指导理论中的逻辑思维判断出众多表象原因中的关键因素将是提高手术流程效率的突破口。

第二节　管理方法与路径

一、解决思路

专科运营助理利用运营绩效数据监测可视化系统做日常运营分析时发现手术平台统计数据存在重复、字段空缺等现象，由数据现象而起，专科运营助理深入调查了解到出现数据问题的直接原因在于手术流程中出现中断、延误、失误导致数据取数异常。

以问题为导向，专科运营助理进行前期调研。专科运营助理绘制现有手术全闭环流程图，对将流程分为等时间区间，统计目前手术流程中各区间的发生问题的时间频率（每天、每周、每月）、发生问题的数量多寡（中断、延误、失误等）。最终确立了针对手术患者进入手术室到出手术室的这段时间进行流程再造（图19-2-1），待改造流程的起始点分别为手术患者进入手术室、手术患者出手术室。专科运营助理深入临床一线，利用现场调查、访谈法和集中座谈等方式调研该流程区间可能存在的问题，找

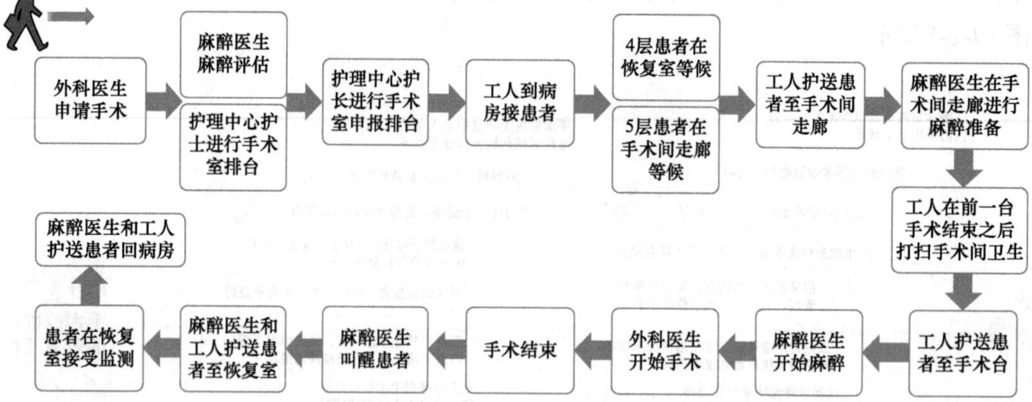

图19-2-1 手术流程图

出在本级部门能力范围之内具有部门间、科间协作特征的影响手术效率的关键环节，分析手术平台高效运行的痛点和阻力。

对于待改造的手术流程，专科运营助理针对各环节进行解析，将各环节价值进行调研和衡量，最终确定了三种价值类型：有价值环节（符合患者需求且患者愿意支付的环节）、中间环节（为了到达有价值环节而产生的中间环节）、无价值环节（浪费资源的环节），目标是减少无价值环节，缩短中间环节，保证有价值环节，逐一列出导致问题的成因清单，等待多部门联席会议探讨改善。

根据二八法则，集中资源减少无价值环节，力求在最短时间止损。无价值环节都存在着一定程度的浪费。专科运营助理对照丰田生产方式（TOYOTA Production System，简称TPS）中的八大浪费（分别是等待、缺陷、不必要的运输、不必要的移动、库存、过多环节、过量生产、忽视员工创造力），对于鱼骨图中影响手术流程效率的问题原因进行对号入座，分清哪些因素是属于八大浪费中的某一点，哪些因素则是由于这些浪费造成的连带效应。属于浪费的因素有：

（1）等待：系统问题不及时处理、主刀医生未到场、工人工作不及时。

（2）缺陷：手工登记、撤台不及时、重复排台、系统未作限制、仪器信息不明确且堆放无序。

（3）不必要的运输：输血护士凑2～3袋血才从楼下血库运送至手术室。

（4）不必要的移动：仪器设备使用时四处寻找、耗材准备不充分无关人员不断进出。

（5）过多环节：手术室预清洗器械，再由工人送至供应室清洗。

（6）忽视员工创造力：无应急预案，突发情况相互推诿；相关部门各自为政；绩效考核激励措施不到位。

鱼骨图中剩余的原因为上述因素产生的连带效应。集中精力和资源减少流程中的浪费，就能解决由浪费造成的连带问题。专科运营助理经调研发现上述浪费之间也存在着一定的因果关系。追根溯源，确定最终关键因素如下：

（1）信息：①信息系统流程及取数流程没有覆盖手术全流程；②没有对系统操作

次数和时间等作出应有的限制；③相关资源的管理没有与信息系统连接。

（2）考核：①部门及人员分工、职责不清晰；②没有针对手术流程涉及的所有相关人员进行考核；③绩效激励措施不到位。

（3）空间布局：①血库、器械库、消毒中心等供应点远离手术室；②仪器设备没有固定位置。

（4）工作方式：耗材准备、器械清晰没有进行最精益的标准化作业。

专科运营助理决定进行流程再造，改善手术流程效率。专科运营助理发现信息技术的介入能大大提高流程改造效率，流程改造成果也可通过信息操作系统的改造进行固化，工作流程的改造与信息系统的改造相辅相成，突出显示了BPR理论的特征。BPR理论运用在医疗行业，是指以患者需求的满足为目标而进行的医疗业务流程的再设计、优化和重组行动。具体说来，就是从患者角度思考每个业务流程中每个活动的价值，打破传统思维和智能架构，运用信息技术，优化关键价值环节，减少不必要的多余环节，显著改善医疗服务的成本、质量、服务、速度和效率。专科运营助理希望借助BPR理论合理地降低不必要的时间、空间、人、物、设备成本，提高单位时空产值，以期增加手术患者的整体利益。

二、改进措施

（一）问题论证与目标设定

专科运营助理将发现形成调研报告汇报本部门领导后，运营绩效管理部与医务部沟通，联合手术部、护理部、设备与医用材料管理处、信息中心等多部门共同参与，形成“行政MDT”专项工作组。专科运营助理挖掘和梳理数据背后手术流程各环节的影响因素，连接手术诊疗流程各环节上的干系人（包含患者、手术平台人员、各临床科室手术团队、医保员、医务管理者、护理管理者、信息中心相关负责人、第三方信息系统工程师），借助鱼骨图，将多方因素进行整合，对问题现象进行归因分析。该归因分析通过小组各专家的论证，专家们经由一致讨论，最终提出两个改进目标：第一，推动手术系统的规范化使用；第二，规范手术流程管理，以时间效率来衡量流程改造的效果。

（二）组织实施与持续改善

运营绩效管理部、医务部、手术部、护理部、设备与医用材料管理处、信息中心、第三方公司等多方举行“行政MDT”会议。会议针对两大改进目标对各与会部门做出相应的分工。各部门相互配合，多线程开展改进工作：

1. 医务部负责手术编码、手术等级的维护、核对、全院推广手术排台系统、监控手术排台整体业务流程规范管理并进行考核，以及最高手术等级的判别等。此外，医务部完善相关业务规范和规定，针对手术医生违反相关规定采取取消手术等惩戒措施，一周一次对首台手术准点率进行通报。医务部在全院内网信息发布中心发布规范和核查情况，并对手术医生进行培训。

医务部发布信息后，专科运营助理向相关专科的工作人员宣传系统的使用手册。通过深入专科的形式，专科运营助理对各临床科室宣传改造后手术排台系统的好处及手术排台业务流程的行为规范，大大加速了手术医生对新操作规范的习得和适应。

2．护理部、手术部联合召集成立手术QCC（Quality Control Circle，也即品管圈）小组，负责规范各手术平台的排台过程，完善手术间分配、排台、接台、应急规则并进行考核，改编操作手册对手术护士、麻醉医生进行加强培训。其中，为尽量减少人员往返手术间的次数，手术QCC小组完成了器械清点和使用、手术间整理、耗材领用等规范细节的升级；为提高人力成本投入产出效率，该手术QCC小组对于手术人员配置情况进行调整：对于护士与工人的配合做出细化，合理减少护士人数，将部分专业性较低的工作转交工人完成，对工人的工作进行考核反馈给第三方公司。针对部分专科团队情况，手术护理中心固定1～3位主管护师与专科进行对接，提高手术护士与专科团队的协作性，提高手术护士的工作效率和整体专业水平。

3．信息系统固化患者出入手术室各时点的标准化事项，并结合物联网技术融合线上管理和线下管理。比如，进入手术室患者交接环节，护士需要核对患者信息，从手工核对（效率低，易出错）变为通过PDA手持智能终端进行扫码核对（效率高，系统核对避免人为错误），借助技术手段实现手术室周转效率的提高。

信息中心联合多部门，完成对相关模块的改造优化，并不断进行手术排台系统使用培训，推进围手术期信息化管理。针对各手术相关系统需求，信息中心设置了自动管理质控点，含必填项、选填项和非录入项。比如，手术后三日内需完善术后登记否则不允许该名手术医师再次排首台手术（非急诊台）。多部门协助，进一步规范手术相关填写流程，提高术后登记和手术收费准确性，确保“四单”（病案首页、手术记录、术后登记、手术护理清点记录单）手术信息一致，完善流程终末区间的质控。

4．设备与医用材料管理处与手术室共同进行手术室设备管理。仪器设备设定专用地点放置便于盘点；对耗材、设备固定资产利用信息系统设立手术室专用电子台账，明确物资设备的具体数量和损耗情况，进行日常使用情况的管理。

5．相关职能管理部门根据手术业务流程管理需要，制定了相应的绩效考核办法。运营绩效管理部根据职能管理部门的绩效考核结果，制定相应的手术工作量绩效奖金和质量考核特定绩效奖金。以手术工作量为主轴核算手术室奖金：按手术台数计提手术工作量绩效工分，取出手术间时间设立班班内外工作量工分梯度差区别赋分，班外工作量加倍赋分；同时引进手术价值系数，对手术分类、分等级设置工分，利用超额累进制将手术质效的考核与绩效挂钩。

6．为加强成本管控，财务处对手术室平台成本进行核算，手术室、麻醉科、临床手术科室按工作产出分摊可控成本，按占用手术间的时长分摊固定成本。运营绩效管理部设置收支比率系数，抓住关键可控成本（保洁、运送、手术包、低值领用耗材、人员成本）纳入手术护士绩效考核，对麻醉科采取药耗占比进行考核，激励手术部开源节流。

7. 专科运营助理负责协调各职能管理部门和临床科室之间的沟通，持续统计、分析和跟踪数据情况，评估手术室效率。信息中心协助运营绩效管理部进行手术闭环中关键环节的数据统计。专科运营助理利用信息系统及相关工作人员配合统计手术室使用率、等待时间、工作时间等，衡量流程效率。

8. 措施实行后，各部门根据项目阶段举行碰头会，针对当阶段进展进行交流，对当阶段出现的问题进行探讨和落实解决，评估阶段性成果，持续优化项目成效。

第三节　管理效果与价值

一、案例果效

（一）提升管理效能

以专科运营助理为桥梁，促进职能管理部门与临床科室之间的沟通，提高了行政MDT组织频率，打破了职能部门间管理界限，形成管理合力，促进提升管理效能，转变工作作风，从以前“等问题上门”到“主动找问题解决”，让临床一线人员从非医疗工作中解放出来，更好地为患者服务。

（二）巩固绩效管理制度

医院制定《绩效管理办法》，手术业务流程优化的绩效管理过程遵循“谁主管，谁计划，谁评价”的原则，医院相关职能管理部门和医务人员为了达到优化手术业务流程的目标共同参与了绩效计划制定、绩效辅导沟通、绩效实施、绩效考核评价、绩效考核结果应用、绩效目标提升的持续循环的过程管理，严格执行绩效管理制度。在整个绩效管理过程中坚持以患者健康为中心的原则；坚持公益性导向，提高医疗服务效率的原则；坚持以按劳分配为主体、效率优先、兼顾公平的原则；坚持可持续发展的战略原则；坚持激励约束的原则；坚持信息化支撑，确保结果真实客观的原则，激发医务人员的工作动力，提高工作效率，营造全员关注绩效、不断改进、持续提高的氛围，从而提升医院整体的绩效水平，促进医院总体战略目标的实现。

（三）提高职工满意度

一方面，门诊手术排台系统的上线、手术排台系统业务流程节点的控制、耗材信息化的管理，捋顺了手术相关流程，使医护人员能够支配更多的时间和精力用于分析和诊断，提升了员工的幸福感与获得感。另一方面，通过手术业务流程优化绩效管理过程的实施，实现了手术项目类别全覆盖，以量效和质效相结合的绩效奖金分配模式助推医院三四级手术占比的提高，鼓励多劳多得、优劳优得，充分体现职工技术劳务价值。科学性考核手术绩效管理，也合理体现医务人员劳务价值，肯定其服务成效。

2021年职工满意度调查同比增长2%。

（四）打破信息管理孤岛

门诊手术排台系统的上线、手术麻醉系统各时间流程节点的控制及各模块功能的优化、耗材管理平台的上线，使手术诊疗流程各环节上的干系人均可共享相关信息，大大提高了手术平台排台效率，降低了停台与撤台率，方便了医师、护士及时查看排台情况，提前做好术前准备工作、制定术中应急预案、提高术后接台效率。利用信息系统加强对手术流程的控制，规范医护人员系统操作行为，提高了手术相关数据的准确性，也提高了管理部门的工作效能。信息系统的改造，节省了大力的人力、物力，节约了手术平台的运营成本，实现了灵活的手术调度与安排，大幅提升医院手术室整体使用效率。

（五）提高各项运行绩效

坚持信息化推动医院管理理念、手段和方式创新发展，以管理思想武装信息系统，使其充分发挥智慧管理手段的作用，从而促进医院管理体制机制有效落地。在医院信息化手段和智慧管理的攻坚克难下，全院手术室全业务流程透明地呈现在阳光下高效运转起来，具体运行绩效成果包括：

1. 手术室运行效率取得了显著提升。通过多部门合作优化手术管理流程，缩短首台手术开台时间及接台手术间隔时间，提高了手术室工作效率，增加了隐性手术空间及人力资源，降低了运行成本，提高了医院的经济效益。项目实施后三个月手术各流程时间节点与项目实施前三个月进行对比，其中麻醉准备时长缩短了2分10秒，麻醉后手术等待时长缩短了3分22秒，手术接台等待时长缩短4分52秒，每日第一刀准点率由70.1%提升至91.6%。手术各流程时间节点具体见图19-3-1。

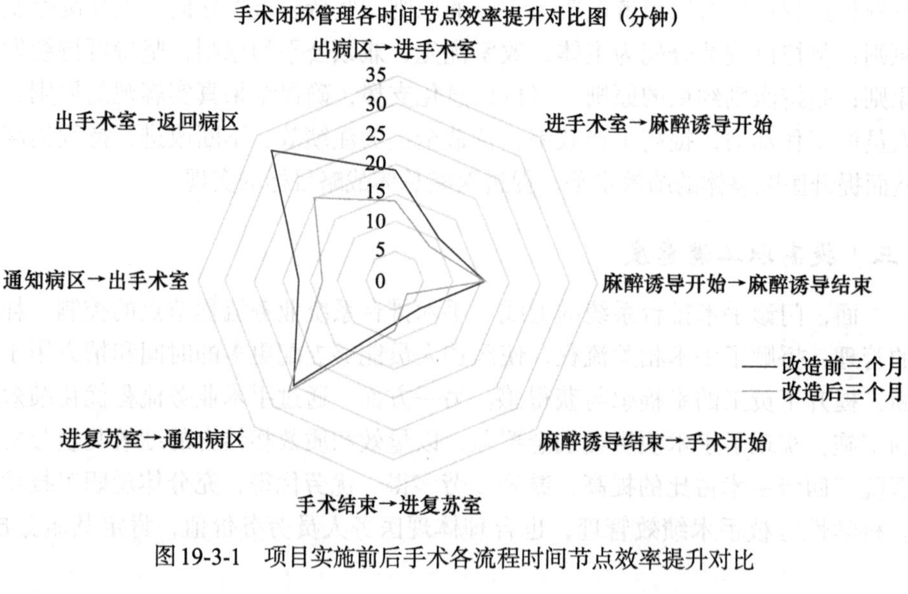

图19-3-1 项目实施前后手术各流程时间节点效率提升对比

2．手术室全流程业务系统上线后，外科病房、手术室、麻醉科可通过系统随时查询手术安排、手术患者相关资料，手术物资准备等情况，数据空置率有效降低，运营及绩效相关数据趋于精准并得到有效应用。在手术室运营目标的驱动下，科室停台率由2019年的4.85%下降至2021年的2.24%（χ^2=9 547.4，P<0.001）。手术室台的高效利用从一定程度上缩短了患者的手术时长，2021年手术患者并发症发生率由2019年的3.4%下降至2.38%（χ^2=24.5，P<0.001）。

3．不断完善的手术医师绩效奖金分配方案，充分调动了外科医师的积极性，手术量同比增幅由18.26%提升至24.62%，手术科室CMI值三季度环比增长2.4%，超上半年平均水平（图19-3-2）。

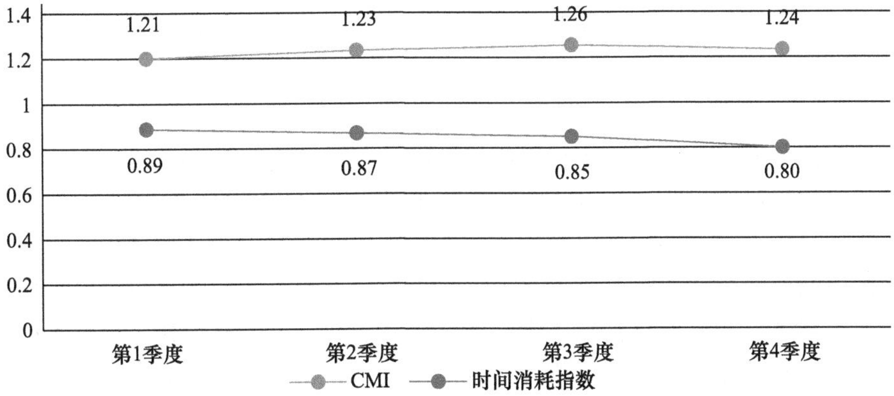

图19-3-2　2020年手术科室CMI值、时间消耗指数趋势图

二、应用价值

（一）先进性

绩效管理是推进医院管理能力现代化的重要举措，是建立现代医院管理制度的一项重要内容，实施精细化的手术业务流程优化绩效管理，从细节管理入手，在绩效计划、执行、评价和反馈四个环节中都本着"以患者为中心，服务于医护人员"为宗旨进行过程管理，即既注重结果又注重过程，全方位、细致化地引领职工规范自身行为，并朝着手术业务流程优化总体方向前进，保障了医院总体战略目标的实现，实现了战略性绩效管理闭环。同时，从手术分级、预约、排台、监管、术后登记等过程全面实现信息化管理，并在信息系统中设计了自动管理质控点，优化了工作流程，保证了手术预约的高效性和准确性，在提高医务人员工作效率的同时，有效降低了手术风险。

（二）创新性

1．当前全国医疗机构手术室运行效率提升多通过作业流程重组的方式进行项目改造，本案例强调信息系统协同作用，从基础数据管理入手，构建"以患者为中心"的围手术期全流程数据节点监管模式，通过系统流程改造、基础数据元的标化和交互实现数据元信息共享提高管理数据质量和可比性，促进基础数据在手术室闭环管理的有效利用，实现了手术信息共享，为医院运营提供良好的平台。同时借力PDCA等管理工具和职能部门MDT模式，推进手术室精细化管理体系建设，为其他优化整合管理数据资源及运营基础数据库的构建提供思路。

2. 借由专科运营助理制度在医院正式试水契机，本案例转既往“发现问题解决问题”的灭火式粗放运营为全流程管理的精细化运营模式，以专科运营助理为主体，遵循问题导向性、可行性、科学性和多部门协作的原则，横向串联各行政职能部门，纵向深入专科一线对提供医疗服务的直接资源进行有效整合利用，同时提出绩效分配方案优化的科学建议，以绩效改革赋能运营提质增效，达到运营与绩效的良性互动。本案例为专科运营助理在其他项目的管理推广带来一定的实践经验。

（三）推广价值

手术室质量管理的高低，不仅取决于医护人员的综合素质和技术水平，而且取决于管理的科学性和可行性。利用专科运营助理在优化手术业务流程中的沟通协调作用、跟踪反馈作用以及信息系统的支撑作用，在绩效管理全过程中以大环带小环模式借助信息系统进行手术排台管理和设置自动管理质控点，对手术室的高效、合理的运行提供了技术保障和支持，充分体现了管理的高效性、科学性和规范性，为手术的实施提供了准确的安全保证，同时捋顺相关流程，使医护人员能够支配更多的时间和精力用于分析和诊断，提升了员工的幸福感与获得感，从而推动医院整体服务质量的提升。

三、案例点评

手术室是检验医院承载技术、服务、管理、信息和资源共享等综合能力的关键场所。外科手术作为一种对患者具侵入性的治疗操作，涉及术前评估、麻醉、围手术期护理等多个环节，与手术操作者、麻醉师、护理团队、医疗器械管理部门、医务管理部门、信息管理部门等多个人员和职能科室密切相关。手术业务流程中大大小小的事务、每一步的操作都关乎着患者的生命健康与安全，可以说是“差之毫厘，谬以千里”。因此手术业务流程的效率与质量关乎一个医疗机构的业务水平。它既是医疗流程改革的重点，还因为它的复杂性，更是难点之一。在手术量增加，手术室空间、人力和物力紧缺的背景下，如何提高手术室的效率和降低成本，是本案例要解决的问题。

福建医科大学附属第一医院（简称“福医一院”）严格遵循成功的BPR步骤开展流程再造，可被视作范本式的经典案例：①医院组织多部门联席会议，开展“行政MDT”界定原有业务流程及各个环节。有效打破部门围墙，促进职能和临床之间的沟通，形成管理合力。②设立专人专项对流程路径、业务数据进行统计分析，并利用鱼骨图、绘制全闭环流程图等手段，对支持这些业务和服务的流程进行建模和分析，进一步决定在组织、工作方法、工作设计和对应信息系统等方面做出的具体改变。③识别手术室流程优化的节点（即价值节点、中间节点和无价值节点），运用ESIA法消除各种浪费和低效率环节，确定业务改进方案，并进一步简化、整合、自动化实现手术室流程优化，提高开台率，降低空置率。④通过信息技术（PDA智能终端、围手术期信息管理平台）和工作实践良好结合来实施改进。⑤通过PDCA、品管圈等管理工具，对重新设计的流程进行持续改进。⑥重视培训和奖励制度的重要性（加强成本管控、制定相应的绩效考核）。

上述实施步骤中，最值得称道的是福医一院能设立专科运营助理按照时间区间绘制全闭环流程图，并对各环节价值进行调研和衡量。蔡尔德等人曾指出：BPR关注的是构成业务活动中各种流程的活动顺序。组织结合BPR的理念，应该对支持业务和服务的相关过程进行建模和分析，通过识别和消除浪费和低效，获得根本性和渐进性的业务改进机会。福医一院从基础数据入手，构建“以患者为中心”的围手术期全流程数据节点监管模式，用数据说话，促进数据在手术室闭环管理的有效利用，实现手术信息共享，做到了手术业务的提质增效。由此可见，该院管理者对BPR理论有着较深刻的认识，这一标准操作实为本案例的突出亮点。

结合本案例的实施情况，其流程变革的实现大致路径见图19-3-3。

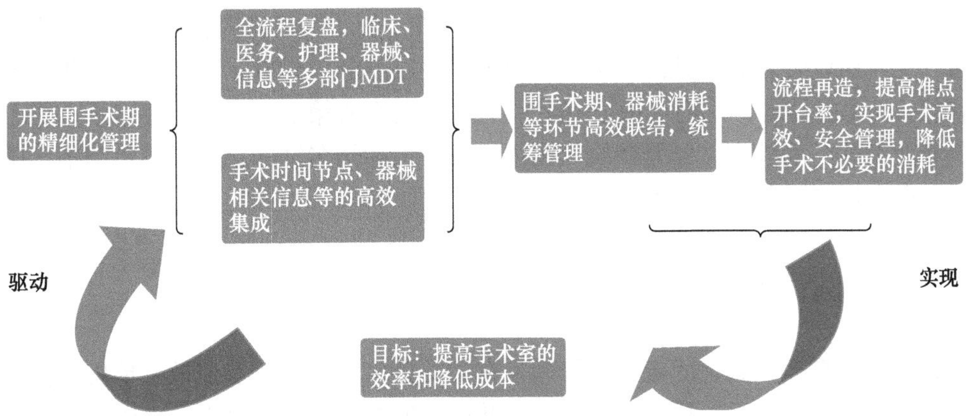

图19-3-3　福医一院案例流程变革实现路径

（康德智　王美英　林　川　张小燕）

第二十章

实战案例：基于物联网平台的固定资产精细化管理

第一节 管理痛点梳理

一、医院简介

深圳市宝安区妇幼保健院位于前海宝安中心区，地处粤港澳大湾区核心区域，是一家集医疗、教学、科研、预防、保健为一体的三级甲等妇幼保健院。医院占地面积4万平方米，建筑面积10万平方米，编制床位1 000张，开放床位804张，拥有员工1 577名。近三年，年均门急诊量达200万人次，出院人次为5.1万～5.8万人。医院拥有国家级特色保健专科1个，省级特色保健专科2个，市级重点学科3个。医院是全国第一家“智慧妇幼数字化医院示范单位”，国家级“妇幼保健机构机制创新”试点，广东省“现代医院管理制度试点”医院。2020年，以总分815.09分，获得2020年国考最高评级A++的佳绩，位列全国第16位；省考位列全省第五。医院始终秉承“仁心仁术、专业专注”的院训，紧紧围绕“国内一流、国际知名”的愿景，不负韶华，砥砺前行，全力打造“安全、智慧、人文”医院。

二、案例背景

医院资产管理尤其是固定资产管理存在种类繁多、存放地点分散，单机工作状态未知，单机效益管理无法执行，设备无法共享调度等特点，一直是公立医院管理的难点和痛点，还存在一定的内控风险。

2016年8月，深圳市宝安区妇幼保健院从旧院区搬迁到新院区，1万多件的固定资产经过大规模的搬迁存在杂乱无章、管理困难的情况，在对固定资产的多次清查盘点均未获得较好效果的情况下，管理层希望能够突破传统的资产管理模式，利用物联网技术信息化手段完成对全院资产的管理，同时建立高效的物联网资产管理体系，彻底扭转资产管理难、内控风险高的局面。

根据国家卫生健康委《关于开展“公立医疗机构经济管理年”活动的通知》（国卫财务函〔2020〕262号）第八点中规定：建立健全单位内部有关预算、成本、采购、资产、内控、运营、绩效等制度体系。

根据《行政事业性国有资产管理条例》（国务院令第738号）第五条规定：相关部门根据职责规定，按照集中统一、分类分级原则，加强中央行政事业单位国有资产管理，优化管理手段，提高管理效率。

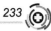

《关于盘活行政事业单位国有资产的指导意见》（财资〔2022〕124号）第十二条加强信息技术支撑。加快推进资产管理融入预算管理一体化系统，建立预算资金形成资产的全链条管理机制，准确核算和动态反映资产配置、存量等情况，全面展示可共享、调剂资产信息，完善在线审核流程，推动实现资产跨部门、跨地区、跨级次共享调剂。鼓励基于物联网技术开展资产使用管理动态监测，实时掌握资产使用情况，为盘活资产提供更加及时准确的基础信息。

为促进和规范医院信息化建设，国家卫生健康委制定了《全国医院信息化建设标准与规范（试行）》（2018年4月），标准明确了物联网的21个场景应用，针对资产设备管理，医院通过物联网的传感技术可以有效地管理这些重要资产，实现资产管理的全生命周期闭环管理，提升资产使用效率，减少浪费，满足现代医院管理的精细化要求。

固定资产是医院国有资产的重要组成部分，固定资产管理是医院质量与安全体系里的重要环节，也是财务管理工作的重要内容。管理工作的持续改进能保障国有资产的增值保值，对医院的可持续发展也有着重要意义。因此，根据国家政策文件要求及医院固定资产管理现状，深圳市宝安区妇幼保健院成立了以院长为组长的固定资产领导工作小组，对医院总值超过十亿元国有资产加强管理，探索如何通过物联网技术的管理手段提高资产使用效率，实现实物管理与价值管理相统一。同时，通过对全院固定资产的物联网精细化管理，对改善医院绩效管理中的资产负债率中的资产管理体现了重要性，为医院全面实施精细化管理奠定了良好的基础，积极探索企业财融合的具体措施，对行业内国有资产管理有较大的推广价值。

三、问题分析

医院资产管理尤其是固定资产管理存在种类繁多、存放地点分散，单机工作状态未知，单机效益管理无法执行，设备无法共享调度等问题，一直是公立医院管理的难点和痛点，还存在一定的内控风险。近年来，在政府的大力支持下，深圳市宝安区妇幼保健院发展迅速，且经历大规模的搬迁后，固定资产的管理存在较大困难。主要存在以下几个方面的问题：

（一）虽然有固定资产管理系统，科室也设置了兼职资产管理员但人员流动频繁，使用科室对资产管理意识淡薄，科室之间转移资产未及时做调拨处理、归口管理部门管理意识不强，监管不到位。

（二）资产盘点技术落后，耗时耗力。资产盘点每年需要财务、归口部门及使用科室固定资产管理员花上三个月的时间来对全院资产进行盘点。

（三）对闲置、待报废资产随意堆放。由于管理不到位，管理技术落后，资产使用状态不清楚，无法共享调试，医院出现对闲置及待报废资产随意堆放的情况。

（四）审计发现，闲置资产时有发生。但现阶段的管理手段无法确认长期闲置设备，存在浪费的可能。

（五）单机工作量不清楚，使用率无法及时计算，造成采购决策、单机效益分析缺乏历史数据支持。

（六）手术室区域的设备使用分摊，手术成本归集，数据来源不客观，计算结果存在可优化空间。

针对医院资产管理存在的诸多问题进行原因探究，其主要原因如下：

（一）人员意识淡薄，权责不清晰。存在着“重采购、轻管理”“重人力、财力管理，轻物力管理”的错误倾向，一方面，职能科室认为固定资产管理是财务部门的事情；另一方面，个别使用科室认为固定资产管理应由相应的职能部门全权负责。

（二）盘点技术落后，存在信息孤岛。医院固定资产种类繁杂，单依靠人工盘点很难做到资产信息管理的及时、准确，资产管理工作强度与难度很大。同时，“信息孤岛”现象导致资产数据的同源性受到挑战，难以实时掌握固定资产的使用状态，无法满足现代医院高质量发展的管理需求，导致资产“看不见”“管不住”“调不动”“算不清”。

因此，固定资产管理存在的难点有两难，一是盘点难，二是管理难。痛点也有两痛，一是闲置痛，审计报告时有披露存在固定资产闲置的问题；二是大型设备效益分析、手术成本归集等数据来源不客观，设备及财务等管理部门没有话语权。

第二节　管理方法与路径

一、理论和工具

根据医院资产管理的现状和问题，管理层希望能够突破传统的资产管理模式，利用信息化技术手段彻底扭转资产管理难、内控风险高的局面。

医院经过调查研究，为解决固定资产管理的难点和痛点问题应用了以下管理学理论工具：

（一）应用PDCA完善业财融合的固定资产管理模式

1．PDCA管理工具的应用。PDCA循环是美国质量管理专家沃特·阿曼德·休哈特（Walter A. Shewhart）首先提出的，由戴明采纳、宣传，获得普及，所以又称戴明环。全面质量管理的思想基础和方法依据就是PDCA循环。PDCA循环的含义是将质量管理分为四个阶段，即Plan（计划）、Do（执行）、Check（检查）和Act（处理）。在质量管理活动中，要求把各项工作按照作出计划、计划实施、检查实施效果，然后将成功的纳入标准，不成功的留待下一循环去解决。这一工作方法是质量管理的基本方法，也是企业管理各项工作的一般规律。2019年初，案例医院由财务部门牵头，与资产管理部门一起组建了主题为改善固定资产管理现状的PDCA分析小组，从人、环、料、法等方面进行了分析，找到了解决的方案（图20-2-1）。

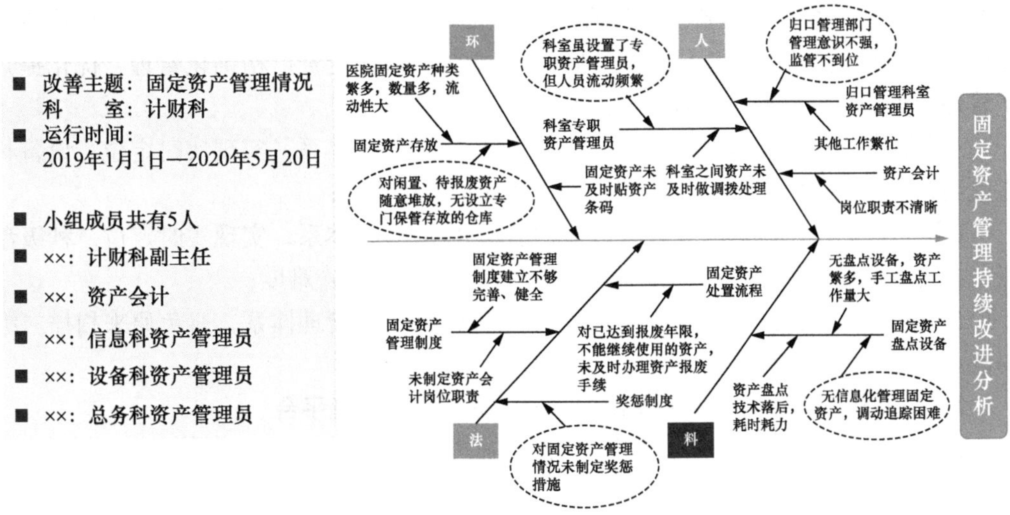

图20-2-1 固定资产管理PDCA分析图

2. 分级管理与协同合作相统一。在固定资产管理工作领导小组领导下，明确财务部门、资产归口管理部门、资产使用部门的权责内容，建立相应的工作制度和规范进行分级管理，确保固定资产管理事项权责清晰可控。与此同时，大力开展资产管理业务培训，通过正确宣传和引导，实现管理意识“全覆盖”“无盲区”。让领导干部和员工对资产管理有了正确、正向的认识，为创造全员参与的实施环境打下了良好的基础，助力财务与业务协同合作。

（二）结合SOP文件对固定资产业务流程再造

为加强固定资产使用部门、归口管理部门和财务部门之间的合作，促进业务和财务活动相统一，医院基于BPR理论的思路对固定资产全生命周期下的业务流程进行优化，做到管理制度化、制度流程化、流程岗位化、岗位职责化、职责表单化、表单信息化、信息数字化、数字智能化，并以标准作业程序的形式确定下来付诸实施。

标准作业程序（SOP）：是指将某一事件的标准操作步骤和要求以统一的格式描述出来，用于指导和规范日常的工作。为规范医院各类文件的编写制订、修订、发布、废止、使用管理，加强各项规范性文件标准化管理，形成科学性、系统性、严肃性和实用性的管理体系，医院按照SOP的要求对全院制度进行梳理和流程优化。

（三）物联网和ABC分类分级法相结合构建固定资产管理平台

1. 创新固定资产ABC分级分类管理

根据医院各种固定资产的管理属性和价值，基于物联网技术，采取ABC库存分类管理法的创新应用。ABC库存分类管理法指的是将库存物品按品种和占用资金的多少，分为特别重要的库存（A类）、一般重要的库存（B类）和不重要的库存（C类）三个等级，然后针对不同等级分别进行管理与控制，这样的分类管理法可以实现的作用有：

压缩库存总量，释放占压资金，库存合理化与节约管理投入等。医院依据此理论建立ABC分类分级的物联网固定资产管理体系，立体实现固定资产精细化管理，优化提升了管理所需的数据采集的客观性，满足不同的管理要求。

A类固定资产：高值医疗设备，应用有源RFID管理体系，实现实时定位，设备状态监测，工作量实时统计，使用率管理，实现精细化管理；

B类固定资产：低值医疗设备，应用有源RFID管理体系，实现实时定位，秒级盘点，主动掌握病区固定资产，减少固定资产管理人员的工作难度；

C类固定资产：低值一般固定资产，应用无源RFID管理体系，避免原来扫描二维码盘点耗时耗力的工作难题。

2. 构建基于物联网技术的多部门共享的固定资产管理平台

构建多部门共享的统一管理平台。医院通过现行的运营管理系统（HRP），引入物联网技术的实时盘点、定位和监测系统，并实现与国家财政部门的智慧财政系统进行对接，可构建多部门共享的固定资产管理平台，实现预算一体化管理。

物联网（Internet of Things）是指通过各种信息传感器、射频识别技术、全球定位系统、红外感应器、激光扫描器等各种装置与技术，实时采集任何需要监控、连接、互动的物体或过程，采集其声、光、热、电、力学、化学、生物、位置等各种需要的信息，通过各类可能的网络接入，实现物与物、物与人的泛在连接，实现对物品和过程的智能化感知、识别和管理。物联网是一个基于互联网、传统电信网等的信息承载体，它让所有能够被独立寻址的普通物理对象形成互联互通的网络。

医院于2021年建立医院统一物联网平台，升级了原有的无源RFID资产管理体系，实施立体非介入式物联网技术设备精细化管理系统，实现了以下四点功能：①资产实时位置显示，秒级搜索查找；②实现秒级盘点，盘点零成本，杜绝盘亏；③实现高值设备状态实时监测，单机工作量统计，实现单机使用评价管理，提升使用率，减少浪费；④手术室区域的高值设备，围手术使用量自动统计计算，可按照科室分摊使用成本，为细化的手术成本分析提供数据支撑。

因此，案例医院的管理学三大理论工具可归纳为一是应用PDCA管理工具进行业财融合，形成合力；二是应用BPR理论结合SOP进行流程再造，将管理制度化、制度流程化、流程岗位化、岗位职责化、职责表单化、表单信息化进行固化；三是应用物联网、人工智能、大数据等技术结合ABC分类分级法实现信息化、数字化及智能化的管理。

二、改进措施

医院根据固定资产管理现状，解决固定资产管理的难点和痛点问题，做了五大核心举措：

（一）全面清查盘点摸清家底

2019年4月邀请了会计师事务所对固定资产全面清查盘点工作，全面摸清家底。

这项工作是基础，起着关键性的作用，也是历时长，困难最多的一项工作，所以需要会计师事务所和医院管理部门、使用科室的通力合作，讲究方法才能完成工作任务。医院管理层通过不断地与事务所工作人员、归口管理科室、使用科室的沟通、研讨，在第一轮盘点时发现问题及时反馈，群策群力快速地解决问题，再进行第二轮的全面梳理，最后历时半年终于将一万多件固定资产使用状态全面清查完毕。

（二）完善制度，建立健全的固定资产管理体系

根据内部控制管理要求，坚持统一领导、归口管理、分级负责、权责一致的原则，建立健全《固定资产管理制度》，重新组建固定资产工作领导小组，对资产的购置、使用、转移、报废、维修等进行全面、全员、全过程的管理约束；并建立《资产管理绩效考核制度》，根据医院管理的需要，对长期闲置利用率低下的固定资产，归口管理部门应及时进行合理调配，提高利用率。对于闲置的资产，由使用填写申报表，由归口管理部门统一进行调配。申请购买后不用的资产，折旧继续提，直至提足，无充分理由的，归口管理部门认定后按照账面净值的20%扣减科室当月绩效。对于盘亏的资产，直接照价赔偿，由归口管理部门和资产管理小组办公室认定后，直接扣减当月科室绩效；同时在《全面预算管理制度》《成本核算管理制度》等制度对固定资产购置的预算管理、使用过程中的折旧分摊等作出了相应的规定。由此形成了一整套固定资产精细化管理体系。

（三）基于物联网的智能盘点系统（物联网一期工程）

2019年上半年，医院引进无源RFID物联网技术，2019年10月结合全面固定资产的清查盘点工作完成了全院一万多件的固定资产的无源RFID芯片管理工作。建立快速盘点固定资产的体系，达到减少人力和时间成本的目的。

（四）基于物联网的智能运行监测体系（物联网二期工程）

解决了固定资产盘点难的问题后，案例医院基于固定资产的使用效益等问题，2021—2022年期间建立了医院统一物联网平台，升级了原有的无源RFID资产管理体系，实施立体非介入式物联网技术资产精细化管理系统对全院固定资产进行监测定位，运用监测的最真实数据实施对大型设备进行效益分析评价，对及折旧精准分摊，实现对低效或闲置的资产进行全院统一共享调度，建立公物仓库进行管理。

（五）ABC分级分类法探索实现物联网化资产全生命周期管理

医院应用物联网技术和信息化手段，对物联网一期二期工程进行融合，固定资产实施ABC分级分类法智能管理（图20-2-2），探索实现固定资产的物联网化全生命周期管理，实现与国家财政部门智慧财政系统的对接，实现多套系统的互联互通。

案例医院的五大举措贯穿医院运营管理的全链条，探索并实践了业财融合的固定资产智能管理模式，实现固定资产事前购置的预算管理，事中固定资产折旧的成本管理以及事后对固定资产使用的绩效评价，评价结果与科室绩效挂钩的闭环管理。

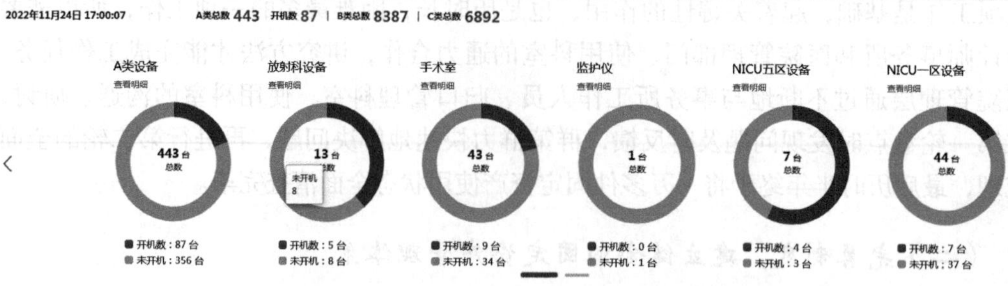

图20-2-2　全院固定资产ABC分级分类管理图

第三节　管理效果与价值

一、案例果效

（一）三大成效

1. 促进业财融合

（1）规范管理，权责分明。通过建立健全的《固定资产管理制度》明确了各个层级科室的管理职责，责任到人，并将管理情况进行考评与绩效挂钩，改变了只有财务人员参与管理的被动局面，让全院共同参与固定资产管理工作。

（2）实时监测资产使用状态。实时监测固定资产的开机时间，能提取数据进行大型设备效能分析，为购置设备提供了有力的参考数据；实时监测设备使用情况，通过机器利用率的管理，建立设备使用评价体系，为设备购置提供事前辅助决策和事后监管（图20-3-1，图20-3-2）。

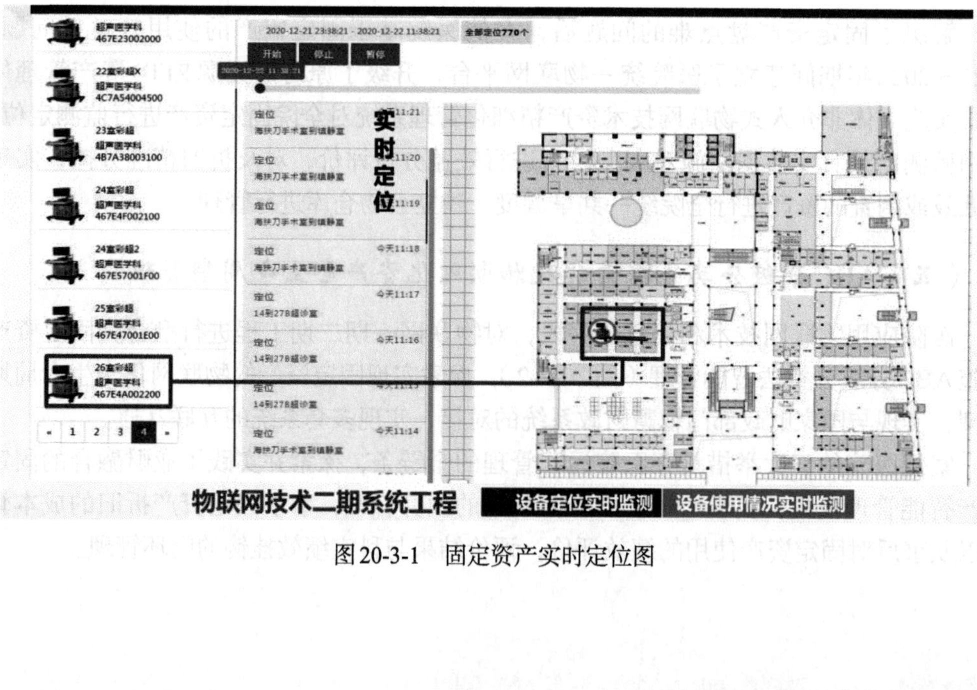

图20-3-1　固定资产实时定位图

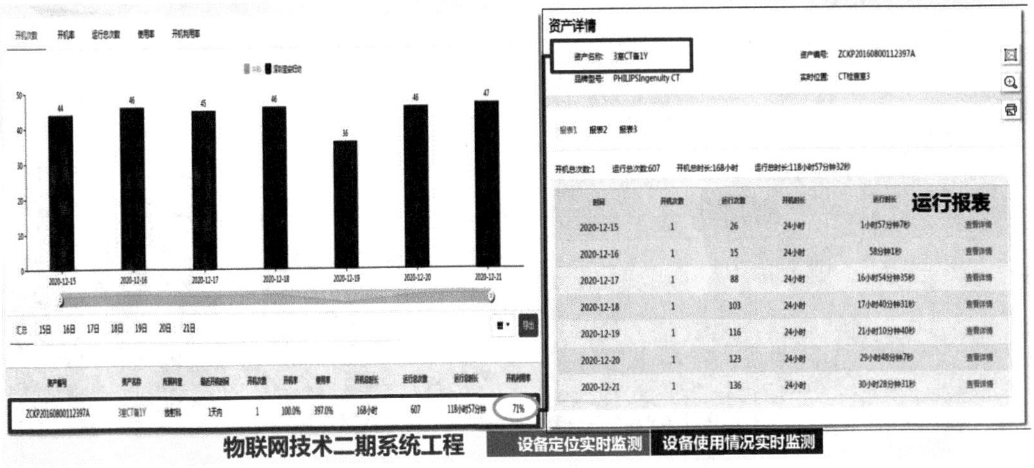

图 20-3-2 固定资产实时使用情况图

（3）精准计算手术项目设备成本。通过物联网技术和手麻系统的联动，实现手术期间设备使用情况实时管理，将折旧成本分摊计算至每一项手术，为项目成本核算提供精准的数据（图 20-3-3）。

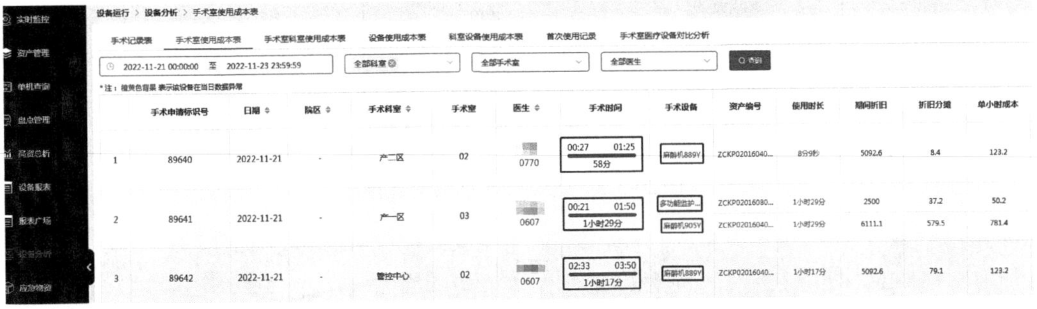

图 20-3-3 手术室设备的使用量及折旧精准分摊

2. 减少人力成本

减少盘点人力成本约 70%。一期工程完工后，盘点从原来的耗时一天、两天甚至更长的时间缩短到一两个小时即可完成科室资产的盘点，二期工程完成后，固定资产盘点在办公室能实现秒盘，大大减少了人力成本。因此，共计节省人力成本约 70%。

3. 盘活固定资产

杜绝盘亏、提高资产使用效率。通过实时监测固定资产的使用状态，资产丢失系统自动报警，杜绝了盘亏；通过监测设备使用情况，及时发现闲置设备，可逐步建立低效设备的共享调度体系，为设备的盘活利用，打下基础。

建立固定资产公物仓管理，推进资产共享共用（图 20-3-4～图 20-3-6）。建立相应的公物仓库，让固定资产不再乱扔乱放，防止国有资产流失，并推进资产共享共用。医院在购置资产时首先考虑从公物仓调剂解决，节约资金，优化资源配置。

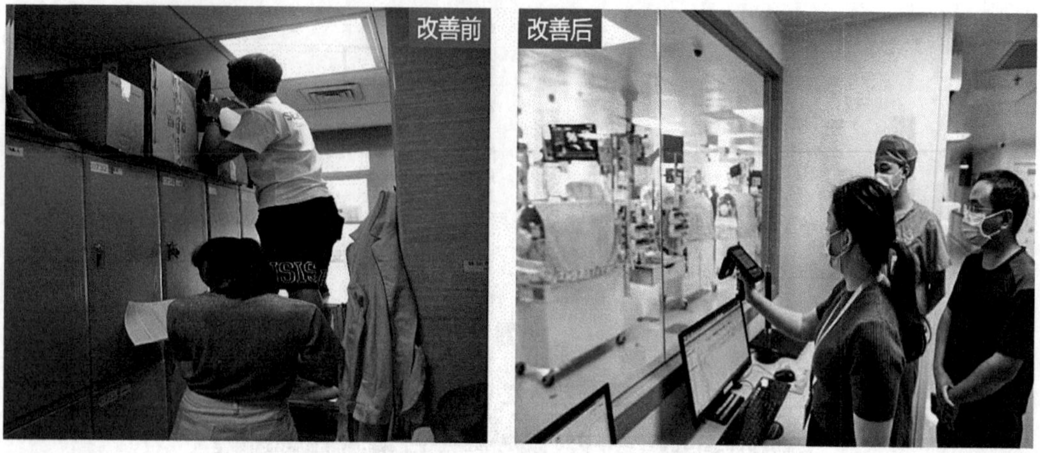

图20-3-4　一期工程后盘点前后对比图

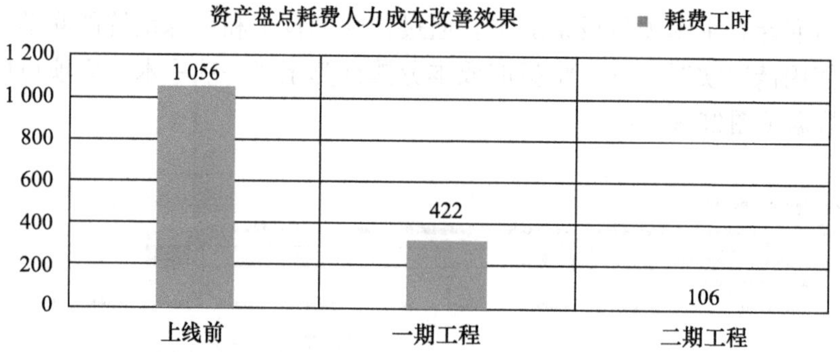

图20-3-5　盘点耗时前后对比图

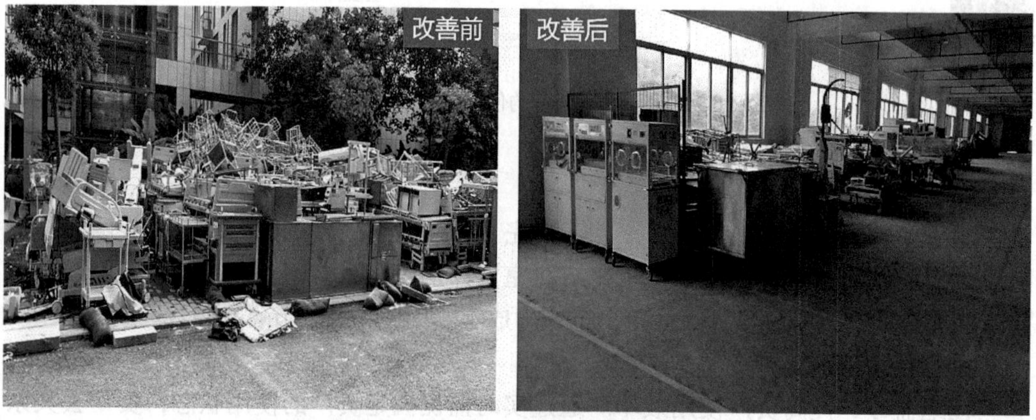

图4-3-6　建立公物仓库前后对比图

（二）解决四大问题：两个难点及两个痛点问题

1. 将制度与信息化及智能化相结合的方式解决固定资产盘点难、管理难的问题。

（1）医院通过对固定资产建立ABC分类分级的物联网技术管理后，针对不同类型的固定资产分类管理，解决盘点耗时耗力的难点问题。

（2）通过建立固定资产管理智能体系及管理制度，明确各部门的职责权限，并结合信息化及智能化的手段优化流程来解决管理难的问题。

2. 解决固定资产闲置盘亏损以及设备购置没有话语权等痛点问题。

（1）实施医疗设备资产定位及状态监测，实现设备位置和状态实时掌握，避免固定资产闲置，减少设备浪费，为设购置提供有力的数据决策支持，解决资产闲置及盘亏的痛点问题。

（2）通过对A类资产大型设备的工作量及效益分析，充分掌握数据，让设备部门和财务部门在医院设备购置可行性论证时有了话语权，能为领导提供更为精确的决策依据。

A. 通过系统数据采集，算法分析，结合医院实际情况，可以得出各种设备的单机使用量报表。

B. 大型设备效益分析。结合PACS数据的对接，HIS收费数据，整合物联网采集的设备运行数据，结合行业单价，完成大型设备效益分析。

C. 全院设备使用评价体系的建立。通过物联网采集的设备运行数据，计算全院设备的利用率，结合行业经验，医院设备运行管理经验，业务量，建立设备使用评价体系。医院现阶段采取的评价分级是机时利用率75%以上为优秀，50%～75%为良的评价标准，各科室的不同种类设备在后期，可以根据物联网系统采集的实际数据，平均数据，建立灵活动态的评价方式。

二、应用价值

（一）创新性

1. 建立起ABC分类分级管理的物联网固定资产设备管理体系

根据医院各种固定资产的管理属性和价值，创新的利用物联网技术，将固定资产分为ABC三类分级管理，实现实物管理与价值管理相统一。医院分类分级管理的物联网资产管理体系，立体实现资产精细化管理，优化提升了管理所需的数据采集的客观性，满足不同的管理要求。

2. 创新高效的设备运行评价体系让设备管理及财务人员有话语权

通过物联网固定资产管理平台的建设，实时采集到大型设备的使用率、耗时率等实时指标，通过智能分析医院各科室的设备配比，业务量，同行平均水平，创新建立高值设备运行评价体系，对于设备使用，采购评估，建立智能化基础，实现设备的优化使用，减少浪费，提升设备周转效率，让设备管理及财务人员在购置设备可行性论证时有了参考的数据，有了话语权。

3. 创新的盘点体系改变了固定资产会计传统的工作模式

医院物联网技术的第一期工程智能盘点系统完工后，固定资产会计以前需要花上一整天来盘点200～300个固定资产的科室，现在只要半小时就可以完成，以前需要爬高爬低的盘点作业现在5米以内就能自动感应收录到RFID芯片扫描器里完成盘点工作，节省了60%的盘点人力成本；而物联网技术的第二期工程智能运行监测体系则实现了在办公室秒级盘点固定资产，实时监测资产的使用状态，被改变了固定资产会计传统的工作模式。一期二期工程共节省了70%的盘点人力成本。

（二）有效性

1. 分类分级高效的物联网固定资产管理体系解决盘点难题

医院通过对固定资产建立分类分级的物联网技术管理后，针对不同类型的固定资产分类管理，解决盘点耗时耗力的难点问题，实现实物管理与价值管理相统一，达到了国家政策的要求。

2. 固定资产设备管控的实时性，避免闲置

实施医疗设备资产定位/状态监测，实现设备位置，状态实时掌握，避免固定资产闲置，减少设备浪费，为设置购置提供有力的数据决策支持，解决资产闲置的痛点问题。

3. 固定资产管理由事后管控转为事前、事中管控

由事后管控转为事前、事中管控。事前可实现对全面预算管理中设备购置的管控，事中对使用科室固定资产折旧的精准分摊，尤其是手术室手术过程中使用的大型设备。实现制度管人，流程管事，体现资产的智慧管理。

（三）投入产出比

1．建立统一开放的物联网平台。资产管理多层次物联网化，为全院物联网智能化管理，打下基础，所建立的物联网基础网及物联网平台，可以为其他物联网应用使用，大大提升物联网平台重复使用效率，保障可持续发展。

2．体现成本效益最大化原则。实施物联网固定资产精细化的全生命周期管理系统，将实现低成本盘点，同时避免固定资产闲置、盘亏现象。成本控制和费用效果明显。

（四）可复制性

医院的固定资产管理体系包括：一是固定资产的全面清查盘点，这项工作是关键和基础；二是根据医院实际情况建立完善的管理制度，达到制度管人，流程管事来完善固定资产内控体系，最后进行绩效考评的全闭环管理；三是运用物联网技术及信息化工具加强固定资产的管理，实现智能的精细化管理。第一期物联网技术信息化工程芯片及云服务智能盘点系统在投资较少的情况下达到三大管理成效，因此，实践证明是可行的；第二期物联网技术信息化工程资产定位/状态监测及资产全生命周期管理系统也已上线实施了，达到实时位置监控，实时工作状态监测、达到秒级盘点、单机工作量管理，使用率管理，杜绝资产盘亏、避免资产闲置等目的。最后，医院将物联网技术一期二期工程进行了融合，体现成本效益最大化原则。

因此，该固定资产管理体系运行可行，人、财、物等各方面资源配置合理，具有良好的可推广性和普适性。

三、案例点评

医院固定资产因种类、数量繁多且放置分散，一直以来，针对其管理都是困扰各大组织的难题之一。另外，由于固定资产一般为组织的重大财产，管理者必须掌握固定资产的数量、种类、流向甚至它的使用方式，才能最大限度地保障组织的资产不流失、不灭失。医院由于其业务的特殊性，通常配有CT、MRI、放射治疗机等大型的、高值的医疗设备，还有多不胜数、种类繁杂的医疗器械和耗材等，这些物资的管理是否规范、合理，还涉及医疗工作的安全性。因此，医院固定资产的管理是一项责任重大且充满挑战的工作。针对固定资产的传统的人工管理方式，资产相关数据的记录都是手工操作，实物资产信息不能与管理系统信息实时同步，资产核对、查验也只能通过纸质标签实现，这样既浪费了时间和人力成本，而且操作效率低、错误率高，由此所建立的资产台账在实践中更多是一笔糊涂账。针对这些老大难问题，深圳市宝安区妇幼保健院（下文简称“宝安区妇幼”）没有让原来不尽如人意的管理模式继续积重难返，反而以破釜沉舟的决心力图扭转局面。万事开头难，面对纷繁复杂、数目庞大的资产乱象，以及难具参考价值的台账，宝安区妇幼管理者没有被困难和挑战吓退，以当机立断的魄力依靠人工实施全面盘点，把资产现状进行厘清，为旧有模式画上句号，也为新模式探索之路的开启创造了前提。

其后医院创新地引入物联网技术对固定资产进行管理，并坚定不移地贯彻推行。传统的纸质标签换成RFID射频芯片，使到所有资产的账目不需要专人现场逐个查对，物品的使用年份、规格、功率等基本属性，乃至运作情况、具体位置等数据信息都能通过物联网实时收集，并可统计和分析。这些数据的高度集成，使到医院管理者能对固定资产的情况了然于胸，并且可以通过实时监控和趋势分析，对固定资产的购置和应用进行动态的、合理地调配。由此，对于固定资产的管理，宝安区妇幼可把既往冗余的流程环节、臃肿人力资源进行削减，既节省了成本，提高了效率，也把流程予以了优化性的改造。

另外，在这个案例中，还有一个值得我们关注的亮点，就是宝安区妇幼对流程的改革实施了分阶段的建设方案，并为此配套了较完美的过渡措施。我们知道，要打破一个旧有模式，实施创新性的变革，往往不是一蹴而就。即使是最理想的进程，也要经历曲折上升的阶段。如若利用信息技术支持改造，更是需要一定时间的持续深耕，方能取得成效。因此，宝安区妇幼对于整个物联网管理系统的构建采用了分两阶段的建设方案，并为此建立了ABC的分类管理制度。第一阶段首先把A类和B类设备（医疗设备）纳入RFID管理体系，第二阶段再进一步扩展至全部固定资产。这种结合工作实际，设置阶段性目标和计划的务实做法，是本案例获得成功的重要原因之一，也值得其他机构予以借鉴。

结合本案例的实施情况，其流程变革的实现大致路径如图20-3-7：

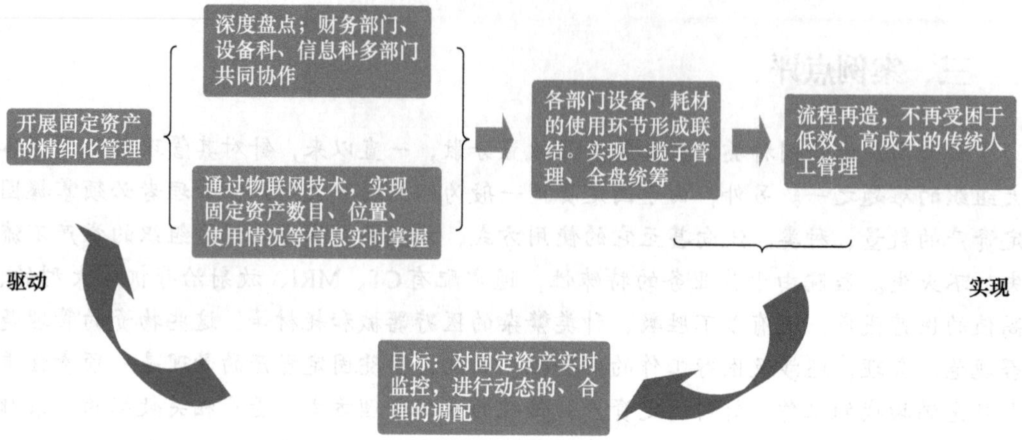

图20-3-7　宝安区妇幼案例流程变革实现路径

（朱元方　廖聪玲　张晓健）

参考文献

[1] Porter, Michael E. TECHNOLOGY AND COMPETITIVE ADVANTAGE [J]. Journal of Business Strategy, 1985, 5 (3): 60-78.

[2] Wyse J, Higgins C. MIS integration: a framework for management [M]. 1993.

[3] Maiga A S, Nilsson A, Ax C. Relationships between internal and external information systems integration, cost and quality performance, and firm profitability [J]. International Journal of Production Economics, 2015.

[4] Raghupathi W, Tan J. Strategic IT Applications in HEALTH CARE [J]. Communications of the ACM, 2002, 45 (12): 56-61.

[5] Zhao X, Huo B, Selen W, et al. The impact of internal integration and relationship commitment on external integration [J]. Journal of Operations Management, 2011, 29 (1-2): 17-32.

[6] Chang K C. Assimilation of Enterprise Systems: The Mediating Role of Information Integration on Information Impact [J]. 2009.

[7] Hammer M, Champy J. Business Reengineering [M]. Business Reengineering, 1996.

[8] Smith B. Process reengineering: the toughest challenge. [J]. Hr Focus, 1995, 72 (2): 24.

[9] Wickens P. Getting the most out of your people [J]. People Management, 1995, 66 (Suppl): 395-426.

[10] Childe, S. J, Maull, et al. Frameworks for Understanding Business Process Re-engineering [J]. International Journal of Operations & Production Management, 1994, 14 (12): 22-34.

[11] Fayol H, Gray I. General and industrial management [M]. Institute of Electrical & Electronics Enginee, 1984.

[12] Lorsch J W, Lawrence P R. Organizational Development: Diagnosis and Action [J]. 1969.

[13] Barki H, Pinsonneault A. A model of organizational integration, implementation effort, and performance [J]. Operations Research, 2005.

[14] 吴子健. 智慧医疗建设背景下医疗系统信息集成成效及意义探析 [J]. 中文科技期刊数据库 (引文版) 医药卫生, 2022.

[15] Rahmatulloh A, Nursuwars F, Darmawan I, et al. Applied Internet of Things (IoT): The Prototype Bus Passenger Monitoring System Using PIR Sensor: 2020 8th International Conference on Information and Communication Technology (ICoICT), 2020 [C].

第六篇

服务革命，医院就医体验改善

第二十一章 理论深入：落实“国考”要求，提升医患双方满意度

当前，通过进一步改善医疗服务提升患者满意度，已成为建立和谐医患关系的关键与突破口，也是三级公立医院绩效考核的重要指标之一。2017年12月，当时的国家卫生计生委、国家中医药管理局印发《进一步改善医疗服务行动计划（2018—2020年）》，对医疗机构服务改善提出了新的要求。2019年1月30日，国务院办公厅发布了《关于加强三级公立医院绩效考核工作的意见》，对落实医疗机构以患者为中心、提高医疗服务的发展理念、进一步深化公立医院综合改革、加快建立分级诊疗制度和现代医院管理制度具有重要意义。通常来说，患者作为客体，在医院接受医疗供给服务，与服务有关的个体体验均属于就医体验的范畴。比如患者症状是否得到好转、病因是否得到明确诊断，病程是否得到缩短，治疗效果是否痊愈等等；在得到结果的同时，患者往往也十分关注诊疗的全过程，例如医护人员的态度，医院的内部的环境，就医流程是否便捷，收费是否合理，是否存在过度诊疗或医疗过失等等。当然，这种体验因人而异，存在较大的个体差异与个人主观因素影响，但通过大数据满意度调查的统计分析与评价计分，可以让我们一定程度上对医院的整体医疗服务质量与水平进行概况性评价。有一点需要注意的，在谈到满意度的重要性时，医院普遍会较为关注患者满意度表现，而往往忽略了医护满意度这个维度，但实际上患者满意度与医院员工的满意度是密切相关的，就医体验改善的程度与质量，往往需要医护人员作为实施与执行主体来实现。因此，在这个过程中我们不能忽略了医护人员的因素，特别是其满意度方面的考量，才能真正实现医疗服务的改善，让医生和患者双满意。

第一节　基于理论模型的满意度研究

一、期望确认理论模型（ECT）

期望确认理论（ECT）是由Oliver提出的，研究消费者满意度研究的基本理论，主要的概念为消费者是以购前期望与购后绩效表现的比较结果，判断是否对产品或服务满意，而满意度则成为下次消费者进行再度购买或使用的参考。期望确认理论中，期望、感知质量和确认/不确认是自变量，满意度是因变量（图21-1-1）。

一项基于该理论模型进行的满意度研究分析发现，患者对就医过程的确认度越高，

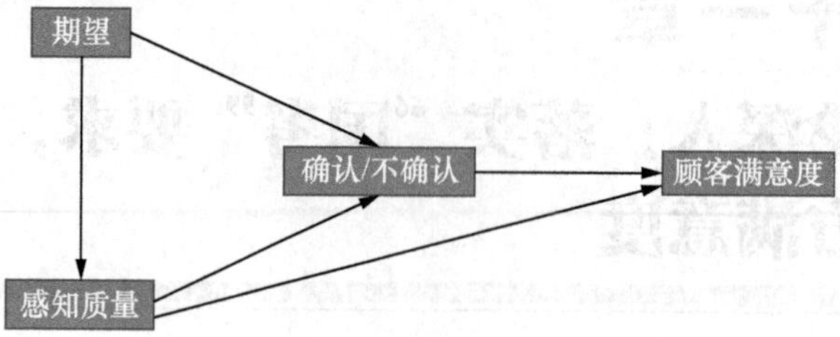

图21-1-1 期望确认理论模型（ECT）

满意度就越高，即期望与实际感受之间的差距越小，满意度越高。这种差距来自患者就医前形成的既定期望与实际医疗技术、医疗质量、医疗服务之间的差异。

二、KANO模型

东京理工大学教授狩野纪昭（Noriaki Kano）发明的对用户需求分类和优先排序的有用工具，以分析用户需求对用户满意的影响为基础，体现了产品性能和用户满意之间的非线性关系。根据不同类型的质量特性与顾客满意度之间的关系，狩野教授将产品服务的质量特性分为五类：必备型、期望型、兴奋型、无差异型与反向型质（图21-1-2）。

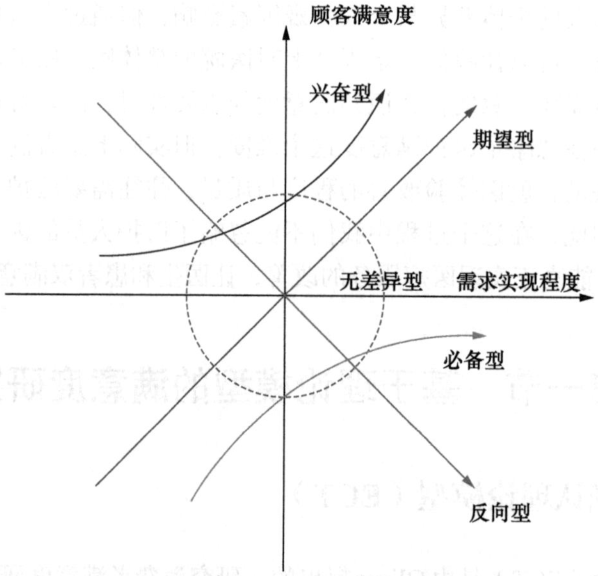

图21-1-2 KANO模型

曾有学者利用KANO模型对住院患者满意度影响因素识别与改进进行研究，通过分析明确患者满意度影响因素的影响力大小，进而对服务项目的优先改进顺序和资源的投入方向进行有效引导，便于医院高效、精准地提升患者满意度。

三、顾客满意度指数模型（ACSI）

ACSI是费耐尔（Fornell）等人在瑞典顾客满意指数模式（SCSB）的基础上创建的顾客满意度指数模型。在该模型中，其科学地利用了顾客的消费认知过程，将总体满意度置于一个相互影响的因果互动系统中。该模型可解释消费经过与整体满意度之间的关系，并能指示出满意度高低将带来的后果，从而赋予了整体满意度前向预期的特性。该模型共有6个结构变量，顾客满意度是最终所求的目标变量，顾客期望、感知质量和感知价值是顾客满意度的原因变量，顾客抱怨和顾客忠诚则是顾客满意度的结果变量（图21-1-3）。

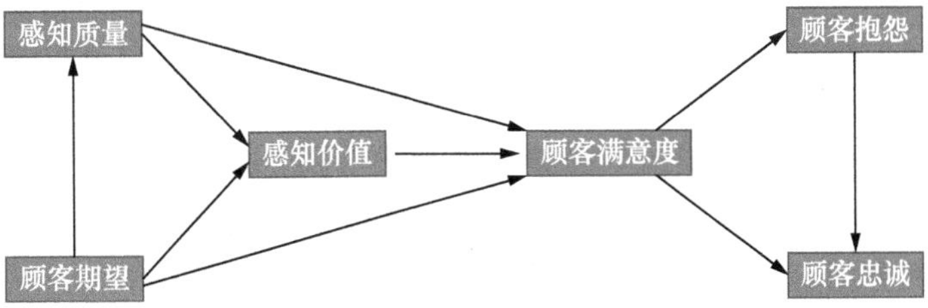

图21-1-3　顾客满意度指数模型（ACSI）

曾有学者利用ACSI模型研究各因子对满意度的影响效应，结果发现感知价值对满意度直接影响效应最大，感知质量的构成因子“服务态度”对满意度的直接影响最大，预期质量对满意度既有直接影响，也可以通过感知价值、感知质量两条途径对满意度产生间接影响。

四、马斯洛需求层次理论

马斯洛需求层次理论是心理学中的激励理论，包括人类需求的五级模型。从层次结构的底部向上，需求分别为：生理需求、安全需求、社交需要、尊重需求和自我实现需求（图21-1-4）。马斯洛认为需要层次越低，力量越大，潜力越大；随着需要层次的上升，需要的力量相应减弱。高级需要出现之前，必须先满足低级需要。

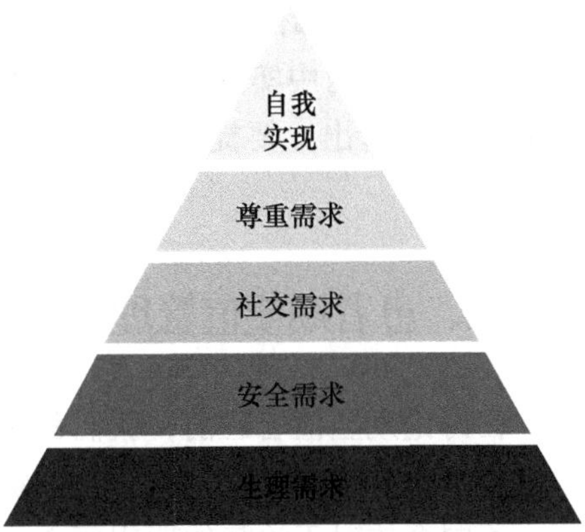

图21-1-4　马斯洛需求层次理论

一项基于马斯洛需求层次理论的医患关系研究发现，不同性别的医务人员在生理需求上差异有统计学意义（$P<0.05$）；不同工龄的医务人员在生理需求、爱与归属需求和尊重需求上差异均有统计学意义（$P<0.05$）。

第二节 满意度评价

一、患者满意度与员工满意度

医院满意度作为一种主观评价，是患者或员工通过比较期望和实际感知后产生的个人认知和评价，两者之间的差为满意度得分，即满意度＝实际感受－期望值。

患者满意度是反映医院服务质量的重要指标之一，是患者对医院诊疗全过程的综合反映，直接表达了患者的就医感受。患者满意度从患者角度反映出医院医疗、服务、管理等方面存在的不足，也为医院改进医疗质量、提升服务态度指明了方向。医院提供医疗服务供给，从理论上来看是归属于一种产品或服务，而患者可以归属于客户范畴。不管是基于期望确认理论、KANO模型或顾客满意度指数模型来进行分析，都可以看出患者对医务服务的期望值（如希望疾病能得到及时治疗、治疗效果理想、医护态度友善等等）与实际感知，是影响患者满意度的重要因素。因此，要提升患者满意度，需要从这两方面管理作为抓手，通过努力提升医疗服务技术与水平，优化就医流程等举措，让患者的实际感知与期望值相符合或超出期望值预期。

员工满意度是和患者满意相对而言的，是医院的幸福指数的体现，是医院管理的“晴雨表”。有研究表明，影响员工满意度的主要因素有年龄、文化程度、技术级别、所在科室、岗位、职务、月均收入、婚姻状况、人员编制、工作年限。通过不断提高员工的满意度，能激发员工的能动性，进而提高医疗服务的运行效率，为医院创造更多的价值。同时，由于员工满意度与患者满意度在期望的内容上有所区别，追求上更多是一种自我价值的实现，故在提升其满意度方面，我们通常会采取相应的激励手段，对不同阶段的层次需求进行满足，以提升员工的归属感与满意度。

在实践中，满意度评价通常会出现三种情况：①实际感知高于期望值，患者/员工满意；②实际感知低于期望值，患者/员工不满意；③实际感知等于期望值，患者/员工无意见。而当中实际感知与期望值的差距，则是决定了患者/员工满意与否的程度差异。可以看出，要提升满意度，不外乎就是降低其期望值，或者提升其感知两条路径。

二、患者期望值管理与实际感知提升

在讨论期望值管理前，我们首先需要了解清楚患者的期望值是什么。每位就医的患者因个人认识、疾病种类、心理状态等多种因素的差异，即便是同样程度的同种疾病，不同个体对于治疗的期望值亦千差万别。了解患者对将接受到的医疗服务有什么期望，想达到哪种预期的治疗效果，这是医护人员开展工作的提前。但实际上，期望值过高与过低都不是好现象。①期望值过高，比如晚期肿瘤多发转移恶病质患者，希望能够完全治愈恢复正常，这种期望值在常理看来是不符合实际的，也是超出医院或现今科学技术的能力范围的。这时候我们就需要对其期望值进行适当的干预或者管理，并以科学的知识、既往的治疗案例等资料给予患者对其疾病产生合理的预期，避免产生预期落空引发的矛盾与不满。②期望值过低，一方面会对患者的治疗积极性与信心带来消极的影响，进而会产生不配合治疗，导致最终的治疗质量较差等情况。另一方面，因为患者的期望值实质上也是客观反映出其对医院的综合实力、行业影响力和社会地位的信任和认可，这个也是医院发展的追求目标。这种期望值（口碑）的下降，对医院的发展也是不利的。

就医体验改善，其本质上来说就是提升患者对医疗服务的实际感知。在临床医疗工作中，从患者进入医院到离开医院的全过程中，医院的服务态度，办事流程、诊疗效果、就医环境等等的感受，均属于就医体验范围。当前，提升患者就医体验已成为深化医药卫生体制改革的重要内容，患者对就医的需求不仅仅限于专业技术能力的范畴，而是更加关注医务人员服务态度、责任意识、就医的舒适感与便利感。医护人员要转变服务理念，树立主动服务的意识，及时与患者进行沟通。针对当前医患沟通不够顺畅的问题，医院要从患者就医需求的角度出发进行优化改善。综上所述，在期望值（患者对医院实力水平的认可程度）固定的情况下，随着实际感知（就医体验）的改善，满意度会随之提升。但这种满意度与期望值并非一成不变，随着日益增长的健康需求未被满足，以及医院自身不断向前发展，患者对于医院的期望值亦会随之上升到一个新的阶段。这时，为保持满意度评价水平，医院需要在管理治理上不断进行创新与改进，让患者期望值与实际感知达到一个新的动态平衡。

三、员工期望值管理与绩效激励措施

如之前所述，在如何提升员工满意度方面，同样需要以了解员工的期望值为前提。对于员工的期望值，主要集中在薪酬待遇、工作环境、工作负荷、团队群体、个人发展、职业晋升、职业认同等方面，故在提升员工满意度的绩效激励措施往往也是针对这些因素展开。特别是对于青年医务人员，有学者研究发现，青年医务人员生存需求是否满足体现在工作本身、薪酬待遇。相互关系需求体现在同事关系，组织管理，医院文化，职业认同，成长发展需求体现在职业发展。

在员工管理中，有效管理员工的心理预期会大幅提升员工满意度，如果预期管理不当，不仅会影响员工的满意度，还会大大挫伤员工积极性，并传导到医务服务质量与效率上来，最终导致患者就医体验不佳、满意度下降。据20世纪90年代联邦快递发现，当其内部员工的满意率提高到85%时，公司的外部顾客满意率就高达95%。哈佛大学的一项研究也表明：员工满意度每提高3个百分点，顾客满意度就提高5个百分点。从医院发展的角度来说，做好内部满意度，不仅是加强自身建设、提升医院凝聚力的需要，也是为了更好地推动就医体验改善，提升患者满意度的必然要求。因此，在员工期望值的管理上与相应绩效激励目标上，医院需要重点把握好激励的准度和关键点。要真实了解各层级、各阶段员工在相应期望值上的需求与意愿，充分结合医院自身的实际情况与基础条件，设定符合医院自身发展战略和定位，同时也要符合员工的普遍期望值、让员工有所“盼头”的考核指标与方案，从而激发最大程度的工作活力，画出医院与员工间最大的同心圆。

第三节　满意度评价与医院管理

满意度评价的目的在于查找医院在管理中存在的痛点与不足，为医院管理提供重要的决策参考依据。不论是患者或是医护人员，他们都是医院管理下的最直观的感受者，他们分布面广，触及医院管理的各个角落，对于医院在运营过程中发现的问题，提出的建议，均能够直击管理“要害”，让医院能够快速补强管理过程中的缺漏。因此，善用患者与医护人员的“第三只眼睛”，对全面提升医院管理效率与管理质量有着十分重要的作用。

一、提升内部凝聚力

医院高质量发展需要强大的内生性驱动力，这种驱动力主要来源于内部员工，让员工与医院的发展目标同心同向同行，凝心聚力，同频共振，形成最大的发展合力，才能让医院走得更快更远更健康。在过往的实践中，很多时候医院在内部管理上，或是出于客观基础条件不足，或是对员工发展需求给予的重视不够，往往忽略了内部员工满意度对医院发展的重要性与关键作用。实质上，个人事业与医院发展是相辅相成的。人才是医院发展的核心竞争力，而医院为各系列人才提供良好的事业发展前景与规划体系，科学而合理的绩效激励措施，以及充满人文关怀的工作环境氛围，对于其在职业发展方向的把握、路径的实施、个人的成长，以及形成强大的凝聚力均有着良好的推动作用。

医院高速发展需要全体员工在思想行动上与医院的发展理念目标保持一致、同向而行。人才是团队建设资源，也是竞争利器，更是可持续发展重要保障。从识才、选才、纳才、育才、用才、重才等各个环节，都值得足够的重视和着力，这也是医院员工满意度管理的关键所在。能否建设一支高素质的人才团队，从而形成强大的凝聚力与驱动力，从根本上关系到医院事业发展与兴衰。实际上有眼光的领导则往往能见员工所长，用其所专，化不利为有利使各类人才都能各得其所，各尽所能。领导有了这样的识人之道，团队的人才资源就会变得越来越丰富。值得一提的是，随着互联网应用的深入普及，青年员工的民主参与意识，个性特征都会进一步彰显，价值取向也会更多地走向自主，这些都是正常现象。如果领导不及时转变观念，仍然以老眼光看人，很容易把这些也当成是缺点不能容忍，这是值得我们规避的。

人才竞争中的待遇，是人才流动的平衡机制。条件不好而又人才奇缺的单位及平台，只有通过给与人才极高的待遇才能促成人才的合理流动。随着新医改推动进程的加快，公立医院人事制度改革将日益深化，加上随着分级诊疗逐步到位，医生多点执业全面铺开，民营医院如雨后春笋般兴起，医生的自由流动已成为现实。这时，领导是不是招贤有方，能不能筑巢引凤也将在一定程度上决定着医院人才团队建设的优劣。重金买骨，是对千里马的钟爱，领导思贤若渴，待人以诚，重用贤才的言行是对人才的鼓励和尊重，作为人才，都有渴望得到尊重和承认的心理，他们最看中的是事业上成功。一旦感受到对人才的理解，尊重与信任，找到了自己的成功之路，就会在工作中表现出极大积极性和创造性，即使条件艰苦也会在所不辞。

此外，在实践中还要特别注重善用激励政策。一是“目标激励”，目标是驱使人们活动的内在动机。实践证明，对不同能力层次或年龄段的员工提出不同的自我教育目标，对青年员工的成长可以起到有效的激励作用。二是“参与激励”，有意识地让青年医师参加重大医疗和科研活动，因为参与本身也是一种激励，参与能给人以尊重感和信任感。三是“成果激励”，对员工的医、教、研、管理成果或在各类检查，评比，竞赛活动中取得成绩进行及时奖励。打破论资排辈，平均主义思想，建立合理的竞争机制，让能者上，平者让，庸者下，鼓励青年员工多出成果。四是“信息激励”，通过组织参加学术会议，专业阅读，技能比赛，外出参观，医教研专家讲学等形式，输入同行各种成功的信息，让青年教师产生紧迫感，危机感，同样对员工成长有激励作用。

通过管理机制的改善与补强，让每个人都想干事，每个干事的人都能有平台、有资源、有发展空间、有协作、有收获，医院的高速发展自然就水到渠成了。

二、提升品牌竞争力

医院品牌是指能够吸引消费者（患者），并且建立品牌忠诚度，进而为客户创造品牌（与医疗市场）优势地位的观念；是具有经济价值的无形资产，用特有的、能识别的心智概念来表现其差异性，从而在人们的意识当中占据一定位置的综合反映。品牌竞争力是指品牌拥有区别于其他竞争对手或在行业内能够保持独树一帜，能够引领企业发展的独特能力。这种能力能够在市场竞争中显示品牌内在的品质、技术性能和完善服务，可引起消费者的品牌联想并促进购买行为。

医院品牌是一种价值的承诺、一种质量的保证、一种关系的升华、一种与众不同的、可传递信息并博得赞赏的核心体现。患者满意度的提高对医院的品牌建设有着十分积极的作用，有利于形成较好的品牌效应，有利医院的长远发展。在打造品牌的过程中，医院要在学科建设、人才培养、名医名家宣传、技术创新、学术交流、医疗建筑、环境美化、流程优化、医疗服务等方面让患者、同行、社会直接感知、认同并愿意去传说、宣讲，才能进一步形成品牌口碑，提升竞争力。而这个过程，本身就是提升患者满意度的重要途径，因此，两者是相辅相成、密不可分的。

医院品牌的建设初衷，是让患者获取正确的健康信息，建立正确的就医观念，作出对自己最有利的就医选择。医疗机构品牌建设没有捷径，是一点一滴积累、量变引起质变的过程。医疗机构品牌要坚守“落地”思维与“极致”理念，要把每一个活动都当作精品来打造。品牌建设根植于医疗质量+服务水平，没有高品质的医疗安全和人性化的医疗服务理念，品牌建设就是无源之水、无本之木。当前，由于医务服务需求日益增长、优质医疗资源配置不足以及地区经济发展不平衡等多方因素的影响，医患关系紧张是各大医院所面临的普遍性问题。因此，体现以人民为中心的办院宗旨与追求，切实提高治愈率、生存率与就医体验，提高人民群众的获得感与幸福感，向政府、社会与人民奉献公立医院高质量发展成果应该是各大医院的首要追求所在。

医院要实现健康快速发展，离不开自身品牌的塑造与提升，而品牌打造的关键就在于管理的改革与创新。对各大医院来说，创新不是选择题，而是必答题，必须是实实在在的行动。随着国家医改新政的逐步推进，坚持运用新思维、新理念、新方法解决运营新问题，以制度创新推动改革，更能抓住改革的根本，更能体现医院可持续发展的现实需要。实施公立医院绩效考核，是建立现代医院管理制度的一项重要内容，也是公立医院未来发展的内在需求，将有助于破解群众看病难、看病贵等难题，将政府、医院、医务人员的视野更好地“聚焦”改革，真正把为人民群众提供全方位、全生命周期的医疗卫生服务落实在具体的医疗服务和管理全过程，实现公立医院高质量发展由规模扩张转向质量效益，由粗放管理转向精细化管理，由物质要素转向人才技术要素配置为主的三个转变，以提高医疗质量、服务效率及医患双方的满意度与获得感。

（彭望清　余广彪　蔡　华）

第二十二章 实战案例：三级公立医院绩效考核满意度提升新思考

第一节　管理痛点梳理

一、医院简介

中山大学肿瘤防治中心成立于1964年，是新中国成立最早的四所肿瘤医院之一。历经50多年的发展，现已成为集国家重点学科、国家重点实验室、教育部重点实验室、国家新药（抗肿瘤药物）临床试验研究中心于一体的国家级肿瘤学基地之一，是广东省癌症中心、广东省食管癌研究所的依托单位，学科地位、综合实力居全国领先水平。中心现设有越秀、黄埔两个院区，实际开放病床数2 152张，2021年门、急诊量123万人次，年住院量达18万人次，医疗业务量居全国肿瘤专科医院前列。中心拥有国家临床重点专科3个，多个肿瘤病种五年生存率达国际领先水平；近五年，共有56项来自临床一线的研究成果得到国际公认，被全球肿瘤诊疗标准与指南采用。

中心科技影响力稳居“中国医院科技量值排行榜”（肿瘤学）前两位，现有中国科学院院士1名、中国工程院院士1名，国家杰出青年科学基金支持人才10名。近年来，中心为第一完成单位共有58个项目获得省部级以上科研成果奖励，其中包括国家自然科学奖二等奖1项、国家科技进步奖二等奖5项。在反映全球科研机构高水平论文产出的2021年度自然指数排行榜上，中心位居全球癌症中心第四位。中心主编有肿瘤学国家级规划教材——《临床肿瘤学》《肿瘤学》；主办英文学术期刊*Cancer Communications*（《癌症》杂志），2014年被SCI收录，目前影响因子为15.283（JCR 2021），在JCR肿瘤学分类中位于Q1区，在亚洲综合肿瘤学领域学术期刊中排名第一。

迈入“十四五”时期，中心规划了“三步走”发展战略，期待未来通过三院区发展新格局，以一流科技创新能力与肿瘤诊治技术为国内外肿瘤患者提供优质的人文医疗服务，推动肿瘤学的发展，早日建设成为世界顶尖肿瘤中心。

二、案例背景

满意度是医院绩效考核的重要评价维度之一。医院满意度的提升一方面是响应国家公立医院综合改革要求的重要体现，另一方面是能为医院的良性发展提供强大助推力。如何通过多方并举的有效举措，有效提升医患双方的满意度，是值得医院去思考和不断改进的重要课题。2019年，国家卫生健康委首次启动全国三级公立医院绩效考核工作，该项工作以年度为周期开展，从医疗质量、运营效率、持续发展、满意度评价四个维度对医院上一年度的综合运行情况进行考核，并根据26项国家监测指标的填报情况于次年公布国家监测指标得分情况。考核指标包含医疗质量、运营效率、持续发展、满意度四个模块。在满意度评价维度，共涉及有2个二级指标（患者满意度、员工满意度），均为定量指标和国家监测指标。其中，患者满意度包括挂号体验、医患沟通、医务人员回应性、隐私保护、环境与标识、出入院手续和信息、疼痛管理、用药沟通、环境与标识、饭菜质量、对亲友态度等，要求医院应将患者满意度作为加强内部运行机制改革、促进自身健康发展的有效抓手，有针对性地改进服务，为患者提供人性化服务和人文关怀。员工满意度则包括薪酬福利、发展晋升、工作内容与环境、上下级关系、同级关系等，要求医院应及时了解医务人员对医院业务管理和经济管理进行全面体验，提高医务人员满意度，调动医务人员积极性，减少人员频繁流动等问题，使医务人员更好地为患者服务。可以说，三级公立医院绩效考核的出台，正是顺应了我国医疗改革的发展浪潮，同时也是对当前公立医院发展模式的转变提出了更高的要求，促使医院通过加大力度进行绩效管理等方面举措，聚焦高质量发展，从而充分调动了广大医务人员工作的积极性；引导医院通过人才培养、技术创新、自主研发、成果转化等手段，不断提升医疗技术水平，从而让广大群众能够得到更为之公平可及、优质高效的医疗服务，真正体现出我国公立医院的公益性初心与人民至上、生命至上的理念。

三、问题分析

（一）从宏观层面分析，随着社会经济发展，生活水平的提升，老百姓对诊疗需求的满足亦日益增长。“看病难”“看病贵”是医改过程中普遍存在的痛点与难题，如何破局，需要考验各大医院管理者的智慧。诚然，随着医疗机构不断在资源方面加强投入，在医学人才的培养、医疗服务规模等方面加大供给，当前社会整体医疗水平客观上得到了很大的改善与提升、就医流程得到较为明显的优化，“看病难”问题亦在一定程度上得到了缓解。但是，我们也可以看到，当前优质医疗资源分布仍然不足、分级诊疗制度的尚未完善、可负担性的国产大型医疗器械与创新药物研发上市尚处起步阶段等因素的制约，距离满足老百姓日益增长的健康需求、优质医疗资源需求，估计还需要走一段很长的路，这也是制约着医患满意度的一个十分关键的因素。只有真正有效破解“老百姓看得了病、看得起病、看得好病”三大难题，才能真正有效促使患者满意度的持续提升，医患关系的和谐发展。

（二）具体到医院的自身管理与发展改革举措上，当前，各大医院均积极利用“国考”指挥棒的作用，对医院发展模式开展积极的改革，如加大资源的投入，促进诊疗水平的提升，就医流程的优化，人才队伍的配置等等，积极推进医院高质量发展。但这些举措都涉及大量的长期投入，而且产出的成效也是各异。当中的关键，还是在于医院对自身的定位、发展模式与目标是否有清晰明确的规划。优秀的经验可作为参考借鉴，但是最终还是要结合自身的实际情况，而非生搬硬套。而且，相关改革措施的推进，往往需要有十年磨一剑的毅力和决心，涉及多个科室与部门、人员的多方联动与配合，需要管理者有大局观，统筹全局的战略目光，更需要形成一种自觉的医院文化，并以制度的支撑作为保障。

（三）从绩效激励提升员工满意度的角度考虑，其实对于任何一项激励机制，总会因长时间的适应、习惯而失去原本的活力或激励作用，也就是所谓的边际效应递减。因此，要持续提升满意度，需要根据实际环境及周围情况的不断变化而对相关的政策进行及时性的调整和更新，以适应医院与个人的发展需求。个人的职业发展成长，在不同阶段会有不同的追求。对于青年员工来说，个人晋升渠道，让人看到“盼头”，这是十分重要的。因此，针对不同阶段的政策激励和助力十分必要，这就要求医院决策层需要全面了解，针对不同层次需求进行政策的适应调整和满足，推动员工与医院同心同行。

第二节　管理方法与路径

一、解决思路

提升满意度评价关键，是要做好“客体需求”的被满足。这里的“客体”主要是指医院员工与患者。对于员工，是个人成长、职业发展与薪酬待遇等；对于患者而言，则是服务能力、诊疗效果与就医体验等。在三级公立医院绩效考核中，尽管员工、患者满意度的评价体系与指标尽管各有侧重，但其核心理念应是“以人为本”，指标提升的关键应该是要落实到人的需求与满足上，并针对在这些需求在战略规划、资源配置、制度创新、文化培育等方面进行思考与努力。

对于患者满意度，从肿瘤专科医院自身发展情况考虑，与综合性医院相比，肿瘤专科医院存在四大特点：第一是“大”：包括省外、市外患者比例大（90%+）；人流量大，一人看病，全家陪同的现象十分普遍，社会对于肿瘤的防治关切度十分高。第二是“多”：肿瘤是一种病因复杂、诊治环节多、涉及多学科交叉的严重危险人类健康的疾病，发病几乎可以遍及人体的各个部位、组织、脏器，个体化不同个体的治疗方案。第三是“长”：治疗时间长、治疗周期长。第四是“高”：复诊复查频率高。因此，在提高患者满意度方面，中心更多是结合医院自身的特点来出发，坚持以“四个面向”为行动指引，从解决这四方面的问题着手，助力学科发展和诊疗技术水平的快速提升，为患者带来更好的就医体验与诊疗疗效。

对于员工满意度，从类别上划分更多是属于内部满意度范畴。人才是发展的核心竞争力。公立医院可以借鉴“顾客导向理论”，把员工视作组织的内部顾客，通过改善内部服务质量，以提升员工满意度，进而解决人才流失问题，留住人才打造一支高素质人才队伍，提升医院的核心竞争力。因此，中心在发展过程中，十分重视员工自身发展与成长、成才方面考量，通过创设合适的成长环境，持续提升员工的满意度。

二、改进措施

（一）提升员工满意度方面举措

1．事业引人："肿瘤防治"已逐步成为国家战略，中心瞄准高远的奋斗目标与发展愿景，规划了"三步走"发展战略，力争建设成为集肿瘤医学重大创新基地、世界多中心临床研究基地，国家创新药物、创新疗法、重大装备的转化基地，国际肿瘤专科人才培训基地，世界疑难病诊治中心于一体的世界顶尖肿瘤中心。

2．平台育人：中心现已发展成为集国家重点学科（肿瘤学）、国家重点实验室（华南肿瘤学国家重点实验室）、国家新药（抗肿瘤药物）临床试验研究中心、肿瘤医学省部共建协同创新中心为一体并具有国际影响力的国家级肿瘤学医教研防基地，通过高水平的学科平台搭建，筑巢引凤，打造肿瘤医学创新发展高地。中心坚持用最优秀的人培养更优秀的人的模式，通过"三层八级"人才培养体系，多方面的项目资源配置、全链条的后勤保障措施、科学的绩效管理模式等举措来支撑人才体系的建设，特别是青年人才的发展与成长。此外，中心还通过加速内涵发展，开启三院区发展新格局，为优秀的医学人才提供广阔的舞台，助力自身价值的实现。

3．待遇留人：医院绩效考核与薪酬激励对于工作质量效率、医院竞争力的提升起到十分重要的作用。中心深入推进以RBRVS评价体系为核心的绩效管理制度，将绩效考评结果与个人薪酬紧密结合，实现有效激励；配合综合目标管理制及主诊教授负责制的实施，体现管理创新的效益，从而充分调动了全体员工的积极性。据统计，2016—2020年间，中心员工税前薪酬年均增长约5%；2014—2018年度最佳雇主评选中，薪酬福利分项得分共获得4次排名第一。在绩效改革的过程中，中肿还特别注重解决好分配机制问题，通过调整绩效奖金框架，引导医院从单纯的"量的提高"向"质的提升"模式进行转变，并加强医院成本管控指标考核力度，实现医院高效低耗的目标。同时，根据国家深化公立医院改革的要求、医院战略目标的调整及核心任务的改变，重构医院绩效考核指标体系：加大疑难重症项目、新技术项目的权重；引入临床研究作为绩效核心考核指标；引入药占比、耗占比、成本管控、临床试验入组率、次均医疗费用、CMI等作为核心奖惩指标等，保障医院良性发展。

4．文化聚人：一流的管理靠文化。中心一直坚持"诚实、友爱、敬业、创新"的院训精神与核心价值观。此外，中心还通过打造幸福同心文化，在医院与员工之间建立起共同的价值观与奋斗目标，从而做到凝心聚力；员工与员工之间能够守望相助、同向同行，形成尊重人、关心人、理解人、凝聚人、培养人、激发人的文化氛围，凝聚人的精气神，使员工更好地发挥所长、实现自我，感受职业的尊重与光荣。

（二）提升患者满意度方面举措

1. 提高诊疗水平：中心在1998年率先在全国推行肿瘤单病种首席专家负责制，组织制订各大病种多学科综合诊疗方案，组建多学科综合治疗（MDT）团队，积极打造专病门诊，从专科到专病，组建专病团队，持续提高医疗服务质量。在开展单病种MDT工作20年多来，中心逐步将单病种管理团队扩展到了18个（涵盖医院绝大部分病种）。每一个单病种多学科团队均都制定了详细的团队成员分工职责及工作流程，为规范单病种的诊治提供了组织保障。并在包括鼻咽癌、大肠癌、肝癌、淋巴瘤等多个病种研究成果改写临床惯例，成为国际标准。中心持续强化“以患者为中心，以质量为核心”的服务理念，在持续提高诊疗水平的同时，还积极布局医工结合新赛道，抢占新一代医疗技术制高点。包括自主研发首个由医院拥有完整自主知识产权，覆盖肿瘤筛查、诊断、治疗全过程的人工智能辅助上消化道内镜诊断系统，准确率达到98.5%；利用AI辅助放射治疗方案设计，首次实现了MRI上肿瘤的自动勾画，准确性超过一半的医生；利用AI辅助微创介入治疗，三维可视化介入术前规划系统＋机器人导航系统；AI＋5G支撑的远程医疗，指导远程手术；“云”诊断中心，实现诊疗水平同质化等等。

2. 提升就医体验：中心积极利用现代科学技术手段，通过“让数据多跑路，让患者少跑腿”，全面提升患者就诊效率，优化就医体验。积极推进全流程预约服务，建成掌上就医为载体的线上服务体系：丰富就诊挂号预约渠道，做到非急诊全预约；门诊挂号增设新患者通道，为初诊患者提供更多就诊机会；建立全院检查预约平台，患者自主线上检查预约/变更，灵活控制时间，自助机一站全打印检查报告。自助出入院成为入出院流程的主要方式，80%线上入院办理率，办理流程减少3/4，办理出入院耗时长由原来的4小时大大压缩至3分钟。云诊室开通，药品邮寄业务，为线下现场门诊腾出20%空间，患者复诊流程由传统的7次步骤压缩至线上跑1次即可。门诊输液由过往的粗放模式向深度优化预约模式转变，按输液量分段预约，接纳量由150人次/日提升至400人次/日。上线“自动发药机”，患者的平均候药时间仅约为4分钟，比原来节省高达43%的时间，实现从“人等药”到“药等人”转变。以患者为中心，推广APP自助交费，持续提升交费服务体验，拓宽线上交费渠道，门诊线上结算比例从29%提高到56%。

3. 促进人文关怀：鉴于肿瘤患者的特殊性，其治疗期间的心理舒缓疏导，能够更好地平和患者在对待病情的态度与心境，缓解其焦虑情绪，对疾病的治疗和恢复起到积极的作用。[3]在人文关怀的建设上，中肿护理团队创立了具有专科特色的心理舒缓小组、造口联谊会等组织，通过院区的“悠然阁”建立“心理健康叙事分享中心”，心理专科护士联合医务社工、康复病友等，对门诊或住院患者开展心理疏导、艺术治疗、相互鼓励与抗癌经验分享等公益活动。此外，还积极利用互联网、多媒体或APP开展多种形式的防癌、治癌和肿瘤康复相关知识讲座，将癌症的三级预防教育从住院患者向健康大众延伸。这类积极向上的健康宣教活动，能给患者及其家属带来舒适感与安全感，有助其更好地面对和战胜肿瘤疾病。同时，通过利用现代信息技术，开展互联网＋护士上门服务，依托专科护理的品牌基础（如营养专科、淋巴水肿治疗、压疮处理、中心静脉管道维护等）为出院的患者提供延续的优质护理服务，提升患者的满意度。

第三节　管理果效与价值

一、案例果效

（一）社会医疗服务体量稳步提升：中心现设有越秀、黄埔两个院区，实际开放病床数2 152张，急诊量118万余人次，年住院量达13万人次，2016—2019年核心业务量年均增长率达12.5%，医疗业务量居全国肿瘤专科医院前列。床位周转率、病床使用率在全国肿瘤专科前三甲持续领跑，达·芬奇机器人单机手术量在全国肿瘤专科医院排名第一，并支撑全国最多重大原始创新药物的转化。据广东省卫健委政务服务中心发布的《2018年全省县域内住院率数据分析》报告显示，在外省居民住院人次排名中，中心位居省内医疗机构首位。

（二）多个肿瘤病种诊疗水平达世界先进：近年来，中心相继获批国家疑难病症诊治能力提升工程项目建设医院、广东省高水平医院（登峰计划）重点建设医院，获批建设广东省国际医学中心—肿瘤医学中心。近年来，中心为第一完成单位共有58个项目获得省部级以上科研成果奖励，其中包括国家自然科学二等奖1项、国家科技进步二等奖5项；共有56项来自临床一线的研究成果得到国际公认，被全球肿瘤诊疗标准与指南采用。在鼻咽癌领域，明确了局部晚期与晚期患者化疗的最佳方案，将五年生存率提升至84%，处国际领先水平；制定了首个由中国学者及学术组织领导的鼻咽癌治疗国际指南，实现了从“指南使用者”到“指南制定者”的跨越。在胃肠肿瘤领域，大幅改善晚期疗效，五年生存率由11.5%提高至41.8%；研发具有自主知识产权的人工智能辅助上消化道内镜诊断系统，提高了消化系统肿瘤的早诊率。在肝癌领域，首次破获肝癌“身份指纹”，利用液体活检ctDNA筛查早期肝癌；创新晚期患者治疗策略，晚期肝癌转化根治性切除率从11%提高到24%，死亡风险降低42%。

（三）人才队伍建设成果丰硕：中心在发展建设过程中，坚持做好人才培育与学科建设工作，为员工的职业发展与个人成长提供了坚实的保障和支撑，营造出“近者悦、远者来、智者赏”的最佳雇主品牌效应。目前，中心人才队伍建设初见成效，青年人才快速成长，名医名家辈出，拥有两院院士2名、国家重大人才工程入选者7名、国家杰出青年科学基金支持人才10名，共有89人次担任国家级行业协会主委/副主委，同时已累计为全国培养了5 000多名肿瘤专业技术人才，其中部分人才已成长为全国各地学术带头人及骨干。

（四）发展成绩屡获社会各界高度肯定和认可：近年来，中心在反映综合科技能力的中国医院科技量值排行榜上，稳居肿瘤学科前二；在反映专科声誉排行的复旦医院排行榜上，稳居肿瘤学科前三；在反映前沿科学研究水平的自然指数排行榜上，居国际肿瘤专科医院第四位。在2019年国家卫生健康委“进一步改善医疗服务行动计划”满意度调查中，全国专科医院排名第二。2021年全国三级公立医院绩效考核，排名肿瘤专科第三。在第九届“中国医院院长年会”上公布的首届中国最佳医院管理团队评选结果中，中心荣获“中国最佳医院管理团队奖”。在“中国医疗机构最佳雇主评选”中连续7年荣膺最佳雇主称号，并在“工作环境氛围、薪酬福利待遇、医院文化情感、个人晋级发展、医院基础设施、医疗服务质量”等单项奖上多次进入前十强。中心被授予2016年度“全国五一劳动奖状”。

二、应用价值

（一）针对满意度提升的关键——“员工与患者的需求”的被满足作为切入点与着力点，综合分析各自的根本需求与期望目标，并针对性地制定发展措施，提升满意度。

（二）员工职业发展与医院发展相辅相成，人才对职业前景怀有憧憬，有理想抱负；而拥有远大发展目标、高水平的学科平台的医疗机构，往往能够对员工职业发展的方向选择、路径规划、培养模式、理想目标实现等起着重要的推动作用，从而对人才产生强大的吸引力。个人的职业发展在不同阶段会有不同的追求，因此针对不同阶段的政策激励和助力十分必要，推动员工与医院同心同行。

（三）在普遍关注的员工薪酬待遇方面，薪酬绩效作为一把双刃剑，一方面能够吸引技术人才推动生产力，但其亦客观上推高企业单位的运营成本，故医院更需要把握住平衡点，要强调要解决好分配机制问题，以及绩效引导医院发展模式的转变，才能更好地激发人才活力，助推发展。

（四）患者对医院是否满意，很大程度上取决于其诊疗需求是否被满足。为此，医院需要在资源方面不断加强投入，在人才培养、服务规模等方面加大供给，使医疗水平不断提升、就医流程持续优化。特别是对于肿瘤患者，由于自身疾病的特殊性，除注重诊疗技术的提升外，尤其要注重对患者的心理关怀，提升患者的就医体验，增进医患间的互信。同时，需要瞄准好国家战略需求，在学科建设与科研投入上加大力度，通过加强与社会优秀企事业单位产学研的深度合作，以及互联网信息技术赋能等手段，助力更多可及性的国产自主研发创新药物与器械的上市；要进一步加强医联体的发展，使优质医疗技术向基层单位同质化铺开，令更多基层老百姓受益。

（五）文化是维系医院生机活力的根基，植根于每个人的内心，是一个组织的灵魂，是推动组织持续发展、快速成长的精神力量。一流的管理靠文化，良好的文化氛围往往能产生更大的凝聚力与向心性。因此，将医院打造成医者的从业殿堂、员工的精神家园、患者的生命绿洲应成为医院发展的共同追求。

三、案例点评

患者满意度是医疗服务质量的直接体现，医务人员满意度对提升服务效能具有重要作用。中山大学肿瘤防治中心结合肿瘤专科医院的特点，基于顾客满意度理论，将以患者和员工为中心的理念贯穿于运营业务全过程，通过提升诊疗质量、减少等待时间、提供就医便利、强化医患沟通、人才培育激励、促进文化关怀等满意度提升措施，有效缓解了患者就医的痛点、堵点，激励医务人员工作成长，实现诊疗水平、专科声誉、科研实力在国内外各类排行榜均稳居前位，产生了较好的社会效益和管理成效，值得推广和借鉴。同时，案例对建立以人为本的运营管理和绩效激励方案，推动公立医院高质量发展，提供了实践经验和参考依据。

（彭望清　余广彪）

第二十三章 实战案例：基于医疗成果的岗位绩效考核管理项目

第一节　管理痛点梳理

一、医院简介

中国中医科学院西苑医院创建于1955年12月，是中国人民共和国成立后由中央人民政府建设的第一所大型中医医院。经过60多年的发展，现已成为一所中医特色突出，诊疗优势明显，在国内国际具有较大影响力，集医疗、科研、教学、保健为一体的三级甲等综合性中医医院。建院初期，在时任国家主席毛泽东、国家总理周恩来的关心下，30多位来自全国各地的著名老中医汇聚于此，为西苑医院的建设与发展奠定了坚实的基础，逐渐形成以内、妇、儿科等疾病治疗见长，中医特色突出的大型中医医院，在国内、外享有较高的声誉。

医院为中国中医科学院的附属医院和第一临床医药研究院，同时还是中国中医科学院临床药理研究所、老年医学研究所、和心血管病研究所；是中国卫生与计划生育委员会国际紧急救援中心网络医院。医院有5个国家级临床重点专科和14个国家中医药管理局重点专科。

二、案例背景

在国家全面深化公立医院改革，要求加快建立符合医疗卫生行业特点的薪酬制度的背景下，中国中医科学院西苑医院开始推进绩效分配与管理体制的全面改革，制定符合国家医改要求，能够体现医疗行业特点，中医医院特色，体现医务人员工作量、岗位价值、知识价值、风险难度的绩效薪酬体系，从而探寻提高公立医院绩效管理水平和服务效率的新途径。

西苑医院绩效薪酬体系以患者满意为导向，降低费用，实现优质服务；以医学中心为导向，预应分级诊疗，看疑难危重病；以中医特色为导向，中医治难病，多学科综合诊疗；以员工价值为导向，体现岗位价值，实现契约化管理。建立新型医院评价体系，从经济任务与身份成果评价为核心转化为岗位与责任成果评价为核心。建立逐级绩效考核机制，实现全员考核。建立新型内部分配机制，实现医疗成果的结构性转变。建立医院业务管理与运营管理协调机制，实现医疗资源管理的统合综效。

为了做好医院绩效改革工作，西苑医院成立了由医院主要领导为核心的绩效改革领导小组以及由相关职能部门负责人组成的工作小组，本着尊重医院和医学发展的客观规律的原则，依据医院绩效改革的指导思想即：尊重所有从业人员的个人价值，科学评价从业人员的岗位贡献，采用公开透明的预算方法，将传统员工激励支出列支为医院成本性支出予以控制，将员工激励作为医院可持续发展的人力资源投入予以刚性保障。通过科学、合理、有效、准确、及时的绩效激励措施最大限度地调动所有从业人员工作积极性，最终实现医院的全面协调可持续发展。为此，制定了中国中医科学院西苑医院绩效改革实施方案。

（一）建立实现医院内各个组成要素目标一致性的绩效薪酬体系

通过建立新型绩效薪酬体系，实现个体岗位工作目标、各部门绩效目标与医院发展目标的一致性。建立以岗位责任与岗位工作成果为核心绩效指标的“基础工资＋绩效工资”复合型薪酬制度。

（二）建立与西苑医院文化相匹配的绩效薪酬体系

新的绩效薪酬体系将促进深化西苑医院组织文化的发展，围绕“研究型医院”“优秀品牌医院”的建设目标，促进医院的健康发展。

（三）建立公开透明的现代绩效管理体系

新的绩效薪酬体系将以公开透明的岗位工作目标，标准化的岗位工作过程，准确及时的岗位工作成果考核，实现绩效管理的完整性，辨别性，有效性。

三、问题分析

（一）在医院绩效管理中，绩效评价体系的构建是极其重要环节。作为一个特殊的医疗主体，公立医院绩效管理的各项决策的开展均需要围绕绩效评价进行。绩效评价在医院绩效管理中占据极其重要地位，构建既能符合医院自身发展需求，又能满足各评价主体认可的绩效评价体系，是医院得以长久发展的关键性因素。

（二）DRGs（诊断相关组系统）是一种使用统计控制理论原理对住院患者进行分类的新方法。随着相关理论和技术的不断发展，DRGs已从最初的仅用于医疗保险支付领域逐步跨入医疗安全、医院绩效管理评价以及成本管理等诸多领域，跃身成为一种极为重要的医疗管理工具。DRGs绩效评价能够激励公立医院在合理利用医疗资源，为群众提供必要和适当的医疗服务的同时，最大限度地降低运营成本，获取维持长久运营的合理利润。DRGs绩效评价避免了医生使用大处方，重复检查，以及不必要的昂贵检查和使用昂贵的仪器等产生的医疗费用，患者可以寻求最合理的治疗程序，有效解决了群众看病难的问题。

（三）公立医院构建DRGs绩效评价的必要性

1．传统医院绩效评价面临的困境

总体而言，我国公立医院传统的内部绩效考核体系主要关注医院的工作量指标和内部经济运行指标，而对医院医疗技术、医疗质量和服务效率等指标却很少关注。特别是医疗技术指标难以量化，因此绩效考核指标体系设计中的医疗技术指标往往还比较空白，大多数只具有象征性的引导意义，而没有在考核中真正落实到位。

2. DRGs绩效评价在公立医院绩效管理中的优势

（1）符合国家卫生改革政策的要求

早在2019年初，国务院办公厅就发文要明确三级公立医院绩效考核指标体系。其中，低风险组病例死亡率、住院次均费用增幅两项重点指标与DRGs相关。同时，伴随各地医疗保险支付政策改革的稳步推进，各地的费用支付方式也逐步由最初的总额预算控制的预付制付费方式转向DRGs付费方式。因此，无论是从绩效考评还是医保支付的角度来看，DRGs都发挥着举足轻重的作用。

（2）满足了人民群众的医疗服务需求

近年来，我国医疗体制不断改革，作为此次改革的一个重要主体，公立医院改革的目标就是破除公立医院的逐利机制，构建布局合理的医疗服务体系。传统的医疗体制中，公立医院注重经济利益的追求，医院的内部绩效评价机制均与患者医疗费用直接挂钩，大大加重患者的压力，出现了大病看不起，甚至出现放弃治疗的现象。DGRs医保付费方式的出现，主要根据病例分组的结果对医院进行补偿，可以看出，DRGs能够有效控制国家和个人医疗支出，遏制医疗费用的快速增长，这在一定程度上满足了人民群众的医疗服务需求。

（3）促进公立医院提升核心竞争力

目前，DRGs支付方式正在全国范围内实施。患者费用的压力已经直接转化为医院的成本压力。提高医院的内在质量和精细化管理势在必行。DRGs可以指导公立医院将具有相似临床流程和相似成本消耗的病例分到同一个组中进行管理，从而使医疗技术、医疗质量和服务效率等指标可以得到量化。可对比、对标，让不同医院、不同科室之间的绩效比较成为可能，使医院管理者能够合理地进行内部绩效评价和管理。

综上所述，DRGs绩效评价体系与传统的统计指标评价方法相比，不仅对医务人员的技术水平和工作量能够进行客观的考核，还能够对医院的医疗服务质量、能力、效率以及绩效进行考核，是当今公立医院普遍采用的行之有效的管理工具。

第二节　管理方法与路径

一、解决思路

西苑医院建立针对不同部门的考核标准，以综合目标考核为导向，促进医疗服务效率的提高与医院精细化管理水平的提升；建立以岗位责任与岗位工作成果为核心绩效指标的“基础工资＋绩效工资”复合型薪酬制度；以DRG指标作为绩效考核依据，并融入中医药特色及资源消耗指标。

岗位评价体系。岗位评价，即岗位价值分析，是指在工作分析的基础上，充分收集工作岗位的各方面信息，从劳动复杂程度、劳动责任、劳动强度以及劳动条件四个方面对岗位进行评价，以确定岗位间的相对价值的过程。

岗位评价是一种运用科学的方法系统地测定每一岗位在医院内部工资结构中所占位置的技术。它以岗位任务在整个工作中的相对重要程度的评估结果为标准，以某具体岗位在正常情况下对工人的要求进行的系统分析和对照为依据，而不考虑个人的工作能力或在工作中的表现，其结果是形成医院内部岗位的相对价值体系。根据岗位评价的结果形成的岗位相对价值确定薪酬等级，按此薪酬等级支付岗位的薪酬，可以客观地反映各工作岗位的相对价值，起到平衡薪酬的作用。

DRGs评价系统。DRGs分组是一种病例组合方式，主要考虑了反应病例特征的一些因素，如患者的主要诊断、次要诊断、主要手术、重要的并发症和伴随病、年龄、新生儿体重、昏迷时间、是否死亡等。每个DRG组内的患者具有相似的临床特征，可以根据病情的严重程度和医疗服务的强度对每个DRGs分别指定价格，指定病例难度，并借此考核医生的医疗服务能力。在公立医院中，DGRs主要用于指导医院和医务人员合理利用医疗卫生资源，控制医疗服务中的不合理消费，有效降低平均医疗费用。DRGs既是控费工具，也是一种评价工具。因此，医院要充分了解DGRs的内在逻辑，把握好应用DGRs的要点，构建科学的评价体系。

可控成本控制。新的绩效方案借鉴原绩效方案中财务结果考核“收支平衡、略有结余”的原则，将绩效考核主体从“医院财务经营目标体系”转化为“医院医疗成果目标体系”，将科室的全成本核算内容转化可控成本管理内容，在一定程度上改变了非经营性成本的四级分摊，对科室的成本控制积极性、关联性与医院管理能力的提升都有了促进。绩效改革本身是一个动态过程，其目的就是不断地修订和完善激励机制，使之符合医院发展的需要。

绩效评价的中医特色创新性。作为北京市首家运用该绩效体系的中医医院，西苑医院率先建立中医特色项目的价值量系数字典。依据北京市物价管理标准，西苑医院在用的150余项中医特色治疗项目，根据工作时间、精神压力、脑力消耗、体力消耗、技术难度、医疗风险和收费价格等7项参数进行评价，确定每个中医特色项目的价值系数，纳入激励体系中。西苑医院独创适合中医诊疗特点，符合价格收费管理，结合医院特色的中医治疗项目价值量表。

二、改进措施

（一）绩效方案本着医院发展“优质·高效”原则，科学设计绩效评价指标。

1. 医疗单元

重点引入六块激励，分为门诊服务人次激励、住院单元出院患者激励、成本控制激励、教学激励、科研激励、协作激励。门诊激励以门诊服务人次（从信息中提取）、医疗行为赋值（医疗行为得分）、标准单价和修正系数（标准赋值和实际赋值的比值）等几个指标测算得出。住院激励以医疗产品产出的数量和质量，对医疗产品产出的病案采用“疾病和健康有关问题国际统计分类标准”（ICD-10）进行科学分类，采用“相关疾病诊断组”（DRGs）进行技术和质量评价，鼓励医疗单元产出数量，并设立技术难度（CMI）增量奖，鼓励技术进步，降低医疗差错，特别是加强对低医疗风险病组的医疗风险控制。

2. 医技单元

重点激励医学报告产出的时间性及报告的准确性。通过对医技人员的岗位产出进行难度和工作量评价，难度用操作项目价值系数体现，工作量用项目人次表示。依据岗位工作量、岗位难度、成本节约三大因素予以奖励，建立基于医技岗位管理和岗位产出的激励体系。

3. 护理单元

重点建构护理人员的专业化分级激励，根据工作价值量、风险度、技术要求重点激励效率和服务能力以及基于护理工作的性质，建立院级护理激励预算，将护理绩效与护理成果价值量关联，并与科室CMI值挂钩。科室内根据岗位成果和难度系数确定护理岗位和岗位价值，每月护理人员二次分配采取积分制绩效管理方案，分别是岗位积分＋产出积分＋其他荣誉积分。

4. 药事单元

激励药事指导和药品物流，激励药事参与临床合理用药指导，增加药品物流效率，重点激励工作量指标。

5. 管理单元

根据岗位的职责与核心业务流程，通过资料收集、现场访谈、问卷调查等方式，对各岗位进行工作分析，明确各岗位的关键性信息，编制关键岗位工作说明书，在此基础上对各岗位的相对价值和岗位贡献率进行科学、合理界定，划分岗位等级，对岗位的工作任务、繁简难易程度、责任大小、所需资格条件等方面进行系统的、定量的评比与估计，据此建立科学系统的岗位评估体系，用于评估不同的工作岗位在组织中的重要性和价值水平。另外，将各岗位的工作内容划分为程序化工作和项目化工作两大类，对于业务流程性的程序化工作内容按完成率予以奖励，对于临时性、突发性、领导安排的其他工作等项目化工作予以单独激励。

6. 科研教学单元

根据科研类别，将科研科室分为研究类、转换类和支持类三大类。根据岗位属性，将科研岗位分为全职型科研岗位和兼职型科研岗位。全职科研岗位加大成果奖励力度，削减日常奖励额度。最大程度上奖励科研成果及研发。月均按医院绩效一定比例，科研成果收益作为激励指标。兼职科研岗位按照科研成果影响力给予阶梯式奖励，考核时间消耗、费用消耗。

（二）绩效方案突出了理论和计算方法的科学性，运用的主要理论和方法有：

1. 岗位评价体系

岗位评价，即岗位价值分析，是指在工作分析的基础上，充分收集工作岗位的各方面信息，从劳动复杂程度、劳动责任、劳动强度以及劳动条件四个方面对岗位进行评价，以确定岗位间的相对价值的过程。

岗位评价是一种运用科学的方法系统地测定每一岗位在医院内部工资结构中所占位置的技术。它以岗位任务在整个工作中的相对重要程度的评估结果为标准，以某具体岗位在正常情况下对工人的要求进行的系统分析和对照为依据，而不考虑个人的工作能力或在工作中的表现，其结果是形成医院内部岗位的相对价值体系。根据岗位评价的结果形成的岗位相对价值确定薪酬等级，按此薪酬等级支付岗位的薪酬，可以客观地反映各工作岗位的相对价值，起到平衡薪酬的作用。

2. DRGs评价系统

（1）DRGs绩效评价体系构建原则

科学合理的绩效评价体系应考虑国家政策、患者需求和医院可持续发展等因素。公立医院绩效评价体系的构建，首先要明确国家政策导向和医院战略目标。指标的选择应准确满足每个评价主体的需要。指标的选择不应过于细致、面面俱到、相互矛盾、数据无法获取等。其次，绩效评价指标体系的构建应主要遵循全面性、协调性和均衡性原则，关键绩效指标，客观数据优于主观评价，指标反应灵敏，数据易于获取，以及融合行业最新动态等原则。

（2）DRGs绩效评价体系的具体构建步骤

首先，要查阅国内外关于DRGs绩效评价的相关资料，为公立医院DRGs绩效评价体系的构建提供强有力的理论依据；其次，要以新医改为背景，深入研究医疗改革相关政策，借鉴医疗改革文件中的绩效评价指标，准确把握国家政策导向，为指标体系的构建提供政策支持；再次，借鉴管理工具，如目标管理、杠杆管理、平衡记分卡等，筛选出评价指标，为指标体系的构建提供科学依据；同时要根据绩效管理中积累的宝贵经验，准确定位政府、患者和医院三方的诉求，从而选取协调性和平衡性强的关键指标；最后，引入DRGs核心指标，对医疗服务水平、医疗风险控制、资源消耗控制等内涵质量方向进行绩效评价。依靠DRGs数据，调控其他相关指标，最大限度地还原公立医院的真实学科能力和管理水平，客观、科学地反映医院的经营效益。

（3）DRGs绩效评价指标体系框架的确立

首先要明确公立医院的资源占用情况，而后基于事业规模向下延伸，对工作量、工作效率、医疗管理、收费水平、经济运行等指标进行分析。其次，通过DRGs进行科学调控。全面、客观、综合地评价公立医院的绩效。最后，各医院应依照各种指标的重要性程度来确定指标的权重系数。

第三节　管理果效与价值

一、案例效果

西苑医院绩效考核由既往以经济效益为主要考核指标的模式转变为基于医疗成果

的考核方法，已走在同行前列，取得一些成功经验。通过绩效体系改革，西苑医院取得了一系列突出成绩：

2019年由国家中医药管理局组织的全国三级公立中医医院绩效考核中，西苑医院取得总分892分，全国同类医疗机构排名第三，北京市总体排名第一的成绩。2020年度全国三级公立中医医院绩效考核中，西苑医院取得总分877分，全国排名第十一，北京市排名第一的成绩。2021年度全国三级公立中医医院绩效考核中，西苑医院取得总分938分，全国排名第三，北京市排名第一的成绩。

在2020年全国中医院排名中，西苑医院位居榜首。该排名基于382家地市级及以上三级中医医院数据，由中国中医科学院信息所发布的《基于中医药特色优势和科技影响力的中医医院评价研究报告（2020年）》第三方机构评估。

在中国中医科学院评比中，西苑医院蝉联2019年、2020年和2021年排名第一名。西苑医院优势学科群建设成绩显著，获批国家中医心血管病临床医学研究中心，为中医行业第一批国家临床医学研究中心。重点学科、国家中医药管理局临床研究基地、国家发改委项目－中药临床疗效与安全性评价国家工程实验室等项目完成建设任务并通过验收。获《中国医院院长》杂志社主办2017年“济民可信”杯中国医院最佳团队－医院学科建设五星管理奖。

国家区域中医医疗中心建设进入首批试点项目。与山西省人民政府正式签署合作协议。山西省政府划拨20余亩地用于中医医教研协同创新中心建设，完成了控规必要性公示，正在进行可研编制。根据国家区域医疗中心建设方案，国家区域医疗中心深入推进，增加建设力度，扩大建设范围，高位推动，加强内涵建设。

入选首批国家中医医学中心创建单位（辅导类）。坚持“院、企、学、研、政”五力联动，与苏州市人民政府就土地划拨、资金支持及配套政策达成合作意向，确定21个重大攻关项目，与三家企业签署战略框架协议，将分三期进行规划建设。按照国家医学中心建设要求，积极推进建设创新工作。

国家中医药传承创新中心完成立项并全面启动。经过国家发改委和国家中医药管理局组织评审，西苑医院成功入选国家中医药传承创新中心建设单位。合作共建中国中医科学院西苑医院石景山院区。与石景山人民政府正式签署合作协议，同时在此基础上建设国家中医药传承创新中心。以石景山院区建设为契机，从研究型门诊/病房、生物资源信息样本库、中医药循证研究基地、多学科融合基础研究平台、协同创新平台、中医特色制剂研发平台、成果转化平台、人才培养基地建设8个方面全面推进国家中医药传承创新中心建设任务。

西苑医院心血管病科、老年病科、血液病科、脾胃病科、肺病科五个临床重点专科入选国家中医药管理局区域诊疗中心，进入全国领先行列。2019年5月西苑医院被授予国家高级卒中中心建设单位；2019年6月启动胸痛中心建设；2019年10月，120院前急救工作站启动运营。重大疑难疾病中西医结合协作试点进展顺利，临床服务能力不断提升。

“十三五”期间，北京市进行三项重大医疗改革，包括取消药品加成与医事服务费调整、医耗联动和医保药品带量采购。西苑医院积极适应医改新形势，制定与完善相关制度，建立北京市、京津冀地区专科联盟，海淀区中医专科医联体和中医养老联合体，组建了领军人才团队和中医治未病团队，建立起社区一乡村一阜外医院联盟三级构架等。同时开展“一证一品”中医护理专科示范病房建设，创建“医护一体化”和“中医人文关怀”管理服务模式，使医院医疗服务效率与特色指标保持良好发展。

充分发挥医疗质量、护理质量、院感、药事、输血等八个管理委员会作用，健全与完善院、科、个人三级质量管理体系，建立健全医疗质量监测体系，借助信息系统支撑，运用PDCA方法建立以电子病历为基础的医疗质量控制模式。2020年西苑医院荣获“全国医院质量管理案例卓越奖”。

西苑医院国家国际科技合作基地“中澳中医药国际联合研究中心”承担了多项国际中医药科技合作项目，中心建设得到科技部的肯定。“中医药研究北京市国际科技合作基地”在北京市国际科技合作基地评估中被评为“优秀”，排名第一。医学伦理委员会2017年3月正式通过AAHRPP认证并获得“Full Accreditation”的全部认证，为中国大陆获得认证的第二家综合性中医医院，在2019年10月再次顺利通过了AAHRPP复核认证。深化了与国际学术组织的合作，促进了医院科研能力和学术水平的提高。

“十三五”期间，信息化建设取得突破性进展。顺利通过国家卫生健康委及公安部推行的《医疗健康信息互联互通标准化成熟度测评四甲》《电子病历应用水平分级评价四级》《信息安全等级保护三级》三项测评。建设了中医临床数据中心（CDR)、中医科研数据中心（RDR)、医院管理智能决策支持系统（BI）及人财物管理（HRP）系统为核心的临床一科研一管理信息系统化平台。通过北京市中医药大数据创新实验室的建设，以院内海量数据挖掘为基础，支撑临床、科研、管理决策等需求；以互联网＋技术手段为依托，通过视频复诊微信平台、分级及远程诊疗平台等系统的建设，取得了互联网诊疗资质，实现了医联体及帮扶单位的分级诊疗功能，推进数据共享及协同服务机制。

“十三五”期间，西苑医院工作量指标稳步提高，中医特色指标不断提升，费用增幅在全市平均值以下，平均住院日不断下降。“十二五”末门急诊总量为199万人次，出院1.6万人次，平均住院日14天。2019年，医院年门急诊总量为210万人次，出院2.6万人次，比“十二五”末分别增加11万人次和1万人次，增长率分别为5.9%和63.3%。平均住院日8.66天，较“十二五”期间下降5.34天。饮片处方比例、饮片收入占药品总收入比例分别较“十二五”末增长5.85%和12.59%。2020年，医院年门急诊总量为147万人次，出院1.3万人次，比“十二五”末分别减少51万人次和0.25万人次，下降率分别为25.89%和15.57%。平均住院日7.55天，较“十二五”期间下降6.45天。饮片处方比例、饮片收入占药品总收入比例分别较“十二五”末增长3.6%和2.12%。西苑医疗费用控制良好，增幅在全市平均值以下。

二、应用价值

（一）主要创新

1. 绩效理念的领先性：医院绩效改革方案需要符合国家医改要求，能够体现医疗行业特点，中医医院特色，体现医务人员工作量、岗位价值、知识价值和风险难度。以患者满意为导向，降低费用，实现优质服务；以医学中心为导向，预应分级诊疗，看疑难危重病；以中医特色为导向，中医治难病，多学科综合诊疗；以员工价值为导向，体现岗位价值，实现契约化管理。建立新型医院评价体系，从经济任务与身份成果评价为核心转化为岗位与责任成果评价为核心。建立逐级绩效考核机制，实现全员考核。建立新型内部分配机制，实现医疗成果的结构性转变。建立医院业务管理与运营管理协调机制，实现医疗资源管理的统合综效。

2. 绩效结构的合理性：医院绩效改革方案在激励结构范畴内采用了以医院发展核心绩效指标（KPI）为纽带，根据医疗服务工作性质的差异化，将医院统一绩效分配单元区隔为核心指标指导下的“医疗、护理、医技、药事、管理、科研教学”六个有机关联的子单元，在各个绩效考核子单元建立与核心指标相一致的单元核心绩效指标（KPI），从而在实现保障总体核心绩效指标（KPI）目标下各个绩效考核单元共同进步，减少医院发展中的短板。

3. 绩效评价指标的科学性：绩效方案本着医院发展“优质·高效”的原则，科学设计绩效评价指标。

（二）社会效益

通过绩效体系改革，实现提高医疗效率，整合医疗资源，降低患者费用的目标，为医院全面发展提供有力保障。

1. 提升医疗质量，增加患者满意度。以健康中国战略为指引，作为中医药行业首个同时建设国家中医心血管病临床医学研究中心、国家区域中医医疗中心、国家中医医学中心的单位，服务卫生与健康领域供给侧结构性改革，增进人民健康福祉。以公立医院绩效考核为导向，强化质量、特色、效率的全面提升。全国公立医院绩效考核连续四年获A^{+}，蝉联北京市第一名。10个学科（专科）进入2021年度中医医院学科（专科）学术影响力前十名。2021年西苑医院门急诊总量209万人次，出院人数2.2万人次，年平均开放床位数613张（下半年恢复至706张），平均住院日持续降低至7.55天，门诊饮片处方比等综合指标持续提升，DRGs优于北京市中医院平均水平。绩效考核以工作岗位性质、工作技术难度、中医特色、风险程度、工作数量、工作质量等为主要依据，包括服务效率、服务质量、经济效益等。对服务态度、药占比、病案质量等保障患者权益和提高医疗质量的项目进行单项考核，加大奖励和惩处力度；结合不断完善的科室综合目标考核体系，包括管理、服务、中医特色、质量、效率、教育、科研、医德医风等全面纳入考核内容，对绩效分配进行调控，走内涵建设的道路，促进医院全面发展。经过全院医护人员的努力，创优工作取得显著效果，自开展优质服务以来保持了较高的患者高满意度。

2. 提高工作人员积极性，从而提高医疗收入。医院坚决执行国家的劳动法规定，实行“同工同酬”制度。不断完善医院绩效奖励分配机制，建立符合行业特点和医院文化的绩效考核制度，结合医院由质量效益型向研究型和行业品牌医院转换的契机，坚持社会效益和经济效益并重的原则，分配制度改革在逐步推行成本核算的基础上，按照绩效优先、兼顾公平、按劳分配、多劳多得的考核办法，以不断完善的综合目标考核体系进行调控，努力激发全体员工的积极性、主动性和创造性，激发医院的内部活力，提高职工的主人翁意识，塑造以质量为核心，以规范绩效管理为手段的运行机制，切实促进医院的全面建设和可持续发展。

根据国家关于深化医药卫生体制改革的政策要求，落实习近平总书记关于“两个允许”的重要指示，绩效方案本着医院发展“优质·高效”的原则，科学设计绩效评价指标，建立符合行业特点和医院文化的绩效考核制度。在落实疫情防控工作的基础上，结合医院实际工作情况，保障疫情期间医院工作正常进行。根据有关文件精神及政策要求，认真落实医院支援防疫保障工作人员绩效。不断修订绩效方案，并对数据进行深度分析，观察绩效改革对医院的影响并持续改进。开展“国家公立医院绩效考核”专题培训，引导医院管理干部以三级公立医院绩效考核为导向，坚持正确方向，全面提升能力、素质和技术，从思想上重视，行动上有效落实，提升管理科学化、精细化、和标准化水平，扎实推进医院高质量发展。

三、案例点评

面对医保支付方式改革的挑战，中国中医科学院西苑医院从医院发展战略出发，构建以岗位责任与岗位工作成果为核心的绩效考核分配制度，融入中医特色指标和DRGs核心指标作为绩效考核依据，制定针对医疗、护理、医技、药事、管理、科研教学的分级分类考核方案。案例中基于服务质量、风险难度、资源消耗、知识价值的内涵式绩效评价机制，使医院运营呈良性态势，内涵质量有效提高，不仅同时体现了公益性和“多劳多得，优绩优酬”，也取得了提高医疗效率、满意度和降低患者费用等社会效益，与深化医改和高质量发展相契合，对于加强绩效管理、推动价值医疗具有较强的借鉴和参考意义。

（李秋艳　陈筑红　张　璐）

第二十四章
实战案例：基于X/Y管理理论的三维优质护理服务体系的构建

第一节　管理痛点梳理

一、医院简介

深圳市人民医院始建于1946年，1994年被评为深圳首家“三级甲等”医院，1996年经国务院批准成为暨南大学医学院第二附属医院，2018年成为南方科技大学第一附属医院。医院共有院本部、龙华分院、坂田院区、一门诊“四个院区”和一个科研基地，现已发展成为功能齐全、设备先讲、人才结构合理、技术力量雄厚，集医疗、科研、教学、住院医师规培、保健为一体的深圳市最大的现代化综合性医院。医院开放床位3 105张，在岗员工5 110人，其中博士生导师28人，硕士生导师162人。2017年被国家卫生计生委、广东省卫生计生委评为“改善医疗服务行动计划”示范医院。2018年获广东省首批九家“登峰计划”建设医院之一。2021年艾力彼全国顶级医院100强榜第81名，复旦大学医院管理研究所“华南区综合实力排行榜”第13名，2021年度三级公立医院绩效考核位列全国第60名，获评等级A^{+}，并荣获2021年中国医院前100名榜单（复旦大学发布）。医院拥有国家临床重点医学专科1个，省临床重点学科16个，市重点医学专科16个及优秀学科群7个，与23家知名学科团队签订“三名工程”合作协议。医院为国家住院医师规范化培训基地及临床技能模拟培训中心，博士后创新实践基地，呼吸与危重症医学科为国家首批专培基地。现有24个教研室，培养硕、博士生1 110余名。医院拥有省工程技术研究中心、研究所、市医学重点实验室及工程技术研发中心共18个，是国家级临床药物试验机构，干细胞临床研究机构，国家医疗器械试验机构。

二、案例背景

《优质护理服务示范工程》于2010年1月，由国家卫生部提出唯一的一项护理专项工程，医院于2010年8月启动，于2011年年底优质护理病房覆盖率为100%。优质护理服务内涵主要包括实施责任制整体护理；在满足患者基本生活需要的基础上，用专科与专业来保证患者在住院期间的安全舒适与质量，从而提升患者与社会的满意度，让护士的职业价值得到提升。然而，随着医疗服务体系改革的深化和人民对健康服务要求的提高，护理的内涵和外延也随之改变。

2009年国家发布了《中共中央国务院关于深化医药卫生体制改革的意见》。新医改要求我们优化服务流程，规范诊疗行为，调动医务人员的积极性，提高服务质量和效率，明显缩短患者等候时间。只有以循证为基础，才能在为患者提供最优质的医疗护理服务、帮助患者提升自我健康管理水平的同时，合理优化诊疗流程，提升服务效率。医院护理部依托加拿大安大略省注册护士协会下设的BPSO最佳实践指南中心为平台，成立专科循证小组，翻译并实施最佳实践指南。

2015年，国务院发布《国务院关于推进分级诊疗制度建设的指导意见》指出，分级诊疗的深入推进要求完善治疗—康复—长期护理服务链，为患者提供科学、适宜、连续性的诊疗服务。三级甲等医院作为医疗体系中最高级别单位，要逐步减少常见病、多发病复诊和诊断明确、病情稳定的慢性病等普通门诊，分流慢性病患者，缩短平均住院日，提高运行效率。医院大部分科室都积极参与患者入院前期的健康管理和入院准备工作，将住院前—住院中—出院时—出院后每一个环节都应该纳入医院诊疗服务的范畴，不仅缩短了住院患者等候时间、平均住院日，还大大提高了患者的就医体验和满意度。

2019年国家卫生健康委办公厅发布了《“互联网＋护理服务”试点工作方案》，方案要求依托互联网信息技术平台，派出本机构注册护士提供“互联网＋护理服务”，将护理服务从机构内延伸至社区、家庭。医院自2016年起开展延续护理服务，通过出院后延续护理服务形式，有效缩短了患者住院时间，降低了家庭医疗成本，提高了医院的运营效率。因此，这一模式已经成为医院优质护理服务中重要的一环。

2021年国家卫生健康委办公厅发布《医院智慧服务分级评估标准体系（试行）》，提出了面向医务人员的“智慧医疗”；面向医院的“智慧管理”和面向患者的“智慧服务”。医院从2018年期开始构建新型智慧病房护理工作模式。实现了由移动护理到床旁智能护理的升级，优化床旁作业流程，增强护理质量和安全性，让患者感受更加方便和快捷。

医院一直在努力探索新时代下优质护理服务的发展方向，努力构建、拓展优质护理服务三维体系，在坚持以国家医疗服务政策为导向，以服务对象为中心，以循证依据为基础，以服务质量为核心的基础上，使优质护理服务变得更加有深度和宽度。

三、问题分析

问题1：循证基础薄弱

循证护理是一种工作方法，同时也是一种观念或理念，它指导临床护理人员在作出临床判断时，学会查询研究证据、评鉴科研证据，并利用科研证据，同时将所得到的科研证据与临床经验、患者需求结合，做出有效的、科学的护理计划，提高护理质量。但目前，国内对循证护理的临床应用存在误区：不能将循证护理等同于原始研究、随机对照试验、系统综述或者Meta分析，循证护理通过正确方法进行证据转化、证据传播、证据应用，从而推进护理实践的发展。

问题2：专科护士培养、使用不规范

培养尚缺乏统一标准，目前国内开展专科护士培训的主要有国家卫生行政机构、中华护理学会、省市护理学会及各级医院等，各地专科护士培训标准不一，培训质量参差不齐，在培训的具体课程设置、师资配置等方面，目前尚无统一标准，再加上各地方护士学历层次、配比、医疗技术及专科发展水平的不同等原因，现阶段的专科护士培训质量差别较大，这给后续的专科护士使用及专科护士统一认证等问题带来了挑战。专科护士认证形式多为终身制，不仅不利于人才知识更新和动态管理，更限制了专科后备人才发展和专科业务提升。

问题3：多学科合作项目推进困难

要为患者提供从入院前—住院时—出院前—出院后的全程优质护理服务，绝不是由护理团队可以独立完成的工作，而是需要全院多部门联动，共同努力，包括门诊部、财务部、药学部、信息技术部等。每一项改善措施的推动都需要反复调研、论证、协调，在落实的过程中还要需要制定相关制度，梳理及标准化相关流程，做好反馈与督导。

问题4：护理质量控制评价不统一

传统的三级质控是“护理部—科护士长—护士长”自上而下的质控管理模式，这种模式可以将质控检查标准最大限度地同质化、规范化。但护士缺少主动参与、自觉自律的能动性，与“以患者为中心”的优质护理服务不匹配。因此，我们尝试探索了“初级责任护士—高级责任护士—护士长”自下而上的质控管理模式，通过人人参与质控，管床护士在实施责任制护理的时候完成以及自查质控，将质控关口前移。在质控管理模式过渡的这一段时间里，初级责任护士对质控指标的不熟悉，和对工作习惯改变的不适应，会存在质控漏洞，增加了临床护理工作的安全隐患。

第二节　管理方法与路径

一、解决思路

美国心理学家道格拉斯·麦格雷戈（Douglas McGregor）的X/Y理论是20世纪最公认和最有影响力的管理理论之一，是管理学中关于工作原动力的理论。McGregor认为，管理者通常对员工的性质有两种截然不同的看法。X理论的主要观点为，员工通常是懒惰，不信任且不愿意工作，他们既没有能力也没有为组织成功贡献思想和创造力的愿望。McGregor以批评的态度对待X理论，并指出：传统的管理理论脱离现代化的政治、社会与经济来看人，是极为片面的。他针对X理论的错误假设，提出了相反的Y理论，即管理人员通常认为员工勤奋，诚实，有能力并渴望为组织贡献思想和创造力，如果给予适当机会，人们喜欢工作，并渴望发挥其才能，Y理论越来越受到管理者的重视和应用。X理论和Y理论的管理者将从事不同类型的管理行为。通过密切监控员工，依靠外部因素和强制性作为激励工具，X理论的管理者将更具指导性和控制力。Y理论的管理者将依靠内在因素作为激励工具，通过提供资源和帮助促进下属的工作来寻求下属的想法和建议。管理者的行为应与管理者的信念相一致，从而转变下属的态度。本案例中依托X/Y理论，认为临床一线护士勤奋，诚实，善良，富有爱心和同理心，有能力并渴望为组织贡献思想和创造力，可以依靠内在力量，成为临床护理质控的实施者、推动者。该理论运用于三维优质护理服务体系的构建，有利于提升护理质量管理宽度。

（一）基于X/Y理论的质控前移。道格拉斯·麦格雷戈的X/Y管理理论指出管理者要充分认识员工的内在动力，依靠内在因素作为激励工具，通过提供资源和帮助促进下属的工作来寻求下属的想法和建议。我们通过强化对临床一线护理人员的信任，加强对护理人员的培训及考核，将质量控制前移，不仅将风险控制在最小状态，而且人人参与质控的管理模式能给患者提供更有安全感的就医体验。在传统的三级质控“护理部—科护士长—护士长”自上而下的质控管理模式基础上，即“护理质量管理与持续改进委员会质控—质量管理各职能小组与专科护理发展各职能小组质控—科室护理质量管理与持续改进小组质控”的护理部层面三级质控模式，持续开展临床科室层面“初级责任护士—高级责任护士/责任组长—护士长”的三级质控模式，让护理人员人人参与质量管理，促进护理人员在工作中提升能力，充分发挥自身的潜能。

（二）双向三级质控架构助理质量评价标准与临床护理质量有机融合。虽然传统的自上而下的质量管理体系通常都有同质化的评价标准，以大方向为主。但在临床落实的过程中，往往会因为实际工作情况的变化，对标准的理解和落实存在偏差。自下而上的由护士参与的质控就能弥补传统管理模式的不足，她们立足临床，从患者的安全出发，对质量标准进行细化、具体的评价。因此，双向三级质控架构是对传统护理管理模式的有力补充。具体解决思路如下：①自上而下的质量管理体系：按规范修订及完善护理质量管理与持续改进委员会职责、护理规章制度流程、护理技术操作流程SOP、临床常见疾病护理常规、护理质控记录本/单、护理质量检查及持续改进记录本，制订各种普查护理质量检查标准、特殊部门检查标准、护理专项检查标准、临床护理质量管理及控制指标收集与统计。规范护理结构标准，包括组织架构，人力资源、人员资质、工作能力及职责范围、考核培训、仪器设备物品供应、规章制度及统一的护理常规、技术规范、操作规程等；遵循护理过程标准，包括对患者的护理评估、护理诊断、及时发现护理问题并实施有效护理措施；落实护理成效/结果标准，以患者为中心作为出发点。开展不同层级的日常质控，护理部、护理管理及持续质量改进委员会每季度对每个护理单元专项检查一次；科护士长对所管辖的护理单元的质量检查每月不少于一次；总值班护士长每周分专项对所排片区的护理单元夜查房两次；护士长每周有本单元质量检查问题的处理措施和记录；科室每月对八大项检查标准自查一次，每月召开一次护理质量与护理安全总结分析会，讨论制定改进工作的目标和措施。②自下而上的质量管理体系：落实管床责任制——初级责任护士分管床位，履行初级责任护士的职责，由管床初级责任护士负责所分管患者的所有护理工作并进行自查，包括生活照顾、病情观察、护理治疗、病历书写、快速康复、健康指导、出院后病历整理、必要时定期随访等全面负责地一级质控；高级责任护士二级质控，重点质控本组的危重患者及疑难患者，通过护理查房评估患者问题及前瞻性发现潜在问题/隐患/风险，指导管床初级责任护士的工作；护士长三级质控，落实护士排班管理及护士长工作规范。

（三）构建三维优质护理服务体系，深入推进优质护理、提升护理专业内涵。优质护理不仅仅是停留在“服务”的表面，更重要的是通过对护士专业的培养与提升，增加优质护理的厚度；不能让优质护理成为线段，要延续在患者整个健康周期，增加优质护理的长度；通过对专科护理质量指标的完善、不良事件和风险防控的管理，增加优质护理的宽度。具体解决思路如下：①医院各科室坚持以“以患者为中心”的理念，并以“热心接、耐心讲、细心观、诚心帮、温馨送、爱心访”的优质服务链为主线，构建每种疾病的“一病一品”，为患者提供最佳的服务流程、护理方案及专科护理品牌。②遵照深圳市卫健委要求积极探索“无陪病房建设”，继续推行真正意义上的“无陪”或“少陪病房”。制定“人文关怀示范病房实施方案”，增设护理人员职业道德、职业素养、人文关怀素养、信念的培训课程，在护患沟通、技术操作中融入更多的人文关怀，更好地服务患者。③逐步提升专科护士专业能力，每月组织一次由多专科联合组织的护理查房，提高专科护士的专业能力、追踪本专业新业务新技术新进展的能力与综合分析问题解决问题的能力。④加强病区环境管理，全院各护理单元开展6S管理，为患者提供一个安全、温馨、舒适、优雅的就医环境，同时通过环境美化展现护理的专科特色；亦为医护人员提供一个安全、有序的工作环境。⑤继续推进“互联网＋护理”工作，延伸护理的长度。重点推进线上诊疗工作，积极组织全院有资质的护士参与线上咨询＋线下服务工作。加大力度推进出院患者的线上随访工作，制定专科随访量表及随访方式，真正实现线上线下相结合、院内院外相延续的患者全程管理模式，以延伸护理的长度。⑥加大信息化建设力度，推进护理质量管理系统，结构化护理文书书写，自动抓取护理质量敏感指标；制订标准化的专科、专病护理计划和健康宣教计划，做到全院同质化管理；协助信息技术部推进“无纸化”医院建设，以减少资源的严重浪费。通过智慧护理安全、高效地实现护理流程的标准化、规范化监管。通过万物智连，医患心相连等智能技术来保障医疗护理过程的闭环管理。

二、改进措施

（一）在循证的基础上挖掘专科内涵深度

1. 以加拿大安大略BPSO最佳实践指南中心为平台，开展循证护理实践项目。依托BPSO最佳实践指南中心，成立慢性病健康管理、伤口造口护理和危重症护理3个专科循证小组，翻译并实施最佳实践指南《慢性疾病患者自我管理的支持策略：与患者建立协作关系》《糖尿病患者足部溃疡的评估与管理（第二版）》和《多学科团队压力性损伤的评估和管理》。我们以循证护理的证据和方法为基础指导临床实践，积极开展示范性专业实践“一病一品”等优质护理服务项目，挖掘疾病特色专科护理点，树立疾病专科品牌。

2. 构建良好专科发展环境，搭建平台，大力培养、合理使用专科护士；积极拓展专科护理区域影响力。以Benner的能级进阶理论为指导，成立专门的专科护理发展委员会，其目的在于构建专科护士由选拔，培训—认证—管理—使用—考核晋升等完整体系，促进护理专科规范化建设的同时关注专科护士的发展及根本利益，为专科护士团队提供组织保障。医院目前共计有31个专科护士培训基地，2个国际级，3个国家级，23个省级和欧洲伤口治疗师学校。专科基地的建设，强化了对原有专科护理人才的提升，全面提升护理质量。

3. 先行先试，探索专科护理发展新道路。大力培养专科护士，形成专科优势。至今已培养285名专科护士，涵盖造口/伤口、静脉治疗、危重症、老年、糖尿病等30余个专科。开展了包括造口伤口、呼吸专科护理、心理疏导等20个护理专科门诊，年门诊量约3万人次。同时推动规范收费，获得深圳卫计委和发改委的支持，在全国首次获个批护理专科门诊收费标准。2018年开设了全国首家名护工作室，为高年资、高水平的专科护士搭建平台，为患者提供高质量、高品质的优质护理。

（二）在全生命周期管理的基础上拓展服务长度（双向延伸）

1. 构建智能床头、智能生命体征监测、智能输液“三位一体”的新型智慧病房护理工作模式，有效提升优质护理质量。2018年1月至5月，医院领导通过实地方案考察，结合电子病历评级目标，选择具有前瞻性的智慧病房系统方案，该智慧病房方案包括软件和硬件两部分，其中软件包括智能床旁交互系统、智能呼叫对讲系统、输液监测系统、护士站智慧大屏交互系统、智能护理信息系统。硬件包括便携式物联网扫描枪、床旁智能交互终端、电子床头卡、可视对讲终端、输液监测器、输液监控管理主机、智慧大屏等，为智慧病房建设提供了坚实的物质保障。2019年1月到至今，医院向全院推广智慧医院，并安排专人进行智慧医院实施的监督、反馈信息汇总、进行持续质量改进，目前该项目已覆盖49个病区，共2 000多张床位。智慧病房建设中设立质量管理小组，采用PDCA循环，进行智慧病房试点和推广过程中的持续质量改进。临床业务23个闭环系统，其中9个门诊闭环，分别为门诊注射闭环、急诊输液闭环、门诊口服药闭环、门诊检查闭环、门诊检验闭环、门诊血透治疗闭环、门诊治疗闭环、门诊检验危急值闭环、门诊检查危急值闭环；14个住院闭环，分别为住院口服药闭环、住院输液闭环、住院注射医嘱闭环、住院检验医嘱闭环、住院手术闭环、住院检查闭环、住院治疗闭环、住院检验危急值闭环、住院检查危急值闭环、会诊闭环、住院输血闭环、病理科组织学闭环、病理科冰冻检查闭环、病理科细胞学检查闭环。

2. 设立术前门诊促进患者术后康复，缩短患者住院时间。外科病房普遍开设术前门诊，在住院前对患者及家属进行详细的健康宣教和术后康复锻炼指导，在没有手术疼痛干扰的情况下，宣教效果显著，患者及家属接受度高，术后早期康复配合度大大提升。

3. 开展专科护士主导多学科合作的“ART”模式提高重症患者出院准备度。“ART”模式指的是（Active Surveillance Culture，ASC）多学科合作主动筛查；（Rehabilitation）家属参与早期康复和（Transfer）延续护理安全转介。所有重症监护室新收患者入院时即由细菌耐药监测室做主动筛查，早期隔离；物理治疗师指主导床上功能锻炼，家属按计划在床边参与患者早期康复；多学科护理查房，同质化分享专科护理康复技术；ICU护士访视，提高病房护士和家属的照护水平。

4. 积极探索无陪护病房建设。“无陪护病房”的护理人员承担住院患者的所有护理照护工作，家属无须床旁陪伴。这彻底改变了病房陪护混乱的局面，创造出一种全新的、现代的医疗服务理念，无陪护病房的实施，让护士更贴近患者、贴近临床、贴近社会。

5. 为肿瘤患者提供舒缓治疗和安宁疗护，让生命有尊严地结束。深圳市人民医院宁养院是深圳市唯一一家免费为晚期贫困癌痛患者提供镇痛治疗、心理疏导、居家护理指导和社会支持的舒缓关怀机构。我们关注患者及家属的心理状况，每季度为患者举行生日会，传统节假日前为患者及家属们进行医患交流会，不定期进行康复讲座，茶饮休闲，图书阅览，病友交流分享会等丰富多彩的活动。我们的服务范围涵盖深圳市的十个区，无偿为晚期癌症患者提供以家居服务为主。

6. 创新志愿者服务模式，全面开展计划出院，并依托网络医院，开展延续护理服务。与院团委合作，创新志愿者服务模式，让护理人员、医生、药师等专业志愿者利用自己的休息时间，在全院有需求的科室广泛开展志愿服务活动。成立延续服务部，率先在全国开展互联网＋延续护理服务，以专科护士为主导，联合医生、药师、营养师、心理咨询师等，形成多学科服务团队，专科服务队从开始的4支发展到今天的31支。在此基础上，医院2020年全面推动计划出院项目，有效降低了平均住院日、缩短了出、入院患者等候时间，提高了科室床位使用率。

第三节　管理效果与价值

一、案例效果

医院优质护理服务病房覆盖率自2011年起一直保持100%。通过上述一系列举措，我们取得了以下主要成效：

（一）智能床头、床旁输液系统和智能输液监测已经项目已覆盖49个病区，2 000多张床位。2020年全院医嘱执行最高达94余条，2021年为384多万条，2022年1—9月份总计为321万多条，医嘱执行覆盖达100%，标本采集最高达5 086条，床旁护理评估及体征采集2 200余次。医院开展智慧医院建设后，累计核对患者和药品8万余次、患者和标本信息3万余次，其中避免校验患者身份及药品错误100余次，进一步保障患者的安全，患者对查对制度的满意度提高。从2019年1月全院智慧病房建设及推广开始到至今，门诊注射闭环执行率从37.24%达到96.37%；门诊口服药闭环执行率从59.18%达到90.33%；门诊血透治疗闭环执行率从39.97%达到99.86%；门诊治疗闭环执行率从39.63%达到97.23%；门诊检验危急值闭环执行率从81.02%达到99.82%；门诊检查危急值闭环执行率从17.51%达到99.42%。住院口服药闭环执行率从17.40%达到87.92%；住院输液闭环执行率从61.83%达到93.79%；住院注射医嘱闭环执行率从10.66%达到80.35%；住院检验医嘱闭环执行率从20.56%达到86.71%；住院手术闭环执行率从52.81%达到99.97%；住院治疗闭环执行率从23.86%达到94.56%；住院检验危急值闭环执行率从54.22%达到91.79%；住院检查危急值闭环执行率从83.69%达到97.95%；会诊闭环执行率从96.12%达到97.06%；住院输血闭环执行率从4.33%达到77.16%；病理科组织学闭环执行率从0.86%达到70.38%；病理科冰冻检查闭环执行率从3.45%达到90.16%。智慧护理项目实施后，医院护士工作流程优化、输液相关往返病房次数减少、护理文书书写效率提高、护士离职率降低（由4.46%降至2.28%），护士离职相关的医院经济损失减少。

（二）双三级质控前移的管理模式有效提高了护理质量，Ⅱ级以上护理不良事件发生率明显下降。医院护理异常（不良）事件总例数、每季度例数总体呈下降趋势，Ⅱ级以上护理不良事件发生率由2019年的8.45%降至2021年的3.52%，再到2022年上半年的3.44%，有助于缩短患者住院时长（平均住院日由8.73日降至7.73日，31日内再入院率由97%降至64%），加快医院床位周转，减轻患者疾病相关家庭、经济负担。

（三）ERAS全程管理、提高患者出院准备度、计划出院和延续护理服务为患者提供全程、全面、全周期的健康管理服务。平均住院日逐年下降，由2014年的9.3天下降至2020年的7.58天。住院患者满意度从2015年的83.36%提升到2020年的93.84%。

（四）以加拿大安大略BPSO最佳实践指南中心为平台，开展了卓有成效的循证护理实践项目。开展循证护理实践，指导临床“一病一品”等优质护理服务项目的开展。2017年深圳市卫计委立项课题“基于BPSO循证指南的慢性病患者自我管理支持策略的研究”。2017年广东省卫生经济学会立项课题“基于RNAO循证指南及Orem理论指引下的COPD患者延续护理的研究”。2020年“基于KTA循证实践模型的慢阻肺患者标准化自我管理支持策略的构建”项目获中国医学科学院举办的“第一届中国健康长寿创新大赛”优秀奖。近3年，医院护理人发明国家专利99项，引进和开展新技术新业务30项；学术任职303人，其中国家级2人，省级223人，2022年医院成为广东省高压氧护理专业委员会主委单位，为省内高压氧护理专业的护理学术带头人，实现了医院成为省内一流学术带头人的“零”突破；立项课题27个，获得的总经费140.5万元，发表学术论文110篇，其中SCI论文15篇；出版教材专著41部；制定标准3个，指南1个，专家共识1个，体现了医院在完善护理学科建设和循证科研教学体系方面的协调发展成果，以及跻身一流临床研究型医院的新目标方向。

（五）已开设20个护理专科门诊：糖尿病，新生儿，肝胆科管道，血液透析，心理疏导，伤口造口，慢性呼吸疾病，老年病和慢病，脑卒中康复，肺康复，母乳喂养咨询，乳腺护理，康复，静脉导管维护，助产健康咨询，中医特色等护理专科。就诊人次连年递增，年门诊量约3万人次。同时推动规范收费，获得深圳卫健委和发改委的支持，在全国首次获批护理专科门诊收费标准。2018年开设了全国首家名护工作室，为高年资、高水平的专科护士搭建平台，为患者提供高质量、高品质的优质护理。2019年医院参与全国肺康复护理联盟，整合全国优质康复护理资源，完成了肺康复护理规范和标准的制定；2021年牵头成立了覆盖全国36个加盟单位的老年护理专科联盟，同年牵头成立了覆盖全国30个加盟医院的伤口护理专科联盟，推动各级医院老年及伤口造口专科建设、技术、救治服务水平的同质化，为进一步提升华南地区乃至全国老年及伤口造口专科疾病救治能力探索新道路。

（六）组建了医护合作多学科协作的延续服务团队，建立了以专科护士为主导、"互联网＋延续服务"的患者全程健康管理模式，为解决患者出院后康复难、护理难等问题。目前延续服务部共有内科、外科、肿瘤科、儿科、产科、伤口造口专科、药学部及营养科等共31支专科服务队，参与的医护人员多达800余人。服务队的医护专家为各专科骨干，高级职称医护人员共100余人，专科护士60余人，为出院后、门诊后患者提供的服务项目包括伤口护理、管道护理、压疮护理、慢病管理、健康教育、母婴保健等医疗护理延续服务近3.7万次，通过智慧平台，专科随访近2万人次患者，有效预防或减少高危患者病情的恶化，极大改善了患者的生活质量。

（七）无陪病房建设有效减轻患者家庭负担，提升患者的就医满意度。通过无陪护病房的实施，将患者家属从繁重的陪护中"解放"出来，在解决群众陪护难题的同时，规范病区的陪护管理，优化病房环境，创造出一种全新的、现代化的医疗服务理念，提高患者就医感受度。在新冠疫情期间推广，为疫情防控期间病房管理和疫情防控工作提供了宝贵的经验。开展无陪病房后，患者的满意度稳步提升至99%。

二、应用价值

（一）理论创新：道格拉斯·麦格雷戈的理论X/Y是20世纪最公认和最有影响力的管理理论之一。Y理论的管理者将依靠内在因素作为激励工具，通过提供资源和帮助促进下属的工作来寻求下属的想法和建议。管理者的行为应与管理者的信念相一致，从而转变下属的态度。本案例中依托X/Y理论，认为临床一线护士勤奋，诚实，善良，富有爱心和同理心，有能力并渴望为组织贡献思想和创造力，可以依靠内在力量，成为临床护理质控的实施者、推动者。该理论运用于三维优质护理服务体系的构建，实现护理人员人人参与质量管理，在做好自身本职工作外，充分发挥其潜能，拓宽了理论的创新。

（二）应用工具方法创新：医院本着"以患者为中心"的优质护理服务理念，围绕临床工作实际需求，创新推出智慧病房集成信息平台。该平台是服务于医护患管的软硬一体化、智能化信息平台，深度融合医院信息系统，通过护士站、走廊、病床旁的智能终端集成显示，医疗信息软件与智能硬件的结合，以智能融合、平台交互、触手可及的方式构建医护患管一体的智慧医院。该智慧医院不仅能解决患者看病难、取药难、住院难的问题，而且能充分利用资源，合理优化分配医院资源，使临床工作流程逐渐从人力向智慧医疗转变，提高员工工作效率，避免医疗差错事件的发生，有效提升医院的服务。通过构建智能床头、智能生命体征监测、智能输液三位一体的新型智慧病房护理工作模式，实现由移动护理到床旁智能护理的升级，优化床旁作业流程，增强护理质量和安全性。优化病房医护流程和医患交互，实现从信息到交流、最终互动的转变。推广使用便器消毒机、抹布地拖清洗消毒机等提升院感防控质量的设备设施。

（三）业务模式创新：2015年依托深圳“三名工程”工程平台，开展危重症患者远程护理会诊；2016年开始在全国率先开展延续护理服务，涉及32个专科，每年服务人次过万；2017开展专科一病一品系列活动，创立专科护理品牌；2018年开设全国首家名护门诊，开展造口伤口、PICC换药、引流管更换等多项服务；2019年推出延续护理服务微信小程序，精准对接国家“互联网＋护理”服务要求；2020年推出“计划出院”方案，有效地缩短了出、入院患者等候时间，提高了科室床位使用率。

（四）管理流程创新：依托道格拉斯·麦格雷戈的X/Y管理理论，在传统的“护理部—科护士长—护士长”自上而下的三级质控流程的基础上，增加了“初级责任护士—高级责任护士—护士长”自下而上的质控流程。这种将质控关口前移的双三级管理模式有效弥补了质量控制中可能出现的能量递减，也大大提高了护理人员的质控意识，将风险控制在萌芽阶段。

（五）管理手段创新：突破传统，盘活人力，成立“深圳市人民医院志愿者服务群”，由医院61个临床科室及管理部门的志愿者参与急诊、ICU、神经外科、抽血室、肿瘤科等重点部门的志愿者服务活动，护士利用自己的休息时间提供志愿服务，主要服务项目有：外科住院大楼文明乘梯志愿服务项目、抽血室志愿服务项目、健康U站志愿服务等，2019年共服务3 798个小时，2020年共服务1 950.5个小时，2021年共服务4 274个小时。医院春风义工队的医护志愿者们为了缓解相关科室的紧急压力，开展了15项志愿服务项目，为急诊的抽血室、抢救室、输液区等业务繁忙科室提供志愿服务。

三、案例点评

医疗质量与安全是医院发展的基石。该案例基于X/Y理论的员工主动性，构建了双向三级质控管理体系，赋予临床一线护士护理质控管理者定位，将质控关口前移，不仅强化了预防与纠正并重的管理理念，而且充分调动了护理人员的工作积极性。同时，深入“以患者为中心”服务理念，创新搭建智慧病房集成信息平台，通过构建智能床头、智能生命体征监测、智能输液三位一体的智慧病房护理工作模式，推进“互联网＋护理”延伸服务长度等多项举措，开启了患者全生命周期健康服务模式的有益探索。案例实践运用流程优化和智能技术等方法，取得较好的管理成效，对于提升护理服务质量内涵有一定的借鉴意义。

（罗伟香　彭粤铭　吕　霞　文　艺　肖菊兰）

参 考 文 献

［1］ 刘亚孔，席祖洋，熊磊．“顾客导向理论”视角下公立医院提升员工满意度研究 [J]. 赤峰学院学报：自然科学版，2016, 32 (3): 2.
［2］ 赵晶，范理宏，余飞．基于期望确认模型的患者满意度影响因素分析 [J]. 解放军医院管理杂志，2019, 26 (3): 224-225+229. DOI:10.16770/j.cnki.1008-9985.2019.03.008.
［3］ 李路铭，李微，王应强，等．基于Kano模型的住院患者满意度影响因素识别与改进 [J]. 中国卫生质量管理，2022 (3): 029.
［4］ 钱芳，周向红，唐扣明，等．基于ACSI模型的门诊患者满意度影响效应研究 [J]. 上海医药，2013, 34 (9): 44-47.
［5］ 叶真豪，李强，周娟，等．基于马斯洛需求层次理论的医患关系研究 [J]. 中国城乡企业卫生，2021 (036-010).
［6］ 王丹，陈雨冰，史克咏．公立医院改革背景下运用“4S”理念提升患者满意度的探索与研究 [J]. 基层医学论坛，2020, 24 (31): 3.
［7］ 董巍，吕进，田清平，等．北京市某三级甲等医院员工满意度及影响因素分析 [J]. 医院管理论坛，2020, 37 (2): 5.
［8］ 王秀娟．医院改进患者就医体验的实践与效果分析 [J]. 医院管理论坛，2021, 38 (8): 38-40. DOI:10.3969/j.issn.1671-9069.2021.08.010.
［9］ 陈秋竺，何涛，李晗，等．基于ERG理论的公立医院青年医务人员工作满意度及影响因素分析 [J]. 现代医院管理，2022, 20 (5): 5.
［10］ 张脐伟，张金华，林晓洋，等．从患者满意度调查探索医院管理的实证研究 [J]. 中国医院管理，2010, 30 (6): 42-44.
［11］ 刘亚孔，席祖洋，熊磊．“顾客导向理论”视角下公立医院提升员工满意度研究 [J]. 赤峰学院学报 (自然科学版), 2016, 32 (3): 76-77.
［12］ 姚成媛．浅谈医院绩效考核与薪酬激励的问题及对策 [J]. 财经界 1, 2021, No. 601 (30): 187-188.
［13］ 黄定凤，宋爱梅，刘冬姣，等．人文关怀护理在消化道肿瘤患者放疗护理中的实施效果 [J]. 中国临床护理，2018, 10 (1): 50-53.
［14］ 孙城，吉爱军，孙敏，等．从医院门诊文化元素探索服务满意度提升 [J]. 中国卫生产业，2020, v. 17; No. 420 (13): 97-100.
［15］ 陈筑红，张璐，陆旷奇，等．绩效改革破冰先行——推进分配制度改革助力医院高质量发展 [J]. 中医药管理杂志，2022, 30 (16): 114-115
［16］ 徐乐，李永昌，唐金海．基于公平视角的医院绩效分配模式构建思路探析 [J]. 中国医院管理 2020 年，40 (12): 57-70.
［17］ Prottas DJ, Nummelin MR. Theory X/Y in the Health Care Setting: Employee Perceptions, Attitudes, and Behaviors [J]. The health care manager. 2018, 37 (2): 109-117.
［18］ 钱炳宇，姚利桦，吴菊梅．X-Y理论指导下阶段性干预在肝癌中的应用研究 [J]. 重庆医学，2022, 51 (4): 711-714.
［19］ Markwell J. The human side of science education: Using McGregor's theory Y as a framework for improving student motivation [J]. Biochem Mol Biol Educ, 2004, 32 (5): 323-325.
［20］ 成磊，冯升，胡雁，Marrion E. Broome. 我国循证护理实践中证据应用概念模式的构建 [J]. 护理学

杂志, 2019, 34 (3): 72-77.
[21] 张秀梅, 袁先翠, 李京京, 等. 基于Benner理论的能级进阶分层培训对基层医院护士综合能力及岗位胜任力的影响 [J]. 护理研究, 2021, 35 (23): 4278-4281.
[22] 么莉, 马旭东, 安磊, 等. 近十年我国护理质量管理与控制工作的发展历程与展望 [J]. 中国护理管理, 2022, 22 (12): 1761-1766.
[23] 沈志莹, 钟竹青, 丁四清, 等. 我国护理管理信息化的研究进展 [J]. 中华护理杂志, 2020, 55 (3): 397-401.